W 20
COD

K 6

CODEX ECN

5/10

AF859129

Médecine interne
Immuno-allergologie
Rhumatologie
Orthopédie

Aix-Marseille-Université
MEDECINE
ODONTOLOGIE
Bibliothèque

S-EDITIONS

S-EDITIONS
1 route de Romainville 78470 Milon-La-Chapelle
Email : info@s-editions.com
www.s-editions.com

Auteur

Antoine Gavoille

(16e à l'ECN 2017, interne, Lyon)

CODEX : tout l'ECN en 10 livres

1/ Cardiologie – Pneumologie

2/ Hépato-gastro-entérologie – Endocrinologie – Nutrition

3/ Pédiatrie

4/ Gynécologie-Obstétrique – Néphrologie – Urologie

5/ Médecine interne-Immunologie – Rhumatologie – Orthopédie

6/ Urgences-Réanimation – ORL – Ophtalmologie – Chirurgie maxillo-faciale

7/ Santé publique – Médecine légale – Médecine du travail – Pharmacologie

8/ Neurologie – Psychiatrie

9/ Dermatologie – Infectiologie

10/ Cancérologie – Hématologie – Gériatrie – Soins palliatifs et douleur – MPR

ISBN 978-2-35640-208-0
©2020 S-EDITIONS
Toute représentation ou reproduction, intégrale ou partielle, faite sans le consentement de l'auteur ou de ses ayants droits ou ayant cause, est illicite (loi du 11 mars 1957, alinéa 1er de l'article 40). Cette représentation ou reproduction par quelque procédé constituerait une contrefaçon sanctionnée par les articles 425 et suivants du code pénal.

Sommaire

MÉDECINE INTERNE – IMMUNO-ALLERGOLOGIE

1- Symptômes

ITEM 181 - RÉACTION INFLAMMATOIRE ---------- 7
ITEM 186 - FIÈVRE PROLONGÉE ---------- 10
CAUSES RARES DE FIEVRE PROLONGEE ---------- 13
ITEM 211 – PURPURA ---------- 14
ITEM 214 – HYPERÉOSINOPHILIE ---------- 17
ITEM 216 - ADÉNOPATHIE SUPERFICIELLE ---------- 20
ADENOPATHIE CERVICALE ---------- 22
ITEM 237 – ACROSYNDROME ---------- 23
SYNDROME DE RAYNAUD ---------- 23
ACROCYANOSE ---------- 25
ÉRYTHROMELALGIE-ÉRYTHERMALGIE ---------- 25
ENGELURE ---------- 26
ISCHEMIE DIGITALE PERMANENTE ---------- 27

2- Pathologies

ITEM 182 - HYPERSENSIBILITE-ALLERGIE ---------- 28
ALLERGIE AU LATEX ---------- 34
HYPERSENSIBILITE AUX MEDICAMENTS ---------- 35
HYPERSENSIBILITE ALIMENTAIRE ---------- 36
ITEM 185 - DÉFICIT IMMUNITAIRE ---------- 37
DEFICIT IMMUNITAIRE SECONDAIRE ---------- 38
DEFICIT IMMUNITAIRE PRIMITIF ---------- 39
ITEM 188 - PATHOLOGIE AUTO-IMMUNE ---------- 44
SYNDROME DE GOUGEROT-SJÖGREN ---------- 49
MYOSITE AUTO-IMMUNE ---------- 50
SCLERODERMIE ---------- 51
ITEM 189 – VASCULARITES SYSTÉMIQUES ---------- 52
VASCULARITE A ANCA ---------- 57
CRYOGLOBULINEMIE ---------- 58
AUTRES VASCULARITES ---------- 59
ITEM 190 – LUPUS ÉRYTHÉMATEUX DISSÉMINÉ ---------- 60
SYNDROME DES ANTI-PHOSPHOLIPIDES ---------- 66
ITEM 191 - ARTÉRITE A CELLULES GÉANTES ---------- 68
PSEUDO-POLYARTHRITE RHIZOMELIQUE ---------- 72
MALADIE DE TAKAYASU ---------- 73
ITEM 207 – SARCOÏDOSE ---------- 74
ÉRYTHEME NOUEUX ---------- 80
ITEM 215 - PATHOLOGIE DU FER ---------- 81
CARENCE MARTIALE ---------- 82
HEMOCHROMATOSE HEREDITAIRE ---------- 84
AUTRES CAUSES DE SURCHARGE EN FER ---------- 86
ITEM 217 – AMYLOSE ---------- 87

3- Traitements

ITEM 197 – TRANSPLANTATION ---------- 90
ITEM 198 – BIOTHÉRAPIE ---------- 93
BIOTHERAPIE MOLECULAIRE ---------- 93
THERAPIE GENIQUE ---------- 94
BIOTHERAPIE CELLULAIRE ---------- 95

RHUMATHOLOGIE

ITEM 92 – RACHIALGIE ---------- 96
CERVICALGIE ---------- 96
DORSALGIE ---------- 97
LOMBALGIE ---------- 98
ITEM 93 - RADICULALGIE - SYNDROME CANALAIRE ---------- 100
LOMBORADICULALGIE ---------- 100
NEVRALGIE CERVICOBRACHIALE ---------- 102

Nicolas Billet et Adrien Bordner

Les QI pour ceux
Qui n'en ont pas (assez) !

480 QI d'annales 2016 à 2020

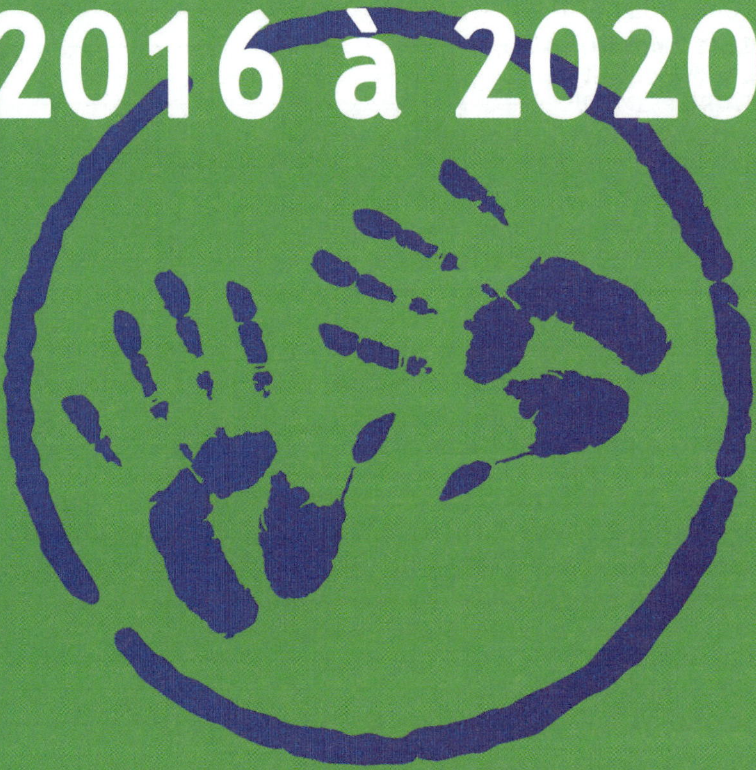

S-EDITIONS

SYNDROMES CANALAIRES ---------- 103
AUTRES RADICULALGIES ---------- 104
ITEM 114 – RHUMATISME PSORIASIQUE ---------- 105
ITEM 124 - OSTÉOPATHIE FRAGILISANTE ---------- 107
OSTEOPOROSE ---------- 107
OSTEOMALACIE ---------- 110
ITEM 125 – ARTHROSE ---------- 111
COXARTHROSE ---------- 112
GONARTHROSE ---------- 114
ARTHROSE DIGITALE ---------- 116
ITEM 153 - INFECTION OSTÉO-ARTICULAIRE ---------- 117
ARTHRITE SEPTIQUE ---------- 119
SPONDYLODISCITE ---------- 121
OSTEITE ---------- 123
INFECTION DE PROTHESE OSTEO-ARTICULAIRE ---------- 124
INFECTION DU PIED DIABETIQUE ---------- 126
ITEM 192 - POLYARTHRITE RHUMATOÏDE ---------- 127
ITEM 193 – SPONDYLARTHROPATHIE ---------- 132
ITEM 194 - ARTHROPATHIE MICRO-CRISTALLINE ---------- 135
GOUTTE ---------- 135
RHUMATISME A PP ---------- 137
RHUMATISME APATIQUE ---------- 137
ITEM 195 : SYNDROME DOULOUREUX REGIONAL COMPLEXE ---------- 138
ITEM 196 - ARTHRALGIE - EPANCHEMENT ARTICULAIRE – ARTHRITE ---------- 140
ARTHRALGIE ---------- 140
EPANCHEMENT ARTICULAIRE ---------- 142
ARTHRITE ---------- 143
RHUMATISME PARANEOPLASIQUE ---------- 144
OSTEONECROSE ASEPTIQUE DE LA TETE FEMORALE ---------- 144
ITEM 304 - TUMEUR OSSEUSE ---------- 145
TUMEUR OSSEUSE MALIGNE PRIMITIVE ---------- 146
TUMEUR OSSEUSE BENIGNE ---------- 147
METASTASE OSSEUSE ---------- 148
ITEM 357 - TENDINOPATHIE – BURSOPATHIE ---------- 149
TENDINOPATHIE ---------- 149
BURSOPATHIE ---------- 149
FORMES TOPOGRAPHIQUE ---------- 150

ORTHOPÉDIE

ITEM 329 – CICATRISATION ---------- 152
SUTURE ---------- 152
CICATRISATION SECONDAIRE/DIRIGEE ---------- 153
CICATRISATION PATHOLOGIQUE ---------- 154
ITEM 329 - PLAIE DES PARTIES MOLLES ET DE LA MAIN ---------- 155
ITEM 344 - INFECTION AIGUË DES PARTIES MOLLES ---------- 158
PANARIS ---------- 158
ABCES ---------- 159
PHLEGMON DES GAINES DES FLECHISSEURS ---------- 159
ITEM 357 - LÉSION PÉRIARTICULAIRE DE LA CHEVILLE ---------- 161
ENTORSE DE LA CHEVILLE ---------- 161
FRACTURE BIMALLEOLAIRE ---------- 163
ITEM 357 - LÉSION PÉRIARTICULAIRE DE L'ÉPAULE ---------- 165
LUXATION GLENOHUMERALE ---------- 165
PATHOLOGIE DE LA COIFFE DES ROTATEURS ---------- 167
ITEM 357 - LÉSIONS LIGAMENTAIRES ET PÉRIARTICULAIRES DU GENOU ---------- 169
LESIONS LIGAMENTAIRES DU GENOU ---------- 169
LESIONS MENISCALES DU GENOU ---------- 172
ITEM 358 - PROTHÈSE – OSTÉOSYNTHÈSE ---------- 174
CONSOLIDATION OSSEUSE ---------- 174
OSTEOSYNTHESE ---------- 175
PROTHESE ARTICULAIRE ---------- 176
ITEM 359 - FRACTURES DU MEMBRE INFÉRIEUR ---------- 177
FRACTURE DE L'EXTREMITE SUPERIEURE DU FEMUR ---------- 177
FRACTURE DE JAMBE ---------- 179

ITEM 359 - FRACTURES DU MEMBRE SUPÉRIEUR ---------- 181
FRACTURE DE L'EXTREMITE INFERIEURE DISTALE DU RADIUS ---------- 181
FRACTURE DE L'EXTREMITE SUPERIEURE DE L'HUMERUS ---------- 184
ITEM 359 - TRAUMATISME DE L'ÉPAULE ---------- 185
FRACTURE DE LA SCAPULA ---------- 185
FRACTURE DE LA CLAVICULE ---------- 186
DISJONCTION ACROMIO-CLAVICULAIRE ---------- 187
ITEM 360 - FRACTURES DE L'ENFANT ---------- 188
FRACTURE DE CHEVILLE ---------- 190
FRACTURE DE LA PALETTE HUMERALE ---------- 191
ITEM 361 - SURVEILLANCE DE PLÂTRE ---------- 193

Note : *Les items suivants sont retrouvés à l'identique dans d'autres livres :*
ITEM 93 – Radiculalgie – Syndromes canalaires (en Neurologie)
ITEM 153 – Infection ostéo-articulaire (en Infectiologie)
ITEM 207 – Sarcoïdose (en Pneumologie)

Abréviations :
SF : signes fonctionnels
SC : signes cliniques
Int : interrogatoire
C : clinique
PC : paraclinique
Bio : biologie
Dg : diagnostic
CI : contre-indication
TTT : traitement
PEC : prise en charge

ITEM 181 : REACTION INFLAMMATOIRE

Réaction inflammatoire = réponse immunitaire innée : mécanisme de défense de l'organisme mis en place en cas d'agression. Témoin d'une **pathologie organique** mais n'est **pas spécifique**
- ¼ voire 1/3 des patients hospitalisés ; 3ème cause de mortalité dans les pays développés
- Action cérébrale : **hyperthermie, anorexie, asthénie, somnolence**
- Action endothéliale : modification du tonus, de la perméabilité et de l'adhésivité vasculaire permettant la migration des leucocytes circulants dans les tissus → **signes inflammatoires locaux** (rougeur, douleur, tuméfaction, chaleur)
- Action hépatique : production de **protéines de la phase aiguë** (syndrome inflammatoire biologique)
- **3 phases :**
  . Phase d'initiation (reconnaissance d'une agression par les PNN et les monocytes/macrophages ; Activation de la **coagulation**, du **complément** et du **système contact**)
  . Phase d'amplification (augmentation de la **perméabilité vasculaire ;** médiateurs lipidiques (phospholipase A2) et **cytokines** (IL1, IL6, TNFalpha)
  . Phase résolutive (fibroblastes/macrophages attirés par des cytokines et des facteurs de croissance (remodelage de la MEC / néovascularisation) = **Réparation tissulaire**

N.B : Cette dernière phase peut être incomplète et entrainer la chronicité du syndrome inflammatoire +++

Médiateurs

= Libérées par les tissus endommagés/stressés et par les cellules (mastocytes, macrophages, phagocytes…)
- **Amines vasoactives** : **histamine, sérotonine, kinine** (bradykinine ++)
- **Radicaux libres, NO**
- **Protéines du complément** : - Anaphylatoxine = induisent l'inflammation : **C4a, C5a, C3a**
  - Opsonisation : **C3b**
  - Protéines du complexe d'attaque membranaire : **C5b, C6 à C9**
- **Lipidiques** : phospholipase A2 (acide arachidonique), Cox-2 (prostaglandine pro-inflammatoire), lipo-oxygénase
- **Protéines inflammatoires hépatiques** : CRP, SAA, α1-antitrypsine, haptoglobine, fibrinogène, céruléoplasmine
- **Cytokines pro-inflammatoires** (macrophages ++) : TNFα, IL1, IL6, IL12, IL15, IL18
- **Cytokines anti-inflammatoires** (lymphocytes T, surtout Th2 ++) : IL4, IL10, IL11, IL13, TGF-β

Manifestations

C

→ Aucun signe clinique n'est pathognomonique d'un état inflammatoire
- **Fièvre** : après un repos de 15-20 minutes, avant toute prise d'antipyrétique, avec mesure du pouls et de la PA
- **Anorexie, amaigrissement** : ↗ consommation d'énergie (fièvre, ↗ synthèse protéique, catabolisme musculaire)
- **Asthénie, somnolence**
- **Douleur** : - Spécifique : localisation variable selon l'organe atteint
  - Non spécifique : **arthromyalgies, céphalées**
- **Signes locaux** en cas d'atteinte d'organe superficiel (peau, arthrite…) : **rougeur, chaleur, tuméfaction, douleur**

Bio

Syndrome inflammatoire biologique : non spécifique, marqueur évolutif de la pathologie sous-jacente
= 2 critères/3 : ↗ **CRP** (cinétique rapide) et ↗ **VS** et ↗ **haptoglobine** et/ou **fibrinogène** (cinétique lente)

Electrophorèse des protéines sériques

- **Hyper-α-globulinémie** : - Migration de l'orosomucoïde et de l'α1-anti-chymotrypsine en **α1**
  - Migration de l'haptoglobine et de la céruléoplasmine en **α2**
- Migration du fibrinogène en **β** et de la CRP en **γ** : sans influence sur le profil de l'EPP
- En cas d'inflammation prolongée : **hypoalbuminémie**

Vitesse de sédimentation des GR

= Distance parcourue en 1h par des GR sédimentant naturellement dans un tube → agrégation favorisée par les protéines de la phase aiguë de l'inflammation (principalement le fibrinogène (50%)) : méthode simple, peu coûteuse, mais limitée (Se = 50%, Sp = 97%)
- **Technique de Westergreen** (la plus utilisée) : 1,6 mL de sang pour 0,4 mL de citrate, versé dans un tube de 2,5 mm de diamètre et 300 mm de hauteur, sur un support vertical immobile
- Résultat = hauteur de plasma libéré après sédimentation des GR, en mm, à 1h, 2h et 24h

Variation physiologique

= ↗ chez les personnes âgées et les femmes : **formule de Miller**
- N = **âge/2** chez l'homme : moyenne = 15 mm < 50 ans, 20 mm > 50 ans
- N = **(âge + 10)/2** chez la femme: moyenne = 20 mm < 50 ans, 30 mm > 50 ans

Elévation	Diminution
- **Syndrome inflammatoire**	- **Polyglobulie**
- **Grossesse** (en dernière partie : du 4ème mois à 4 semaine post-partum)	- **Microcytose, drépanocytose**
- **Anémie**	- **Hyperleucocytose** > 50 G/L
- **Hémolyse auto-immune, macrocytose**	- **Hyperviscosité**
- **Hypercholestérolémie, obésité**	- **Hypofibrinogémie congénitale**
- **Insuffisance rénale, syndrome néphrotique**	- **Cryoglobulinémie**
- **Hypergammaglobulinémie** : cirrhose, pic monoclonal…	- **Corticothérapie** à forte dose
	- **Insuffisance cardiaque**
	- **Cachexie**

NFS

- **Anémie inflammatoire** en cas de réaction inflammatoire prolongée (**> 3 semaines**) : par non-transport du fer dans les GR et accumulation dans les réserves : **normocytaire**, voire **microcytaire**, **normochrome, non régénérative**

Manifestations — Bio

NFS

- **Hyperleucocytose à polynucléaires neutrophiles** par action de **l'IL1** sur les précurseurs granuleux médullaires : inconstante, généralement liée à une infection bactérienne, mais peut être observée en dehors de toute infection bactérienne
- **Hyperplaquettose** par action de **l'IL6** sur les précurseurs mégacaryocytaires médullaires : jusqu'à **1000 G/L**, proportionnelle à la durée de l'inflammation

Dosages spécifiques des protéines de l'inflammation

- **Protéine de l'inflammation** = dont la concentration augmente de **> 25%** au cours de la 1ère semaine suivant le début de la réaction inflammation (action hépatique de l'IL1, IL6 et du TNFα)

Protéine	Mobilité	PM (kDa)	½ vie	Norme (g/L)	Fonction
CRP	γ	21,5	1 jour	6.10^3	Transport
Protéine amyloïde sérique A	α1	12	1 jour	5.10^3	Transport
Haptoglobine	α2	86	4 jours	0,8 à 2	Transport
Orosomucoïde	α1	40	2 jours	0,5 à 1	Transport
Fibrinogène	β, γ	340	4 à 6 jours	2 à 4	Coagulation
Céruléoplasmine	α1	135	2 jours	0,2 à 0,6	Transport
α1-anti-trypsine	α1	54	4 jours	2 à 3,5	Antiprotéase
α1-anti-chymotrypsine	α1	68	?	1 à 1,5	Antiprotéase

Concentration

Conc. x 1,5	Conc. x 3	Conc. x 500	Conc. diminuée
- **Céruléo-plasmine** - **C3, C4**	- **Orosomucoïde** - **α1-anti-trypsine** - **Haptoglobine** - **α1-anti-chymotrypsine** - **Fibrinogène**	- **Protéine C-réactive (CRP)** - **Protéine amyloïde sérique A (SAA)**	- **Albumine** - **Préalbumine** - **Transferrine**

Cinétique

Cinétique rapide	Cinétique intermédiaire	Cinétique lente
= ↗ en **8h** et demi-vie de 12-24h - **CRP** - **SAA** - **α1-antichymotrypsine**	= Demi-vie de 1 à 5 jours - **Haptoglobine** - **Orosomucoïde** - **C3**	= Demi-vie > 5 jours - **Fibrinogène** - **Albumine** - **Transferrine**

Intérêt clinique

- Confirmer un syndrome inflammatoire à VS normale (polyglobulie, cryoglobulinémie...)
- **Suivi rapide de l'efficacité thérapeutique** (**CRP** surtout)
- Intérêt étiologique :
  . **CRP > 150** et ↗ **PNN** : **infection bactérienne** dans **60%** des cas
  . Ne suit pas l'inflammation au cours du **lupus** : oriente vers une poussée lupique si CRP < 60, ou une surinfection bactérienne si CRP > 100 en cas de fièvre et syndrome inflammatoire chez un patient lupique

↗ :
- **Prise d'œstrogènes**

↘ :
- **Insuffisance hépatocellulaire** sévère
- **Hémolyse intravasculaire** (↘ haptoglobine)
- **Syndrome néphrotique** (↘ orosomucoïde)
- **Carence martiale** (↘ ferritine)
- **Déficit génétique** (↘ α1-anti-chymotrypsine, céruléoplasmine, haptoglobine)

Profil protéique inflammatoire

→ Le dosage d'une protéine isolée peut conduire à certaines erreurs d'interprétation :
- Dosage simultané possible de plusieurs protéines : **CRP, albumine, haptoglobine, orosomucoïde, transferrine, C3, C4, immunoglobuline**
- Couplage de plusieurs techniques : **EPS, fibrinogène, CRP, ferritine**

Pro-calcitonine

= Protéine à cinétique rapide = ↗ dès **3h**
- Principalement augmentée en cas **d'infection bactérienne, parasitaire** ou **fungique**
- Peu modifiée au cours des **infections virales** ou des **maladies inflammatoires**
→ Utile en situation d'urgence, d'autant plus que son augmentation est corrélée à la sévérité de l'infection bactérienne

	Dosages spécifiques	**Pro-calcitonine**	*Orientation*	- **< 0,10** = absence d'infection bactérienne - **0,10** à **0,25** = infection bactérienne peu probable - **0,25** à **0,50** = infection bactérienne possible - **> 0,50** = infection bactérienne probable - **> 2** (jusqu'à 100) : infection bactérienne sévère, sepsis, défaillance multiviscérale ➝ Faux positif de **0,50** à **2 : SRIS, polytraumatisme, brûlures**
	A long terme			- **Amylose AA** (infection torpide, MAI non contrôlée) : dépôts extracellulaires fibrillaires de produits de dégradation de la protéine SAA formant des feuillets β-plissés ➝ atteinte rénale ++, cardiaque... - **Risque cardiovasculaire** : facteur de risque d'athérosclérose
Bilan étiologique				- Généralement : **tableau clinique** au 1er plan avec **syndrome inflammatoire biologique** confirmant l'organicité - Parfois : syndrome inflammatoire biologique de découverte fortuite, sans signe clinique spécifique
	Diagnostic simple	Faux syndrome inflammatoire		= Un seul test anormal, sans réel syndrome inflammatoire - ↗ VS isolée : anémie, dysglobulinémie, syndrome inflammatoire en voie de résolution
		Etiologie simple		= Orientation clinique évidente, confirmé par des examens paracliniques dirigés - **Suivi du syndrome inflammatoire** : efficacité thérapeutique, guérison, rechute
	Diagnostic difficile			- **Infection aiguë** : septicémie, pneumopathie, pyélonéphrite, prostatite, méningite, encéphalite, spondylodiscite, arthrite... - **Infection chronique :** endocardite d'Osler, tuberculose, abcès froid, diverticulite intestinale, maladie de Whipple, maladie de Castleman... - **Néoplasie** : - Hémopathie : surtout **lymphome**, de haut grade - Tumeur solide : cancer **hépatique** (primitif ou MT), cancer **rénal, colorectal, prostatique**... - **Maladie inflammatoire** : PR, SPA, maladie de Still de l'adulte, myosite et dermatomyosite, lupus érythémateux disséminé, vascularite (Horton, périartérite noueuse, micropolyangéite, Wegener, Churg-Strauss, Behçet), polychondrite, maladie de Crohn, RCH, fibrose rétropéritonéale, dissection aortique chronique, fièvre méditerranéenne familiale, TRAPS...
		Causes fréquentes		➝ 11 étiologies dans **2/3** des fièvres prolongées - **Tuberculose** - **Lupus** - **Maladie de Crohn** - **Endocardite infectieuse** - **Maladie de Still** - **Lymphome** - **Abcès profond (abdominal)** - **Maladie de Horton** - **Médicamenteuse** - **CMV/EBV** - **Sarcoïdose**
		C		- Reprise de l'interrogatoire : atcds, mode de vie, loisir, animaux domestiques, notion de voyage... - Examen clinique complet minutieux
		PC	1ère intention	- **Hémoculture** systématique (même chez un patient apyrétique) - **NFS, bilan hépatique, bilan rénal, protéinurie/24h** - **Quantiféron/IDR** - **ECBU** - **Sérologies orientées** : **Mycoplasme, *Brucella, Legionella, Coxiella burnetii*, VIH, CMV, EBV** (répétées à 15 jours d'intervalle) - **Bilan immunologique** : **Ac anti-nucléaires, FR, CH50, fraction du complément** - Dosage du **PSA** - **RP** - **Echographie abdominale et pelvienne** - **Rx des sinus**, **panoramique dentaire** - **Rx sacro-iliaque** - Parfois **TDM thoraco-abdomino-pelvien** en 1ère intention
			2nd intention	- Renouveler le bilan initial : bilan biologique, hémocultures, Rx - **Ferritinémie** - **TSHus** - **Recherche de BK** (crachat, selle, moelle osseuse, urines...) - **TDM thoraco-abdomino-pelvien** - **TEP-scan** - **Echographie cardiaque transthoracique** ± **transoesophagienne** - **Biopsie ostéomédullaire** + myéloculture - **Biopsie d'artère temporale** si patient > 55 ans (même en l'absence de symptômes)
			En 3ème intention	- **Endoscopie digestive** - **Fibroscopie bronchique** ± LBA - **EMG des membres**
	Diagnostic difficile	Si bilan négatif		- **Etat général conservé** : **surveillance** à **3 mois, 6 mois, 1 an**, jusqu'à disparition du syndrome inflammatoire (2/3 des cas) ou découverte d'une pathologie - **Etat général altéré** : **traitement d'épreuve** par **antibiothérapie**, **antituberculeux** ou **corticoïdes** selon l'orientation

ITEM 186 : FIEVRE PROLONGEE

Fièvre prolongée = élévation de la température corporelle centrale **≥ 38,3°**, constatée à plusieurs reprises sur **> 3 semaines**
- Chez l'enfant : délai plus court **> 5 jours**
- **Inexpliquée** : sans cause retrouvée après **3 consultations** ou **3 jours d'hospitalisation**
- **Récurrente** ou **récidivante** : **≥ 3 épisodes fébriles** espacés par des intervalles libres de **> 2 semaines**

Physio			Température de l'organisme étroitement régulée : de **36°** le matin à **37,5°** le soir en conditions physiologiques - **Fièvre** : libération de cytokines pro-inflammatoires (IL1, IL6, TNFα, PGE2…) agissant sur l'hypothalamus - **Dysfonctionnement hypothalamique** : anomalie de la thermorégulation (hypo- ou hyperthermie) - **Thermogenèse excessive périphérique**
Etiologie			- Cause de fièvre prolongée : - **Maladie inflammatoire** dans **60%** des cas - **Maladies infectieuses** dans **25%** des cas - **Maladie tumorale** dans **5%** des cas - Autres : Fièvre factice, médicamenteuses, dysrégulation autonome dans 10% des cas
	Réaction inflammatoire systémique	**Infection**	- **Infection bactérienne** (le plus fréquemment) : endocardite, abcès dentaire ou ORL, abcès profond, thrombophlébite septique, infection des voies biliaires ou intestinales, tuberculose pulmonaire ou extrapulmonaire, maladie de Whipple, rickettsiose, fièvre Q, bartonellose, brucellose, syphilis, *Mycoplasma, Legionella, Salmonella, Yersinia* - **Infection virale** : EBV, CMV, parvovirus B19, primo-infection VIH (rarement > 3 semaines) - **Infection parasitaire cosmopolite** : toxoplasmose, distomatose hépatique - **Infection parasitaire après séjour en zone d'endémie** : paludisme, amibiase hépatique, autres distomatoses - **Infection fongique invasive** (chez l'immunodéprimé surtout) : candidose systémique, pneumocystose, histoplasmose, cryptococcose, aspergillose
		Néoplasie maligne	→ Toutes les néoplasies peuvent entraîner une fièvre prolongée - Principalement : **hémopathie**, **rénale**, **hépatique**, **pancréas**, **ovaire**, **thyroïde**, **tube digestif**
		Maladie inflammatoire systémique	- Vascularite : **artérite à cellules géantes** (> 55 ans), **PAN**, **vascularite à ANCA**, **Behçet**… - Connectivite : **lupus érythémateux disséminé**, **polymyosite**, **Gougerot-Sjögren**… - Granulomatose **: sarcoïdose** - **Maladie de Still de l'adulte** - **Arthrite juvénile idiopathique** < 16 ans - **Syndrome d'activation macrophagique**
		Autres	- **MICI** : **maladie de Crohn, rectocolite hémorragique** - **Hépatite chronique** - **Thrombose veineuse profonde** - **Arthrite microcristallin**e
		Maladie auto-inflammatoire monogénique	= Mutation génique impliquant une voie de régulation de l'inflammation : généralement par activation excessive de l'IL1β ou NF-κB - **Fièvre méditerranéenne familiale** = maladie périodique - **Syndrome périodique associé à la cryopyrine** - **Syndrome périodique associé au récepteur TNF** (**TRAPS**) - **Déficit en mévalonate kinase** → Révélation généralement dans l'enfance ou chez l'adulte jeune par des épisodes fébriles récurrents ± associées à d'autres symptômes
	Thermorégulation anormale non inflammatoire		- **Dérégulation thermique autonome** : décalage thermique modéré à l'effort (rarement > 38°), surtout chez la femme jeune, sans syndrome inflammatoire biologique, bénigne - Endocrinopathie : **hyperthyroïdie, phéochromocytome** - **Atteinte hypothalamique : traumatique, vasculaire, tumorale** - Maladie métabolique liée à un déficit enzymatique : **maladie de Fabry**…
	Médicamenteuse		= **Antibiotique** ++, **AINS**, **antiépileptique**, **neuroleptique**, **β-bloquant, inhibiteur calcique, fibrate, diurétique, quinine, warfarine, amiodarone, interféron, bléomycine, anti-métabolite, hydroxyurée**… - Fièvre généralement bien tolérée, pouvant s'accompagner de signes généraux ou biologiques - Orientation : chronologie d'instauration, éosinophilie, cytolyse hépatique, ↗ CRP peu élevée → **Tout médicament peut être incriminé** : arrêt selon la balance bénéfice/risque → A différencier du syndrome malin des neuroleptiques (mécanisme différent)
	Pathomimie		- **Fièvre factice** par manipulation du thermomètre ou injection de substance pyrogène

<table>
<tr><td rowspan="11">Bilan étiologique</td><td rowspan="7">C</td><td colspan="4">- Antécédents personnels, pose de matériel étranger (prothèse valvulaire, articulaire, chambre implantable...), facteur d'immunodépression (VIH, chimiothérapie...)
- Antécédents familiaux : notamment de maladie inflammatoire, de néoplasie ou de maladie périodique
- Notion de voyage en zone tropicale, notion de contage, contact avec des animaux
- Prise médicamenteuse
- Examen clinique complet et rigoureux, répété lors des pics fébriles et en dehors</td></tr>
<tr><td rowspan="6">COURBE THERMIQUE</td><td>Récurrente</td><td>Accès répétés réguliers, de début et fin brutal, avec apyrexie entre les accès</td><td>- Paludisme, leptospirose
- Lymphome
- Fièvre auto-inflammatoire
- Fièvre d'origine centrale</td></tr>
<tr><td>Rémittente</td><td>Fièvre irrégulière, oscillante, avec température subnormale le matin et élevée le soir</td><td>- Abcès profond
- Tuberculose
- Endocardite
- Néoplasie
- Maladie auto-immune</td></tr>
<tr><td>Intermittente</td><td>Fièvre avec pics et retour à la normale entre 2 pics</td><td>- Paludisme
- Infection canalaire</td></tr>
<tr><td>Hectique</td><td>Fièvre désarticulée, grandes oscillations, retour quotidien à la normale, avec AEG</td><td>- Sepsis
- Néoplasie
- Maladie de Still</td></tr>
<tr><td>En plateau</td><td>Fièvre élevée stable</td><td>- Salmonelle
- Tuberculose
- Virose</td></tr>
<tr><td>Ondulante</td><td>Accès fébrile à début et fin progressifs alternant avec des phases d'apyrexie</td><td>- Brucellose
- Endocardite
- Lymphome</td></tr>
<tr><td rowspan="3">PC</td><td colspan="4">= Selon l'orientation et la sévérité du tableau clinique. 2 approches :
- Approche étape par étape (plus longue): hiérarchisation des examens complémentaires en fonction de l'orientation clinico-anamnestique, étape par étape, selon une stratégie diagnostique réfléchie (du plus fréquent, moins invasif, au plus rare et invasif)
- Approche globale (rapide, rentable) : réalisation précoce d'un TEP-TDM pour orientation rapide en l'absence de point d'appel
Objectif : rechercher un site inflammatoire à biopsier pour faire le diagnostic positif</td></tr>
<tr><td rowspan="2">En l'absence d'orientation (pour info)</td><td>1ère intention</td><td colspan="2">- Bilan standard : NFS avec frottis sanguin, CRP, fibrinogène, ionogramme, créatininémie, bilan hépatique, EPP, calcémie, albuminémie, LDH, CPK, TSH, ferritinémie
- 3 hémocultures aérobies et anaérobies avec culture prolongée
- Bilan immun : FR, AAN, ANCA, cryoglobulinémie, complément, ECA
- Sérologies : EBV, CMV, VIH + orientées
- BU + ECBU
- RP + échographie abdominale, ou scanner thoraco-abdomino-pelvien d'emblée
- Rx des sinus + panoramique dentaire
- Echographie cardiaque si terrain à risque d'endocardite</td></tr>
<tr><td>2nd intention</td><td colspan="2">- Sérologie virale : VIH, antigénémie p24, EBV, CMV, parvovirus B19
- Sérologie bactérienne : rickettsiose, Coxiella burnetii, Bartonella, THPA-VDRL, Mycoplasma pneumoniae, brucellose
- TDM thoraco-abdomino-pelvienne
- TEP-scan si syndrome inflammatoire avec tableau clinique grave sans orientation
- Echo-Doppler veineux des membres inférieurs
- Echographie cardiaque : ETT, puis ETO si valves mal vues ou prothèse valvulaire
- Recherche de mycobactérie : prélèvement de crachat/tubage gastrique x 3 jours d'affilé si suspicion de tuberculose pulmonaire, culture sur sang et urine ou autre tissu prélevé, Quantiféron si suspicion de tuberculose extrapulmonaire
- Fond d'œil à la recherche de signes de vascularites, nodules, emboles
- Biopsie de l'artère temporale chez le sujet > 55 ans (même asymptomatique)
- Biopsie ostéomédullaire avec examen histologique ± myéloculture si suspicion d'infection
- Fibroscope gastro-duodénale + coloscopie totale, surtout si symptômes digestifs récents, fièvre récurrente, antécédents néoplasiques familiaux ou carence martiale
- Analyse génétique si suspicion de maladie inflammatoire monogénique
- Recherche d'agent infectieux par biologie moléculaire dans certains contextes particuliers
- Biopsie d'organe (peau, ganglion, muscle, nerf périphérique, foie, rein...) selon orientation</td></tr>
</table>

	Fièvre d'origine indéterminée : 10 à 50% des cas, généralement de **bon pronostic** - **Réévaluation à distance** selon la persistance de la fièvre ou l'apparition de nouveaux symptômes **- Traitement d'épreuve** (corticothérapie, antibiothérapie, antituberculeux d'épreuve, agents ciblant les germes intracellulaires et ceux des endocardites à hémocultures négatives) : **rarement justifié**, à discuter collégialement, en fonction de l'hypothèse diagnostique privilégiée, surtout en cas de pronostic vital engagé		
Fièvre à CRP normale	- Virus et bactérie intracellulaire - Lupus - Médicaments	- Endocrinopathie - Hépatopathie (↘ CRP) - Cause centrale	- Prise de corticoïdes - Fièvre simulée - Dysrégulation thermique autonome

CAUSES RARES DE FIEVRE PROLONGEE

Infectieuse	**Maladie de Whipple**	C	= Infection multiviscérale à ***Tropheryma whipplei*** : - **Fièvre prolongée** (30 à 50% des cas) : souvent intermittente - **Arthralgies** (75%) : intermittentes, bilatérales, symétriques, parfois inflammatoires, non destructrices, pouvant précéder le diagnostic de plusieurs mois/années - **Troubles digestifs** (80%) : **douleurs abdominales, diarrhée chronique, amaigrissement**
		C – Autres manifestations (rares)	- **ADP périphériques** et **profondes** (40-60%) - Neurologiques (20-40%) : **troubles cognitifs, troubles neuromusculaires** - **Endocardite** - **Uvéite**
		PC	- **Biopsie digestive** : infiltration macrophagique de la muqueuse prenant le PAS - Mise en évidence de ***Tropheryma whipplei*** par **PCR** : sang, LCR, liquide articulaire, selles, salive → conforte le diagnostic
		TTT	- **Traitement d'attaque IV** pendant 2 semaines : **cotrimoxazole,** ou **streptomycine + benzylpénicilline** ou **ceftriaxone** - **Cotrimoxazole** oral poursuivi pendant **1 à 2 ans**
Hémopathie	**Syndrome de Schnitzler**		= Dysfonction de l'inflammasome : apparenté aux maladies inflammatoires - **Fièvre intermittente** - **Urticaire chronique,** souvent résistant au traitement - **Organomégalie** - **Arthralgie** avec **ostéosclérose des os longs** - **Gammapathie monoclonale,** généralement de type IgM kappa (90%)
		TTT	- **Inhibiteur de l'IL1** : anakinra, canakinumab
	Maladie de Castleman		= **Lymphoprolifération bénigne**, généralement liée à **HHV8**, principalement chez les patients VIH+ - Localisée : **ADP unique**, généralement médiastinale → diagnostic histologique - Multicentrique : **AEG, fièvre, polyadénopathie**
Maladie inflammatoire	**Maladie de Still de l'adulte**		= Touche préférentiellement le sujet jeune < 40 ans, souvent diagnostic d'exclusion
		C	- **AEG** - **Fièvre hectique**, parfois intermittente, souvent très élevée (40-41°C), plutôt vespérale - **Arthralgie/arthrite** - **Pharyngite** - **Eruption cutanée maculopapuleuse** : **saumonée**, pseudo-urticarienne, non prurigineuse
		PC	- **Syndrome inflammatoire** important avec **hyperleucocytose à PNN** - **Cytolyse hépatique** - **Hyperferritinémie** avec **baisse de la fraction glycosylée de la ferritine** (< 20%)
		TTT	- Traitement initial : **AINS** + **corticothérapie systémique** - Forme réfractaire : **biothérapie anti-IL6, anti-IL6-récepteur** ou **anti-TNFα**
	Fièvre méditerranéenne familiale		= **Maladie périodique** : fièvre auto-inflammatoire monogénique la plus fréquente - **Autosomique récessive** - Répartition géographique sur le pourtour méditerranéen (Juif, arménien ou arabes ++, non caucasien) - Début **< 20 ans** dans 85% des cas - Risque **d'amylose AA** à long terme
		C	- **Fièvre intermittente** (36h en moyenne), de début et fin brutale - **Arthralgie** - **Sérite aseptique** : **péritonite, péricardite, pleurésie**... - Signes cutanés (1/3) : **pseudo-érysipèle, purpura** → Absence de signes clinicobiologiques entre les poussées
		PC	- Analyse génétique : **mutation du gène MEFV (Meditteranean Fever)**
		TTT	- Traitement initial (prévention des crises et de l'amylose) : **colchicine (référence)** - Forme réfractaire : **anti-IL1**

ITEM 211 : PURPURA

Purpura = syndrome clinique : **macules érythémateuses**, dues à **l'extravasation spontanée** (ou suite à un traumatisme minime) de globules rouges dans le derme, **ne s'effaçant pas à la vitropression**
- **Disparition** sans séquelle en quelques jours, en passant par les couleurs de la biligénie locale (rouge, violet, bleu puis jaune)
- **Répétition de lésions** sur le même site : **dyschromie brunâtre**, voire **cicatrices blanchâtres**

→ Anomalie de **l'hémostase primaire** : anomalie quantitative/qualitative des plaquettes ou pathologie vasculaire intrinsèque

Types				- **Pétéchial** : éléments punctiformes de taille d'une tête d'épingle **< 3 mm** - **Ecchymotique** : placards plus ou moins larges **≥ 3 mm**, aux contours mal limités - **Vibices** (plus rare) : ecchymoses particulières, prenant l'aspect de traînées linéaires le long des plis de flexion - **Nécrotique** : pétéchies ou ecchymoses surélevées par une zone de nécrose
Diagnostic	*Gravité*			→Urgence infectieuse (purpura fulminans) ou urgence hémorragique (thrombopénie) - **Purpura fulminans** : fébrile avec ≥ 1 élément ≥ 3 mm, rapidement extensif, nécrotique, en carte de géographie - Présence d'hémorragies au fond d'œil - Association à une CIVD - Localisation avec retentissement fonctionnel : pharyngé… - Traitement antiagrégant ou anticoagulant
Diagnostic	DD			- **Angiome stellaire** : tumeur vasculaire, s'efface à la vitropression - **Télangiectasie** : dilatation pulsatile permanente de vaisseaux cutanéo-muqueux, s'efface à la vitropression - **Taches rubis :** papule rouge/violacée, non pathologique - **Angiokératome** : lésion violacée infiltrée (maladie de Fabry)
Diagnostic	Selon l'étiologie			- **Purpura thrombopénique** : ecchymoses et/ou pétéchies, sans relief, diffus, prédominant aux membres inférieurs, avec atteinte muqueuse possiblement associée - **Purpura thrombopathique** : monomorphe uniquement ecchymotique, pratiquement jamais pétéchial - **Purpura vasculaire** : polymorphe, volontiers infiltrés (palpables), déclive, aggravé par l'orthostatisme, sans atteinte muqueuse, associé à d'autres signes (cutanés (livédo, urticaire…), articulaire, neurologique…)
Etiologie	**Thrombopénie**			= Purpura seulement pour des thrombopénies < 50 G/L
Etiologie	**Thrombopathies**	Thrombopathie acquise		- **Médicamenteux** (majorité) : **antiagrégant plaquettaire** ++, **AINS**, dérivés de la pénicilline - **Hémopathie** : **maladie de Waldenström** ++, **myéloprolifératif**, **myélodysplasie**, **myélome** - **Insuffisance rénale chronique**
Etiologie	**Thrombopathies**	Thrombopathie constitutionnelle		= Rare, potentiellement grave : diagnostic par étude de la **morphologie plaquettaire** et des **fonctions (adhérence, agrégation)** - Anomalie de l'adhérence plaquettaire au sous-endothélium : **maladie de Willebrand** (purpura rare), **maladie de Jean Bernard-Soulier** (déficit en GPIb/IX) - Anomalie de l'agrégation plaquettaire : **maladie de Glanzmann** (déficit en GPIIb/IIIa)
Etiologie	**Purpura vasculaire**	*Fragilité capillaire*		= Non infiltré, plutôt ecchymotique
Etiologie	**Purpura vasculaire**	*Fragilité capillaire*	Anomalie constitutionnelle du vaisseau	- **Fragilité capillaire constitutionnelle** : fréquente, symptomatique chez la jeune femme avec ecchymoses pour des chocs minimes - Anomalie héréditaire : **maladie d'Ehlers-Danlos, pseudo-xanthome élastique**
Etiologie	**Purpura vasculaire**	*Fragilité capillaire*	Par atrophie des tissus de soutien	= Localisation caractéristique à la face dorsale de la main et de l'avant-bras, couleur violine, avec parfois des stries vasculaires jaunâtres - **Purpura sénile de Bateman** chez le sujet âgé - **Corticothérapie au long cours** (syndrome cushingoïde)
Etiologie	**Purpura vasculaire**	*Fragilité capillaire*	**Scorbut**	**= Carence en vitamine C : pétéchies périfolliculaires, ecchymoses cutanées** et/ou **muqueuses, déchaussement dentaire**
Etiologie	**Purpura vasculaire**	*Cause infectieuse*	**Cause infectieuse bénigne**	- Virale = **parvovirus B19, VHB, VHC, VHE, VIH, EBV** : lésions d'aspect purpurique (exanthème purpurique) par thrombopénie et fragilisation vasculaire - Bactérienne = **rickettsiose**, **tuberculose**, **gonocoque** (purpura vésiculo-pustuleux)

			Endocardite d'Osler		= A évoquer devant un **purpura conjonctival** ou **sus-claviculaire** fébrile : - Hémocultures + ETT, voire ETO sans attendre, prélèvement de lésion purpurique
			Purpura fulminans		**Infection bactérienne**, le plus souvent à **méningocoque** (non exclusivement : **pneumocoque, *S. aureus, Haemophilus*...**) → urgence vitale absolue - Plus fréquent chez l'enfant et le nourrisson, contexte épidémique - **Purpura nécrotique, extensif, ecchymoses > 3 mm en carte de géographie** - **Contexte fébrile**, volontiers associé à un **état de choc** - **CIVD** et **thrombopénie** fréquemment associée
		Cause immunologique	= Par vascularite des petits ou moyens vaisseaux et mécanisme immunologique avec complexes immuns **→ Les vascularites de Horton, Takayasu et de Kawasaki ne sont pas à l'origine de lésions purpuriques** - **Purpura caractéristique** : pétéchial, infiltré (volume sous le doigt), déclive, prédominant aux membres inférieurs, évoluant souvent de façon chronique par poussées - Autres lésions cutanées : **cocardes érythémateuses** et **nodules dermiques (tri-syndrome de Goujerot)**, **urticaire, livedo réticulaire des membres inférieurs** - Atteinte extra-cutanée : **arthralgies, myalgies, syndrome de Raynaud, neuropathie, glomérulopathie...** - **Biopsie cutanée** : vascularite leucocytoclasique ± avec dépôts d'Ig, fibrinogène et/ou complément en IF		
			Vascularite médicamenteuse		= Par hypersensibilité aux médicaments : **antibiotique (pénicilline, cycline, sulfamide...)**, **AINS**, **diurétique thiazidique**, **AVK**, **allopurinol** - 7 à 10 jours après introduction du médicament - Généralement isolé, guérison en 3 à 6 jours
Etiologie	**Purpura vasculaire**	*Cause immunologique*	**Purpura rhumatoïde de Schönlein-Henoch**		= **Dépôts de complexes immuns IgA** : plus fréquent chez l'enfant, souvent après un épisode infectieux, possible chez l'adulte - **Purpura pétéchial pur** des MI symétriques, infiltré, évoluant par poussées, aggravé par l'orthostatisme - **Prurigineux**, parfois accompagné par des **œdèmes** et/ou une **urticaire** - Associé à des **arthralgies** prédominant aux grosses articulations des MI - Parfois compliqué de **douleurs abdominales**, **d'hématurie** voire **d'IR**
				PEC	- Evolution le plus souvent favorable, risque de complication **abdominale (invagination intestinale aiguë, occlusion, perforation)** ou **rénale** **- Biopsie rénale** (si HTA, IR ou protéinurie > 1 g/24h ou > 6 mois) : glomérulopathie segmentaire et focale avec dépôts mésangiaux d'IgA
			Purpura dysglobulinémique	**Purpura cryoglobulinémique**	- Manifestations favorisées par l'exposition au froid - Associés : neuropathie périphérique, glomérulopathie... - Causes principales : **lymphoprolifération maligne**, **VHC**
				Purpura de l'amylose AL	= Par **fragilité capillaire** et **déficit en facteur X** : - **Purpura :** ecchymotique, en regard des zones de pression/ traumatisme, siège périorbitaire, au cou et aux plis **-** Associés : anomalies cardiaque, rénale, neuropathie périphérique et déficit en facteur X (« trappage » splénique) dans les formes avancées
				Purpura hyper-globulinémique	- **Hyperglobulinémie polyclonale** (fréquemment lié à des complexes immuns circulants) : **lupus, polyarthrite, syndrome de Sjögren, sarcoïdose, cirrhose** - **Gammapathie monoclonal** : purpura ± épistaxis associé possible
			Angéite nécrosante, collagénose	Vascularite	- Des moyens vaisseaux : **périartérite noueuse** - Des petits vaisseaux : **vascularites à ANCA** **→ Jamais par vascularite des gros vaisseaux** (Horton, Takayasu)
				Connectivite	= **Lupus**, **polyarthrite rhumatoïde**, **syndrome de Goujerot-Sjögren**, **syndrome de Sharp**

		Purpura thrombotique	= **Lésion nécrotique** de **grande taille > 1 cm**, entouré d'un **liseré purpurique**, sans lésions d'âge différent, d'apparition **aiguë** : diagnostic à la **biopsie** - **CIVD** : purpura extensif, ecchymotique et nécrotique - **Nécrose cutanée induite par l'héparine** : entre 5 à 25 jours après début de traitement, souvent localisé au point d'injection → évocateur de **TIH de type 2** - **Déficit hétérozygote en protéine C ou S** : lésons purpuriques ou nécrotiques après une **prise d'AVK** dans les 10 jours - **SAPL** : thrombose mimant une vascularite - **Embols distaux de cholestérol** : patient athéromateux, après un geste endovasculaire → Peut être accompagné d'une thrombopénie selon la cause
		Bilan étiologique de purpura vasculaire	- **Biopsie cutanée** avec **étude en IFD** (± microbiologie PCR) si suspicion de vascularite - Bilan biologique standard : **NFS, TP/TCA, créat, bilan hépatique, EPP** - Bilan immun : **ANCA, AAN, anti-ECT, anti-ADN, cryoglobulinémie** - **Dosage du complément** : CH50, C3, C4 - Recherche de **SAPL** : anticoagulant circulant lupique, Ac anti-cardiolipine, anti-β2GP1 - **Sérologies VIH, VHB, VHC, parvovirus B19 ± CMV, EBV** - Bilan rénal : **créatininémie, protéinurie des 24h, sédiment urinaire** - **RP** - En cas de fièvre : **hémocultures** répétées**, échographie cardiaque**

ITEM 214 : HYPEREOSINOPHILIE

Eosinophile : polynucléaire essentiellement tissulaire (à 99%), à cytotoxicité directe, rôle majeur dans la défense antiparasitaire, stimulé par une réponse lymphocytaire **Th2** notamment via l'**IL5**

- Hyperéosinophilie : - **Centrale** : dérèglement médullaire induisant un excès de production de PNE
- **Périphérique** : recrutement accru des PNE de la moelle vers les tissus, particulièrement en contact avec l'environnement (muqueuse digestive, respiratoire, urogénitale)

Diagnostic

C		- **Découverte fortuite** sur une NFS
	Signes étiologiques	- **AEG, syndrome inflammatoire** - Signes cutanés : **eczéma, urticaire, dermatite atopique, vascularite, éruption cutanée...** - Signes digestifs : **diarrhée chronique, malabsorption...** - Signes pulmonaires : **asthme, PID, syndrome de Löffler, rhinite**
	Complication de l'hyperéosinophilie	= En cas d'hyperéosinophilie chronique (surtout par syndrome hyperéosinophilique), sans lien avec le taux d'hyperéosinophilie → à rechercher systématiquement - **Cardiaque** ++ : **fibrose endomyocardique** = **cardiomyopathie restrictive** irréversible - Atteintes : **neurologique** (centrale ou périphérique), **cutanée**, **pulmonaire**, **digestive**
NFS		- **PNE > 0,5 G/L** (confirmé par une NFS répétée) : **hyperéosinophilie modérée < 1,5 G/L** ou **majeure > 1,5 G/L** - Avec ou sans **anomalie morphologique des PNE** : cytoplasme hypo-granuleux, noyau pluri-segmenté - Avec ou sans **atteinte des autres lignées** : anémie, myélémie, anomalies morphologiques des neutrophiles, présence de blastes, de cellules de Sézary... - **Courbe évolutive** : hyperéosinophilie fluctuante ou persistante, corticosensible ou corticorésistante

Etiologie

Parasitose = Helminthiase		= **Hyperéosinophilie** modérée ou élevée lors de la migration tissulaire principalement - Réascension possible sous traitement antiparasitaire (libération d'Ag), décroissance progressive - Parasite hors helminthe (hyperéosinophilie modérée transitoire) : **toxoplasmose**, **gale**, ***Isospora belli***
	Métropolitaine	- **HE élevée** ou **chronique** : **distomatose**, **toxocarose**, **trichinellose** - **HE modérée** < 1 G/L ou **transitoire** : **oxyurose**, **hydatidose**, **taeniasis, gale** - **Hypodermose** ou **rupture de kyste hydatique** : risque d'hyperéosinophilie élevée (> 1,5 G/L) avec choc anaphylactique
	Tropicale	= Notion de séjour en zone tropical (même ancien) - **HE élevée** ou **chronique** : **bilharziose**, **filariose**, **ankylostomose**, **gnathostomose** - **HE modérée** ou **transitoire** : **ascaridiose** - **HE oscillante cyclique** : **anguillulose**

Parasitose		Hyperéosinophilie Initiale	Hyperéosinophilie Persistante	Manifestations	Diagnostic
Cosmopolite	**Trichinellose**	+++	+	Myalgies, œdèmes du visage	Sérologie, biopsie musculaire
	Toxocarose	+++	+	Asymptomatique, prurit, signes digestifs, respiratoires, *larva migrans* viscéral	Sérologie
	Distomatose	+++	+	Signes hépato-digestifs, fièvre	Sérologie
	Myriase	+	ø	Fièvre, asthénie, prurit, furonculose.	Sérologie + mise en évidence de la larve dans un furoncle
	Anisakiase	+	ø	Signes digestifs, granulome éosinophile intestinal	Sérologie, endoscopie
	Taeniasis	+	±	Dyspepsie, signes digestifs	Anneaux, EPS
	Oxyurose	+	ø	Prurit anal	Scotch-test
	Echinococcose	Rare	Rare	Kyste hydatique	Sérologie
Tropicale	**Bilharziose**	+++	ø	Diarrhée, hépatosplénomégalie, hématurie	EPS/urine (œufs) Sérologie, biopsie rectale
	Ankylostomose	++	+	Signes respiratoires, duodénite, anémie	EPS

Etiologie	*Tropicale*	**Filariose**	+++	+++	**Filariose lymphatique** : éléphantiasis **Loase** : œdème fugace de Calabar **Onchocercose** : nodule sous-cutané, cécité	Frottis : microfilaire sanguin **nocturne** (FL) ou **diurne** (loase) Sérologie
		Anguillulose	++	Cyclique	*Larva currens* cutané, signes digestifs, anguillulose disséminée	EPS (larves) Sérologie
		Ascaridiose	+	Ø	Syndrome de Löeffler, signes digestifs	EPS (œufs)

Etiologie	**Atopie**	- **Hyperéosinophilie modérée < 1 G/L** : **asthme, rhinite, eczéma, urticaire, dermatite atopique** → Une hyperéosinophilie > 1,5 G/L doit faire remettre en question la cause atopique		
	Médicament	= **Réaction d'hypersensibilité médicamenteuse**, jusqu'au **DRESS** : dans les **2 à 12 semaines** - Principaux médicaments : **β-lactamine, antiépileptique, AINS, allopurinol, produit de contraste iodé, héparine, sulfamide, minocycline, antirétroviraux, ranélate de strontium, neuroleptiques** - Signes associés : **fièvre, éruption cutanée, ADP, atteintes viscérales** (hépatique, rénale...)		
	Maladie systémique	- **Vascularite** : **vascularite de Churg-Strauss** principalement, **périartérite noueuse, Wegener, maladie des embols de cholestérol (pseudo-vascularite)** - **Connectivite** (HE modérée) **: polyarthrite rhumatoïde, lupus, Gougerot-Sjögren...**		
	Cancer	- Hémopathie : **lymphome de Hodgkin**, **lymphome T** (**cutané** ++), épidermotropes type Sezary **syndrome myéloprolifératif (LMC...)** - Tumeur solide : **cancer digestif**, **pulmonaire, rénal et thyroïdien** principalement		
	Syndrome hyperéosinophilique	- Sujet jeune (20 à 50 ans), sexe ratio 1/1, hyperéosinophilie chronique > 6 mois, importante (> 1,5 G/L)		
		SHE myéloïde		= « **LMC à éosinophiles** » : fusion **FIP1L1-PDGFRA** par del(4q) le plus souvent - Prédominance masculine, avec **hépatosplénomégalie** - Complication : acutisation en **leucémie aiguë** et **complication cardiaque** ++
			PC	- **Anémie, thrombopénie** et/ou **myélémie** parfois associés - ↗ **Tryptase sérique** et **vitamine B12**, avec taux d'IgE normal - **Recherche de FIP1L1-PDGFRa sur sang périphérique**
			TTT	- **Imatinib** Glivec® (résistant aux corticoïdes)
		SHE lymphoïde		= Eosinophilie secondaire par **stimulation via IL5** par des lymphocytes Th2 - **Manifestations cutanées** surtout, complication cardiaque rare - Complication : risque de transformation en **lymphome non hodgkinien**
			PC	- **Population lymphocytaire T clonale** - ↗ **IgE totales**
			TTT	- **Corticoïdes** ou **Ac anti-IL5 = mepolizumab**
	- Hyperéosinophilie tissulaire : - Digestive : **gastroentérite à éosinophile, œsophagite à éosinophile** - **Pneumonie chronique à éosinophiles** = **maladie de Carrington** - **Fasciite à éosinophiles** = **syndrome de Schulman** - **Maladie inflammatoire chronique de l'intestin** : **maladie de Crohn, RCH** ou **maladie cœliaque** - ORL : **NARES** (*Non Allergie Rhinitis with Eosinophilia*), **syndrome de Fernand-Widal** - Dermatose prurigineuse : **pemphigoïde bulleuse, psoriasis** - Infection non parasitaire : **VIH**, **HTLV1**, **VHC**, **tuberculose**, **aspergillose broncho-pulmonaire allergique**, **Whipple...** - **Mastocytose** - **Maladie des emboles de cholestérol** - **Radiothérapie profonde** : hyperéosinophilie durant plusieurs semaines, jusqu'à 6 mois - **Insuffisance surrénalienne chronique** (HE modérée) - **Déficits immunitaires** : syndrome de Wiskott-Aldrich, syndrome hyper-IgE de Job-Buckley... - **Réaction greffon vs hôte chronique**			

Stratégie diagnostique	Bilan de 1ère intention		**- Bilan standard : NFS, VS/CRP, ionogramme, créatininémie, EPP, bilan hépatique, sérologie VIH/VHB/VHC** **- Frottis sanguin** - **Examen parasitologique des selles** sur 3 jours, Examen Parasito urines si séjour en Afrique sub-saharienne - **Sérologie toxocarose** systématique (asymptomatique) + **sérologies parasitaires orientées** - **Tests cutanés ± IgE spécifiques d'allergènes** - Imagerie : **RP**, **échographie cardiaque, échographie abdominale**
	2nd intention	VS normale et Hyperéosinophilie modérée < 1,5 G/L	- **Antiparasitaire d'épreuve** : **albendazole** (Zentel® 400 mg/j x 3 jours) ± **Ivermectine** en cas de séjour en zone tropicale
		VS élevée et/ou Hyperéosinophilie importante > 1,5 G/L	- Cancer : **TDM thoraco-abdomino-pelvien, myélogramme/BOM**... - Maladie systémique : **Ac anti-nucléaires, ANCA...** - Infection : **sérologie HTLV1...**
	En l'absence d'étiologie		- Evoquer un **syndrome hyperéosinophilique** : **phénotypage des lymphocytes sanguins, recherche de FIP1L1-PDGFRa sur sang périphérique, dosage de tryptase, vitamine B12** et **IgE totales** - **Biopsie d'organe** selon la symptomatologie (digestive, cutanée) **- Renouveler les investigations** (au moins tous les 6 mois)
	Bilan du retentissement		- Cardiaque : **troponine, pro-BNP, ECG, échographie cardiaque** - Digestive : **bilan hépatique, TDM abdominale** - Pulmonaire : **RP, TDM thoracique, EFR**

ITEM 216 : ADENOPATHIE SUPERFICIELLE

Adénopathie superficielle = hypertrophie de ganglions lymphatiques : diagnostic clinique à la palpation
- Cause : **réaction lymphocytaire** et/ou **macrophagique**, **prolifération tumorale** (lymphoïde ou envahissement tumoral)

Orientation diagnostique	*Caractéristiques*	Taille	= Diamètre **> 1 cm** : pathologique → Dépend de la localisation : - Une **ADP inguinale** non indurée non douloureuse de **2 cm** peut être non pathologique (à tout âge) - **ADP infracentimétrique sus-claviculaire gauche** = alarmant
		Localisation – Territoire de drainage	- **Cervicale** : peau de la face et du cuir chevelu, sphère ORL, thyroïde - **Sus-claviculaire** : médiastin, poumon - **Sus-claviculaire gauche** : canal thoracique, territoire sous-diaphragmatique (tube digestif, reins, testicule, pelvis, abdomen) - **Axillaire** : membres supérieurs, paroi thoracique, glandes mammaires - **Inguinale, rétro-crurale** : membres inférieurs, organes génitaux externes (hors testicule), marge anale, périnée
		Localisation	→ Une **ADP cervicale** est d'autant plus suspecte que basse située (sus-claviculaire) → **ADP épitrochléenne** : évocatrice de **sarcoïdose** ou **syphilis**, parfois de **mononucléose infectieuse, syndrome lymphoprolifératif,** plus rarement **maladie des griffes du chat** → **ADP occipitale** : **mononucléose infectieuse, syphilis, toxoplasmose, rubéole, maladie infectieuse du cuir chevelu**, mais aussi maladie de Kikuchi (lymphadénite nécrosante subaiguë) → **ADP inguinale** : doit faire rechercher une **IST** (syphilis, chancre mou, Nicolas-Favre, herpès)
		Consistance	- Orientation vers une **cause maligne** (cancer, syndrome lymphoprolifératif) : dur, immobile par rapport aux plans adjacents, comprime les structures voisines (veines, nerfs)
		Caractère inflammatoire	- **Rougeur**, **chaleur**, **douleur** : oriente vers une cause infectieuse (sauf tuberculose = **ADP froide**) - **Fistulisation**, **ulcération**, **abcédation** : quasi-pathognomonique d'une **cause infectieuse** (BK ++) **- Recherche de la porte d'entrée +++**
	Poly-adénopathie		- **Origine infectieuse** (avec ou sans fièvre) : **EBV, CMV, VIH, rougeole, rubéole**... → Suspecter systématiquement une **infection VIH** : syndrome lymphadénopathique - **Syndrome lymphoprolifératif** (généralement malin) : **leucémie, lymphome, LLC**... - **Maladie systémique** (plus rarement en cause) : **lupus, polyarthrite rhumatoïde, sarcoïdose, syndrome de Gougerot-Sjögren, Still...** - **Dermatose prurigineuse généralisée** : possiblement responsable de poly-adénopathie - **Syndrome d'hypersensibilité médicamenteuse** : **anticonvulsivant, sulfamide**... - **Polyadénopathie maligne secondaire** : métastase de carcinome, localisation ganglionnaire de leucémie myéloïde chronique ou aiguë, hématopoïèse extra-médullaire de la splénomégalie myéloïde - **Recherche d'une atteinte lymphoïde extra-ganglionnaire** : hépatomégalie, splénomégalie, hypertrophie amygdalienne, hypoesthésie de la houppe du menton (hémopathie maligne +++)
	Contexte		- **Age** : poly-ADP cervicale **haute persistante de petite taille** = banale chez l'adolescent/adulte jeune - Signes généraux : **fièvre, AEG, sueurs nocturnes, prurit généralisé** - **Contact avec les animaux** : morsure, griffure (même ancien avec un chat) - **Séjour en zone d'endémie parasitaire** : leishmaniose... - **Activités professionnelles ou de loisir** : ADP cervicale chez un chasseur ou taxidermiste → **tularémie** - **Traitement médicamenteux**
Bilan étiologique	→ Devant une **poly-adénopathie d'allure bénigne** : proposer une **simple surveillance** de 3 semaines		
	1ère intention		- **Echographie** si doute diagnostique - Bio : **NFS + frottis sanguin, CRP, EPS, LDH, bilan hépatique, sérologie VIH, EBV, CMV, toxoplasmose** - **TDM thoraco-abdomino-pelvien** : recherche d'ADP profonde, bilan étiologique
	Cytoponction		- Avantage : facilité, interprétation rapide, orientation rapide, rentabilité en cas de **métastase**, de **collection purulente** (mise en culture ± PCR) ou de **lymphome Hodgkinien** (cellules de Sternberg) - Inconvénients : absence d'étude histologique, analyse cytologique difficile, non sensible → Une cytoponction, même positive, doit souvent être complétée par une biopsie
	Biopsie		→ Toute **ADP inexpliquée** et **persistante > 1 mois** doit faire l'objet d'une biopsie chirurgicale (ou possiblement plus précoce en cas de suspicion de malignité) - Exérèse complète du ganglion le plus volumineux, généralement sous AL - Eviter une biopsie de ganglion inguinale : rentabilité faible, risque de lymphœdème des MI - Préférence (à taille égale) : **sus-claviculaire** > **cervicale** > **axillaire** > **épitrochléenne** > **inguinale** - **Apposition ganglionnaire, anatomo-pathologique** et **bactériologique** + **congélation systématique**
	Microbiopsie		- Echoguidée sous AL, moins invasive, bonne rentabilité (couplage possible avec cytoponction)

Bactérienne	ADP localisée	- **Adénite** : **streptocoque A, *S. aureus*** - **Pharyngite** : streptocoque A, anaérobie - **Chancre mou** : *Haemophilus ducreyi* - **Peste** : *Yersinia pestis* - **Tularémie** : *Francisella tularensis* - **Pasteurellose** : *Pasteurella multocida* - **Charbon** : *Bacillus anthracis* - **Maladie de Lyme** : *Borrelia burgdoferi*	- **Fièvre boutonneuse méditerranéenne** : *Rickettsia conorii* - **Maladie des griffes du chat** : *Bartonella henselae* - **Mycobactériose atypique** : *Mycobacterium marinum* - **Fièvre fluviale japonaise** : *Rickettsia tsutsugamushi* - **Rickettiose vésiculeuse** : *Rickettsia akari* - **Sodoku** : *Spirillum minus*
Bactérienne	ADP localisée ou généralisée	- **Tuberculose ganglionnaire** - **Syphilis** : *Treponema pallidum*	- Morve : *Pseudomonas mallei* - Mélioïdose : *Pseudomonas pseudomallei* - Granulome vénérien : *Chlamydia trachomatis*
Bactérienne	ADP généralisée	- **Brucellose** : *Brucella mellitensis* - **Leptospirose** : *Leptospires*	- **Maladie de Whipple :** *Tropheryma whipplei*
Virose	ADP localisée	- **Pharyngite** : rhinovirus, HSV1	
Virose	ADP localisée ou généralisée	- **Rubéole** : *Paramyxovirus* - **Mononucléose infectieuse** : EBV - **Herpès génital** : HSV2 - **Infection VIH +++**	
Virose	ADP généralisée	- **Rougeole** : *Paramyxovirus* - **Infection à CMV** - **Pharyngite** : adénovirus - **Dengue** : arbovirus - **Fièvres hémorragiques virales africaines** : Arénavirus - **Fièvre hémorragique avec syndrome rénale** : virus de Hantaan	
Parasitose	ADP localisée ou généralisée	- **Toxoplasmose** - **Trypanosomiase africaine** : *Trypanosoma brucei* - **Kala-azar** : *Leishmania donovani*	
Parasitose	ADP généralisée	- **Maladie de Chagas** : *Trypanosoma cruzi* - **Filariose lymphatique** : *Wuchria bancrofti, Brugia malayi*	
Mycose	ADP localisée	- **Histoplasmose africaine** : *Histoplasma duboisii* - **Coccidioïdomycose sud-américaine** : *Paracoccidioides brasiliensis* - **Sporotrichose** : *Sporotrichom schenkii*	
Mycose	ADP généralisée	- **Histoplasmose américaine** : *Histoplasma capsulatum*	

ADP infectieuse		ADP localisée		ADP généralisée
	Bactérienne	- Adénite à *S. aureus* ou strepto A - Adénite tuberculeuse - Syphilis - Pasteurellose - Maladie de Lyme	- Maladie des griffes du chat - Fièvre boutonneuse méditerranéenne - Tularémie - Chancre mou	- Tuberculose - Syphilis - Brucellose - Leptospirose - Maladie de Whipple
	Virale	- Infection ORL - Mononucléose infectieuse - Herpès génital - Infection VIH - Rubéole		- Mononucléose infectieuse - Infection VIH - Rubéole, rougeole - Infection à CMV - Arbovirose
	Parasitaire	- Toxoplasmose		- Toxoplasmose - Filariose lymphatique

Maladie rare	- **Lymphome T angio-immunoblastique** - **Maladie de Castleman** : hyperplasie angio-folliculaire, infiltrat plasmocytaire polyclonal - **Maladie de Rosai-Dorfman** : histiocytose sinusale massive - **Maladie de Kikuchi** : lymphadénite nécrosante subaiguë - **Maladie de Kimura** : hyperplasie folliculaire et veinulaire, hyperéosinophilie - **Pseudotumeur inflammatoire** : maladie liée aux IgG4

ADENOPATHIE CERVICALE			
ADP non inflammatoire	ADP cervicale latérale	**Jugulo-carotidienne**	- **Carcinome des VADS** : examen clinique, nasofibroscopie voire panendoscopie - **Cancer du cavum** chez le sujet jeune - **Hémopathie maligne** : lymphome de Hodgkin, lymphome non hodgkinien, LLC
			- **Sous-mandibulaire** : carcinome de la **langue**, du **plancher buccal**, de la **gencive** ou de la **lèvre** - **Spinal** : carcinome du **cavum** ou de l'**oropharynx** - **Sus-claviculaire :** cancer **œsophagien**, **pulmonaire** ou **digestif** (ganglion de Troisier)
	ADP cervicale médiane		- **Sous-mentonnière** : origine **bucco-dentaire**, cancer du **plancher buccal**, de la **langue** ou des **lèvres** - **Hyoïdienne = ADP pré-laryngé** : rare - **Sus-sternale = ADP pré-trachéale** : rare, souvent maligne
Diagnostic différentiel	→ Une **tuméfaction cervicale latérale** est une **ADP** dans **80%** des cas		
	Fausse tuméfaction cervicale		- **Apophyse transverse de l'atlas** - **Saillie du tubercule de Chassaignac (C6)** - **Grande corne de l'os hyoïde** - **Bulbe carotidien athéromateux** - **Ptose de la glande sous-mandibulaire**
	Latéro-cervicale		- **Tumeur congénitale** : **kyste amygdaloïde** (persistance du sinus cervical), **lymphangiome kystique** - **Tumeur battante vasculaire** : **anévrisme carotidien, fistule jugulo-carotidienne, tumeur du glomus carotidien** (paragangliome) - **Tumeur nerveuse** : **neurinome du X**
	Sous-mandibulaire		- **Sous-mandibulite chronique** d'origine lithiasique - **Tumeur de la glande sous-mandibulaire** (rare) - **Actinomycose faciale** : cellulite à *Actinomyces* d'évolution lente
	Sus-claviculaire		- **Schwannome du plexus brachial** (rare) - **Cancer de l'apex pulmonaire**
	Spinale		- **Schwannome du XI** ou **du plexus cervical superficiel** - **Lésion parotidienne**
	Sous-mentale		- **Kyste dermoïde du plancher buccal** - **Cellulite chronique d'origine dentaire** - **Kyste du tractus thyréoglosse** - **Thyroïde ectopique** - **Tumeur bénigne (chondrome)** - **Laryngocèle**
	Région thyroïdienne		→ ADP rare - **Thyroïdite, goitre, nodule** ou **cancer thyroïdien**
	Toute région		- **Lipome** ou **angiome**

ITEM 237 : ACROSYNDROME

Acrosyndrome vasculaire = trouble vasomoteur des extrémités touchant les petits vaisseaux (artères, artérioles, capillaires et veinules postcapillaires), généralement des mains, pouvant toucher les pieds, le nez…
- Trouble paroxystique : **phénomène de Raynaud** (le plus fréquent), **érythermalgie**
- Trouble permanent : **acrocyanose**
- Acrosyndrome trophique : **engelure, hématome spontané du doigt, syndrome de l'orteil pourpre, ischémie digitale permanente, nécrose digitale**

SYNDROME DE RAYNAUD

Phénomène de Raynaud = trouble vasomoteur le plus fréquent = **10 à 15%** de la population, majoritairement essentiel

Manifestation	= Acrosyndrome paroxystique, touchant volontiers une ou plusieurs phalanges d'un ou plusieurs doigts, y compris les orteils, principalement les 4 derniers doigts - Facteur déclenchant : - **Froid** : sortie en extérieur, refroidissement général, contact avec l'eau ou une source froide - Autres : **changement de température** (passage dans un lieu climatisé), **émotion**, **stress** - Durée variable de quelques minutes à plusieurs dizaines de minutes : durée moyenne = **20 minutes**		
Manifestation	3 phases successives	- **Phase blanche syncopale** : doigts d'aspect blanc, exsangue, avec limite très nette, accompagné d'une abolition de la sensibilité (anesthésie au froid) - **Phase cyanique/asphyxique** inconstante : aspect cyanosé, bleuté ou violacé, indolore - **Phase pseudo-érythermalgique** inconstante : érythémateuse, souvent douloureuse ➜ Seule la 1ère phase est indispensable au diagnostic de phénomène de Raynaud	
Etiologie	**Maladie de Raynaud**	= Phénomène de Raynaud essentiel : **80 à 90%** des cas - Prédominance féminine (4/1), début < 35-40 ans (pendant l'adolescence ++), antécédents familiaux - Des doigts ± orteils, nez, oreille, bilatéral et symétrique, épargne les pouces, à recrudescence hivernale - Capillaroscopie normale et recherche d'AAN négative (si réalisée) - Recul de **> 2 ans** sans apparition d'une autre cause	
Etiologie	Phénomène de Raynaud secondaire	- Début à tout âge - Asymétrique ou unilatérale, pouce parfois touché, recrudescence hivernale inconstante - Globalement plus sévère, avec des crises plus fréquentes et plus longues	
Etiologie	Phénomène de Raynaud secondaire	*Cause*	- Médicament : . **β-bloquant** ++ (par voie générale ou collyre) . Ciclosporine . Interféron . Cytotoxique : bléomycine, sels de platine . Dérivés de l'ergot de seigle . Bromocriptine . Inhibiteur de tyrosine-kinase . Vasoconstricteurs nasaux - Toxique : tabac, cannabis, cocaïne, amphétamines - Connectivite : . **Sclérodermie systémique** ++ (95% des cas) . Autres : connectivite mixte (70%), lupus (20%), syndrome de Gougerot-Sjögren (30%), myopathie inflammatoire primitive (30%) - Syndrome myéloprolifératif : maladie de Vaquez, thrombocytémie essentielle - Vascularite (rare) : maladie de Horton, Takayasu, cryoglobulinémie, cryofibrinogène - Artériopathie professionnelle ou de loisirs : syndrome du marteau hypothénar (unilatéral), maladie des vibrations, intoxication professionnelle (silice, arsenic, chlorure de polyvinyle) - Artérite digitale - Thromboangéite oblitérante de Buerger - Maladie athéromateuse - Syndrome du défilé thoraco-brachial - Syndrome du canal carpien - Cause rare : embolie distale, maladie des agglutinines froides, Ig monoclonale
Bilan étiologique	Signes évocateurs d'un phénomène de Raynaud secondaire	- Survenue chez **l'homme**, apparition tardive **> 40 ans** - Caractère **unilatéral**, atteinte des pouces - Absence de phase blanche syncopale - **Anomalie vasculaire** : **abolition d'un pouls, manœuvre d'Allen positive** - **Mégacapillaires** visibles à l'œil nu à la racine de l'ongle - **Troubles trophiques** (actuels ou passés) : **ulcération distale, cicatrices rétractiles pulpaires…** - Déformation des doigts : **doigts boudinés, sclérodactylie, télangiectasie** - Signes cliniques généraux orientant vers une connectivite ou une maladie systémique - Palpation thyroïdienne anormale	

Bilan étiologique	C		- Recherche des pouls périphériques aux 4 membres - **Manœuvre d'Allen** (compression des artères ulnaires ou radiales) : fonctionnalité de la circulation digitale, de l'arcade palmaire → recherche d'occlusion **ulnaire** ou **radiale** - Eléments cliniques en faveur d'une **maladie systémique** - **Prise médicamenteuse ou de toxiques** - Facteur étiologique ou favorisant : . **Signe de Tinel** et **manœuvre de Phallen** (canal carpien) . Palpation d'une **côte cervicale** (syndrome du défilé thoraco-brachial)... . Expositions professionnelles/personnelles (agents vibrants, traumatismes répétés sur l'éminence hypothénar)
	PC		Aucun examen complémentaire (ou capillaroscopie seule) obligatoire en l'absence de signe évocateur d'une cause 2^{ndre}
		En l'absence d'orientation clinique	- **Ac anti-nucléaires** - **Capillaroscopie** = normale en cas de maladie de Raynaud : recherche d'éléments orientant vers une microangiopathie organique (mégacapillaires, raréfaction capillaire)
		Selon le contexte clinique / en seconde intention	- **Caractérisation des Ac anti-nucléaires** : anti-centromère, anti-topoisomérase 1 (anti-Scl70) dans la sclérodermie systémique, anti-RNP dans les connectivites mixtes... - **Evaluation des FdRCV** : glycémie à jeun, bilan lipidique - Bilan : **VS, CRP, NFS, EPS, TSH** - En cas de nécrose digitale ou selon le contexte (syndrome sec, purpura vasculaire, hémolyse...) : recherche de cryoprotéine (**cryoglobuline, agglutinine froide**, rarement **cryofibrinogène**) - **Echo-Doppler des artères des membres supérieurs** : en cas d'anomalie vasculaire à l'examen clinique ou de phénomène de Raynaud unilatéral - Si orientation vers un syndrome du défilé thoraco-brachial : **Rx du rachis de face centré sur C7** (recherche d'une apophysomégalie) et **RP** (recherche d'une côte cervicale)
			- En cas de suspicion de phénomène de Raynaud secondaire sans anomalie retrouvée : **consultation annuelle** à la recherche d'apparition de signes de sclérodermie systémique ou autre connectivite → Le diagnostic de maladie de Raynaud nécessite un recul évolutif d'au moins 2 ans → Le phénomène de Raynaud peut précéder de plusieurs mois les 1er signes cliniques d'une pathologie
TTT			- **RHD** : protection contre le froid et l'humidité (gants...), éviter les traumatismes répétés, sevrage tabagique - Traitement médicamenteux dans les formes sévères : . **Inhibiteur calcique** : **nifédipine** ou **diltiazem** . **Dérivés nitrés** en patch sur la pulpe des doigts
Causes de PR secondaire	**Sclérodermie systémique**		= Maladie auto-immune systémique rare, caractérisée par une **dysfonction microcirculatoire** et une **fibrose cutanée progressive**, pouvant atteindre les organes profonds - Etiologie inconnue, facteurs génétiques supposés - FdR : solvants organiques, chlorure de vinyle monomérique, dérivés du pétrole, silice - Ac anti-nucléaires dans **95**% des cas → Syndrome de Raynaud dans > 90% des cas, généralement le 1er signe clinique
		Sclérodermie systémique diffuse	- **Lésions de sclérose cutanée** remontant au-dessus des coudes et/ou des genoux - Atteinte possible d'organes : **fibrose pulmonaire**, **atteinte myocardique**, **atteinte digestive** (malabsorption, dénutrition majeure) - Souvent caractérisée par des **Ac anti-topoisomérase 1 (anti-Scl70)** - Présence **d'Ac anti-ARN polymérase III,** associée à : risque de **crise rénale sclérodermique** (± déclenchée par une corticothérapie), risque accru de **cancer**
		Sclérodermie cutanée limitée	Ancien **« CREST » syndrome** (dénomination abandonnée) : **c**alcifications sous-cutanées, **R**aynaud, atteinte **œ**sophagienne, **s**clérodactylie et **t**élangiectasies - **Fibrose cutanée** limitée aux mains, ne dépassant pas les coudes - **Ac anti-centromère** souvent présents - Risque : **HTAP** (10% des cas) justifiant une **échographie cardiaque annuelle**
	Cause professionnelle		- **Maladie des vibrations** (marteaux-piqueurs, tronçonneuse, scie...) : unilatéral ou bilatéral - **Syndrome du marteau hypothénar** (traumatismes répétés au niveau de l'éminence hypothénar, avec risque d'anévrisme de l'artère ulnaire) : **dysesthésie cubitale**, **phénomène de Raynaud** asymétrique prédominant aux derniers doigts de la main dominante, risque d'ischémie digitale → Maladie professionnelle (n°39) si **> 5 ans** d'exposition
	Artérite digitale		= Maladie artérielle en rapport avec des **FdRCV**, sans élément suffisant pour porter le diagnostic de thromboangéite oblitérante ou de maladie athéromateuse symptomatique
	Artériopathie des membres supérieurs	**Athérome**	- Localisation possible au membre supérieur, généralement peu ou pas symptomatique, avec phénomène de Raynaud seulement à un stade évolué

Artériopathie des membres supérieurs	**Thrombo-angéite de Buerger**	- Homme dans > 90% des cas, jeune < 40 ans, fumeur - **Artériopathie distale** des 4 membres : phénomène de Raynaud, ischémie digitale, claudication du pied ou du mollet, abolition des pouls, troubles trophiques aux MI - **Consommation de tabac** constante, souvent très importante, ou de cannabis, amphétamine ou cocaïne - Associé à des **phlébites superficielles**, manœuvre d'Allen pathologique - Pas de syndrome inflammatoire

ACROCYANOSE

Acrocyanose = anomalie vasculaire périphérique en rapport avec une microangiopathie fonctionnelle, bénigne : fréquent
- Favorisé par un IMC bas : très fréquente au cours de **l'anorexie mentale** ou chez le **sujet âgé dénutri**

Manifestation	**Trouble vasomoteur permanent** : extrémités froides, œdématiées, de coloration érythrosique ou bleutée, voire violacée, s'effaçant à la vitropression - Majorée au cours des saisons froides, remplacée par une **érythrose** ou une **érythrocyanose** en été - **Non douloureux** - Fréquemment associé : . **Livedo de stase déclive,** prédominant aux membres inférieurs . **Hyperhidrose des mains et des pieds** - Complication : **engelure, fissure cutanée, retard à la cicatrisation, mycose péri-unguéale** - **Diagnostic clinique** : aucune exploration complémentaire - **Capillaroscopie** (si réalisée) : stase veinulo-capillaire avec anses capillaires dilatées, notamment à leur partie efférente
DD	- **Phénomène de Raynaud** : caractère paroxystique, avec phase blanche syncopale - **Acrorhigose** : sensation de froid des extrémités, sans signe clinique visible, souvent chez la femme jeune

ERYTHROMELALGIE - ERYTHERMALGIE

Erythromélalgie (2ndr à un syndrome myéloprolifératif) ou **érythermalgie** (plaquettes normales) = acrosyndrome paroxystique rare, secondaire à une **vasodilatation microcirculatoire des extrémités**
→ A différencier de l'**acrocholose** : sensation de chaleur des extrémités sans douleur

Clinique	**Trouble vasomoteur paroxystique** : déclenché par le chaud - Critère majeur (obligatoire) : **rougeur** et **douleurs très intenses**, évoluant par **crises** - Critère mineur (≥ 2 critères) : . Déclenchement au chaud ou à l'exercice . Augmentation de chaleur locale . Calmé par le froid ou le repos . **Sensible à l'aspirine** → Bilan étiologique = **NFS** systématique : **syndrome myéloprolifératif** dans **50%** des cas		
Cause	Forme primitive	= **Familiale** (± anomalie génétique documentée) ou **non** (par neuropathie des petites fibres) - Début précoce, volontiers bilatérale, symétrique et souvent très intense	
	Forme secondaire	**Syndrome myéloprolifératif**	= **Erythromélalgie** : complication micro-thrombotique, parfois révélatrice d'une **maladie de Vaquez** ou d'une **thrombocytémie essentielle** (> 50% des cas) - En cas de **plaquettes élevées** (thrombocytose > 400 G/L) - **Bonne réponse à l'aspirine** à faible dose et/ou à la diminution de la thrombocytose par le traitement de fond
		Autre	Erythermalgies secondaires - Médicament vasodilatateur : **inhibiteur calcique, bromocriptine** - **Lupus systémique** - **Hyperthyroïdie**

ENGELURE

Engelure = acrosyndrome vasculaire à composante trophique (= accompagnée de lésions histologiques)
Fréquentes (2% des hommes, 6% des femmes), surtout adolescents et jeunes adultes
FDR : froid, professionnels exposés au froid, **insuffisance pondérale**

Clinique		= **Lésions cutanées induites par le froid**, siégeant préférentiellement sur les doigts ou les orteils, mais pouvant toucher toute zone cutanée exposée au froid - Aspect variable : unique ou multiple, souvent asymétrique, pouvant prendre l'aspect de **macule, papule, plaque** ou **nodule**, de couleur **rouge-violacée** souvent accompagné de **prurit**, **douleur** et/ou **brûlure** - Débutant **12 à 24h** après l'exposition au froid, se résorbant en quelques semaines, parfois chronique - Complication : **ulcération, bulle hémorragique, infection** → Diagnostic clinique
Cause	**Engelure idiopathique**	- Terrain : femme jeune - Zone exposée au froid : **doigts, orteils** - Guérison en quelques semaines, complication locale possible - TTT : **protection contre le froid, topique (émollient, dermocorticoïde)** voire **vasodilatateur**
	Pseudo-engelure	→ A évoquer si : purpura, livédo, nécrose, hyperkératose - **Lupus engelure** : lésion cutanée chronique de lupus - **Iatrogène** : identique au syndrome de Raynaud - **Cryoglobulinémie** : lésion purpurique d'évolution ulcérée, nécrotique, hyperalgique - **Vascularite** ou **emboles de cristaux de cholestérol**

ISCHEMIE DIGITALE PERMANENTE

Ischémie digitale permanente = **acrosyndrome trophique**, pouvant aller jusqu'à la **nécrose digitale**
- Beaucoup plus rare que les nécroses d'orteils (essentiellement d'origine athéromateuse)

Clinique		- **Acrosyndrome atypique :** sévérité, durée prolongée, touchant un ou plusieurs doigts - Survenue secondaire de **douleurs nocturnes** et d'un **aspect livédoïde** - Anomalie sous-unguéale quasi-pathognomonique : . **Stries hémorragiques sous-unguéales** . **Hémorragies sous-unguéales en flammèche** - **Troubles trophiques** au stade ultime : . **Ulcération pulpaire** . **Infarctus péri-unguéal** . **Gangrène pulpaire** (**pseudo-panaris** trompeur) - Jusqu'à la **nécrose digitale**
Cause		- **Embolie** (cardiaque ou artérielle) ou **thrombose** : **tableau brutal initial** - **Vascularite** ou **vasculopathie** : souvent précédé d'un **phénomène de Raynaud préexistant**
	Connectivite	- **Sclérodermie systémique +++ : > 50% des cas**, surtout dans les formes cutanées limitées - **Syndrome des antiphospholipides ++ 3-8%** des cas - **Syndrome de Gougerot-Sjögren** : rare, sauf en cas de cryoglobulinémie associée - Autre : . **Lupus systémique** . **Myopathie inflammatoire primitive, syndrome des antisynthétases**
	Traumatique	**- Syndrome du marteau hypothénar, maladie des vibrations**
	Thromboangéite oblitérante	= **De Buerger** : 30-50% des cas
	Hématologique	- **Maladie de Vaquez ++** **Thrombocytémie essentielle** - **Maladie des agglutinines froides** (anémie hémolytique + Ig monoclonale IgM) - **Syndrome d'hyperviscosité** (M. de Waldenström)
	Vascularite	- **Cryoglobulinémie** - Vascularites ANCA+ (granulomatose avec polyangéite surtout) - Périartérite noueuse
	Cause embolique	- **Athérosclérose** : **plaque d'athérome artérielle ulcérée ++** - Anévrisme par défilé thoraco-brachial - Embolie d'origine cardiaque - Emboles de cholestérol
	Néoplasie	- Surtout **digestif, pulmonaire** ou **ovarien**
	Iatrogène	**- Dérivé de l'ergot de seigle** **- Chimiothérapie** : **bléomycine, gemcitabine**
	Idiopathique	= 5% des cas
Bilan étiologique		- **NFS** ± recherche de mutation JAK2 si contexte évocateur - **Glycémie, bilan lipidique** - **CRP, fibrinogène** - **Electrophorèse des protéines** - **Cryoglobulinémie** (± marqueurs indirects : facteur rhumatoïde, C4) - **Ac anti-nucléaires** - **Recherche de SAPL** : anticoagulant circulant, Ac anticardiolipine, Ac anti-β2-glycoportéines 1
TTT		- **Inhibiteurs calciques** - Perfusion d'analogue de prostaglandine en hospitalisation : **iloprost** - Soins locaux : **pansement gras**

ITEM 182 : HYPERSENSIBILITE, ALLERGIE

Définitions	**Hypersensibilité**		= Réaction inappropriée et excessive à l'exposition à une ou plusieurs substances normalement tolérées chez la majorité des individus : **allergique** ou **non allergique**
		Allergique	= Stimulation des **récepteurs de l'immunité adaptative** (**TCR/BCR** des lymphocytes T et B, Ig) par la substance, appelée **allergène**, après une 1ère exposition à l'allergène - **IgE-médiée** : . **Atopique** : **rhinite, asthme, allergie alimentaire**... . **Non atopique** : **piqure d'insecte**, **helminthes**, **médicamenteuse**... - **Non IgE-médiée** : lymphocytes T, éosinophiles, IgG...
		Non allergique	= Stimulation de l'immunité sans reconnaissance spécifique d'allergène, par plusieurs mécanismes : **toxiques, pharmacologiques, chimiques, immunité innée**... - Si médiée par l'histamine : **histamino-libération** non spécifique
	Sensibilisation		= Acquisition d'effecteurs de l'immunité adaptative (lymphocytes T et/ou Ig) spécifiques d'allergènes - Résulte d'une association entre terrain génétique, structure de l'antigène et facteurs adjuvants - Définition : **présence d'un test cutané positif** à un allergène, **sans préjuger d'une réaction clinique** quelconque de type allergique - N'est pas synonyme d'allergie : possible sensibilisation sans manifestations cliniques (tests cliniques ou biologiques positifs sans symptômes lors de l'exposition à l'allergène)
	Tolérance		= Capacité à tolérer cliniquement l'allergène : absence de symptômes allergiques lors de l'exposition à l'allergène, même en présence d'une sensibilisation biologique - Repose sur la **présence d'effecteurs spécifiques** (LB et LT régulateurs) capable d'inhiber les réponses effectrices contre l'allergène
	Atopie		= Prédisposition génétique à produire de façon excessive des IgE contre les Ag : terrain **familial** L'atopie est confirmée si : → Présence **d'un ou plusieurs tests cutanés positifs** (prick-tests) vis-à-vis de pneumallergènes de l'environnement → Dosage d'IgE spécifiques ou test sanguin multi-allergénique de dépistage positif L'atopie est considérée comme un **FdR de développer des manifestations d'hypersensibilité immédiate** (asthme, rhinoconjonctivite, dermatite). → Un sujet atopique est fréquemment sensibilisé, et parfois allergique
Classification de Gell-Coombs	**Hypersensibilité immédiate de type 1**		= Activation brutale des mastocytes et PNB après reconnaissance de l'allergène par les IgE - **Phase de sensibilisation** : production d'IgE, asymptomatique - **2nd contact** : allergène → IgE → récepteurs FcεRI des mastocytes et PNB → dégranulation immédiate de substances vasoactives (**histamine, tryptase**) + cascade de signalisation par la voie des phospholipides membranaires entraînant la libération de **produits de dégradation de l'acide arachidonique, cytokines pro-inflammatoires** et **chimiokines** (manifestation retardée) - **Stimulation chronique** : réponse inflammatoire chronique locale → remodelage du tissu
	Hypersensibilité retardée de type 4		= Médiée par les **lymphocytes T mémoires spécifiques** : manifestations cliniques en 24 à 48h - Réaction inflammatoire locale, s'amplifiant en quelques heures/jours Exemples : eczémas de contact, allergies médicamenteuses, pneumonies d'hypersensibilité
	Plus rares : - **Hypersensibilité de type 2** = médiée par des Ac tissulaires, généralement IgG (ou IgM), reconnaissant un allergène et se fixant ensuite sur une cellule cible, activant le **complément** et induisant la **phagocytose** et la **destruction de la cellule cible** (ex : cytopénies médicamenteuses) - **Hypersensibilité de type 3** = médiée par des Ac circulants formant des complexes immuns (complexes Ag/Ac circulants) se déposant dans les tissus et y provoquant des lésions inflammatoires		
Epidémiologie	**3e cause de maladie chronique** dans le monde, **1ère cause de maladie chronique** chez l'enfant Prévalence : - Atopie : **30%** de la population en France, plus fréquent dans les pays occidentaux, en milieu urbain - Rhinite = **30%** de la population, asthme = **10 à 15%** des enfants et **5 à 7%** des adultes, médicament = 7%, allergie alimentaire 4-8% chez l'enfant Incidence en augmentation depuis 40 ans, actuellement en stabilisation		

Epidémiologie	Facteurs génétiques		= Héritabilité forte de l'allergie, d'expression variable au sein d'une même famille - En l'absence d'atcd familial d'atopie = **10% de risque** - Si 1 parent atopique = **30% de risque** - Si 2 parents atopiques = **70% de risque** ➜ Nombreux polymorphismes génétiques associés : HLA, FcεRI, cytokines et récepteurs, CD14…
	Facteurs environnementaux	Habitation, zone géographique	**Sensibilisation aux pneumallergènes** (++) : un des principaux FDR - **Allergies au pollen** : Cupressacée au sud, Bétulacée au nord - **Allergie aux acariens** : favorisé par l'habitat dans une maison moderne - **Allergie aux blattes** : favorisé par l'habitat dans un immeuble ancien - **Allergies alimentaires :** moins fréquentes en zone rurale
		Alimentation	- **Allergies alimentaires** variables selon la culture alimentaire et la présentation de l'aliment (arachide grillée > arachide bouillie…) - **Allaitement maternel** : rôle protecteur (discuté)
		Mode de vie, infections	- **Mode de vie occidental/urbain** : exposition massive et précoce à certains allergènes (acariens, blattes, squames animaux, moisissures…) - **Modification des bactéries de l'environnement par les mesures d'hygiènes** (théorie hygiéniste) : ↘ réponse T régulatrice anti-inflammatoire (Th1 et Th2) - **Infections virales** (++) : un des principaux FDR
		Autres	- **Pollution atmosphérique**, notamment par les **particules de diesel** - **Tabac, alcool, prise d'AINS, efforts physiques, chaleur**
Types d'allergènes			➜ Le mode de pénétration de l'allergène ne préjuge pas du type de symptôme, de la gravité ou de l'évolution - **Pneumallergène** : aéroporté, présent dans l'atmosphère, contact via les muqueuses respiratoires, ou possiblement par la peau et les muqueuses digestives - **Trophallergène** : allergène alimentaire, contact via les muqueuses digestives - **Allergènes cutanés** : contact via la peau - **Allergène injectable** (médicament, venin d'hyménoptère) : contact par voie veineuse, intramusculaire ou sous-cutanée
	Haptène		= Allergène de petite taille, trop petit pour être immunogène, qui doit se coupler à une protéine porteuse pour induire une sensibilisation : **médicament** surtout…
Principaux allergènes	Aéroporté	Per-annuel	- **Acariens** : ***Dermatophagoides pteronyssinus*** et ***farinae*** - **Moisissure** : ***Aspergillus, Cladosporium, Pénicillium, Alternaria*** - **Phanères animales : chat, chien, cheval, cobaye, souris, rat…** - **Blattes** - **Végétaux d'intérieur** : ficus
		Saisonnier	**Pollens (+++)** : surveillance aérobiologique pour établissement d'un calendrier pollinique variable selon les régions - **Pollens d'arbres (janvier à avril)** : bouleau, cyprès, frêne, aulne, chêne, noisetier - **Graminées (mai à juillet), + ubiquitaires** : dactyle, ivraie, fléole - **Herbacées (avril à septembre)** : urticacées et composées (ambroisie, ortie, armoise)
	Alimentaire	Animal	- **Œuf** (**blanc** ou **jaune**), **lait de vache, crevettes, bœuf, poisson**
		Végétal	- **Arachide, noisette, pêche, kiwi, pomme, pois**
	Professionnel		- **Latex** : protéine naturelle ou agent de vulcanisation - **Farine de blé** - **Isothiocyanate**
	Médicament		- **Antibiotique** (**pénicilline** et **céphalosporine** ++), **curare**, **morphinique…**
	Hyménoptère		- **Venin de guêpe** ou **d'abeille**
	Topique		- **Cosmétique, parfum, métaux, antiseptiques, conservateurs**
	Histamino-libérateurs		= Aliments ou médicaments non responsables d'hypersensibilité allergique mais d'histamino-libération non spécifique : symptômes semblables à l'allergie, mais dose-dépendant, avec une dose seuil - Aliments : **charcuterie** (saucisson sec, jambon, foie de porc, abats…), **fromages fermentés** (emmental, roquefort, gouda…), **poisson**, légumes (**tomate, épinard, choucroute, lentilles, fèves**…), fruits (**banane, fraises, agrumes**), **alcool** (bière, vins, cidres), **chocolat, thé, café** - Médicament : **AINS, codéine, morphine, curare, pénicilline, sulfamide, produit de contraste iodé**

<table>
<tr><td rowspan="5">Evolution</td><td colspan="4">Maladie chronique, dont les symptômes évoluent avec l'âge = marche atopique :
- Début généralement chez le nourrisson : dermatite atopique, allergies alimentaires
- Evolue à 3-4 ans vers une symptomatologie pulmonaire : asthme allergique
- A l'adolescence : rhinite/conjonctivite allergique
→ Sans valeur pronostique : une allergie peut survenir chez le nourrisson et régresser spontanément, ou apparaître chez l'enfant ou l'adulte jeune sans antécédent allergique dans l'enfance, ou persister toute la vie</td></tr>
<tr><td colspan="3">Alimentaire</td><td>- Le plus souvent transitoires chez l'enfant : notamment pour le lait de vache (disparaît dans 50% des cas < 1 an et 80% des cas < 5 ans) et l'œuf (disparaît généralement entre 2 et 3 ans)
- Le plus souvent persistante chez l'adulte : variable selon la source allergénique (lait de vache, arachide, fruits, œufs)</td></tr>
<tr><td colspan="3">Respiratoire</td><td>- Persistant dans 30% des cas après l'adolescence</td></tr>
<tr><td colspan="3">Médicamenteuse</td><td>= Très rare, largement surestimée (généralement réaction virale non allergique concomitante de la prise d'un antibiotique)
- Persiste en cas d'allergie médicamenteuse vraie : exclusion définitive du médicament</td></tr>
<tr><td colspan="3">Hyménoptère</td><td>- Plus fréquentes chez l'adulte, persistante</td></tr>
<tr><td rowspan="10">Manifestations cliniques</td><td colspan="4">Phase de sensibilisation : entre 10 jours et 4 semaines après le 1er contact
- Parfois après plusieurs expositions bien tolérées sur des années
- Exception : allergie croisée entre 2 sources allergéniques différentes</td></tr>
<tr><td colspan="3">Rhinite allergique</td><td>= Ecoulements clairs, éternuements répétés (en salve), prurit nasal et palatin ± du conduit auditif externe, alternant avec une obstruction nasale
- Dure plusieurs heures par jour, rapidement déclenchés après une exposition allergénique
- Intermittente (durée < 4 jours/semaine ou < 4 semaines) ou persistante
- Sévérité : gêne quotidienne, sommeil, activités professionnelles/scolaires, sociales et loisirs
- Polypes nasaux possible en cas de rhinite évoluant depuis plusieurs années
→ Toujours rechercher un asthme associé à une rhinite allergique</td></tr>
<tr><td colspan="3">Conjonctivite allergique</td><td>= Larmoiement avec écoulement clair, érythème conjonctival, prurit souvent intense, parfois avec œdèmes palpébrale et conjonctival, yeux collés au réveil, voire photophobie, BAV
- Dure plusieurs heures par jours, déclenchés après une exposition allergénique
- Généralement associée à une rhinite allergique</td></tr>
<tr><td colspan="3">Asthme allergique</td><td>= Toux, oppression, dyspnée avec sifflement expiratoire, difficulté à parler ou respirer
- Chez le nourrisson : épisodes répétés de dyspnée sifflante expiratoire
- Caractère allergique difficile à identifier : déclenchement brutal d'une crise après exposition à un allergène potentiel</td></tr>
<tr><td colspan="3">Allergie digestive</td><td>- Hypersensibilité immédiate (plus fréquente) : vomissements, nausées, diarrhée aiguë, rectorragie
- Hypersensibilité retardée : perte de poids, diarrhée chronique, douleurs abdominales, ballonnements, météorisme, œsophagite
→ Aucun des symptômes n'est spécifique de l'allergie</td></tr>
<tr><td rowspan="4">Allergie cutanée</td><td rowspan="2">Immédiate</td><td>Urticaire</td><td>= Papules érythémateuses, prurigineuses, apparaissant rapidement en quelques minutes/heures, disparaissant en < 24h sans séquelle
- Allergique : < 10% des urticaires aiguës, jamais chronique</td></tr>
<tr><td>Angiœdème</td><td>= Œdème hypodermique
- ORL : risque d'asphyxie en cas d'atteinte laryngée (œdème de Quincke)</td></tr>
<tr><td rowspan="2">Retardée</td><td>Eczéma</td><td>- Eczéma allergique = de contact
- Eczéma atopique = constitutionnel (ou dermatite atopique) : sécheresse cutanée constante, évoluant par poussées dès les 1ère semaines/mois de vie, débutant aux convexités du visage puis touchant les plis chez le jeune enfant
- Eczéma non allergique et non atopique : rare, d'apparition tardive chez l'adulte → rechercher un autre diagnostic (lymphome T cutané...)</td></tr>
<tr><td>Toxidermie</td><td>= Réactions cutanées déclenchées par un médicament : allergique ou non
- Bénin, souvent non allergique : exanthème maculo-papuleux
- Sévère, souvent allergique : pustulose aiguë généralisée, syndrome de Lyell ou de Stevens-Johnson, DRESS</td></tr>
</table>

Manifestations cliniques	**Anaphylaxie**			Urgence allergologique - Cofacteurs : **effort, prise d'AINS, consommation d'alcool** - **Prodromes (non systématiques)**: prurit, picotement des paumes des mains et des plantes des pieds, agitation, anxiété - **Stade 1** = **signes cutanéo-muqueux généralisés** : urticaire, angiœdème - **Stade 2** = **atteinte multiviscérale modérée** : signes cutanéo-muqueux, oppression respiratoire, hypotension, tachycardie - **Stade 3** = **atteinte multiviscérale sévère** : bradycardie, collapsus, bronchospasme sévère, trouble du rythme, œdème laryngé, signes digestifs sévères - **Stade 4** = **arrêt cardio-respiratoire**
Diagnostic	*Interrogatoire*	Contexte		- **Hypersensibilité allergique immédiate** : symptômes répétés systématiquement avec le même allergène, sans effet dose majeur, après un délai court **< 1 à 2h** - **Hypersensibilité immédiate non allergique** : symptômes peu/non reproductibles, non systématiques, avec une ou plusieurs substances différentes, un seuil d'exposition et un délai d'apparition variable (de quelques minutes à plusieurs jours) → Pour les médicaments : plus les symptômes sont associés à des molécules très différentes, moins une allergie dépendante des IgE est suspectée - **Hypersensibilité allergique retardée** : symptômes répétés systématiquement avec le même allergène (souvent unique), sans effet dose majeur, avec un délai long **de quelques heures/jours**
		Terrain		- **Antécédent allergiques** chez les sujets apparentés au 1er degré : argument diagnostique
		Mode de vie		- **Habitat** : rural ou urbain, type (immeuble ou maison), qualité et âge de la construction (humide, aéré), présence de moquettes ou tapis, literie, animaux - **Exposition professionnelle** et **de loisir**
	Tests cutanés			= Reproduction locale de la réaction allergique vis-à-vis de l'allergène - **Risque faible de réaction systémique** : réalisés par des équipes spécialisées, formées aux gestes de réanimation, avec chariot d'urgence à proximité, surtout en cas d'exploration d'une anaphylaxie → Un test positif indique une sensibilisation, à différencier d'une allergie (présence ou non de signes cliniques) : **20%** de la population générale ont des tests cutanés positifs sans allergie clinique

		Prick-tests		= **Hypersensibilité immédiate** : effraction superficielle de la peau en zone saine avec une lancette à travers une goutte d'antigène déposé sur l'avant-bras (= introduction **épidermique** de l'allergène), puis lecture à **15-20 minutes** (**mesure du diamètre de la papule** et observation de l'érythème autour)
				- **Témoin positif** (**histamine** ou **codéine**) et **négatif** (solvant type **sérum physiologique**)
				- Résultat positif :
				  - diamètre de la papule > 3 mm par rapport au témoin négatif (nul)
				  - ou **diamètre de la papule > 50% du témoin positif**
				- Peuvent être réalisés avec tous types d'allergène : très utilisés pour les pneumallergènes, les trophallergènes, les médicaments et le latex
				- Sous surveillance pendant 30 minutes après réalisation du prick-test

			Tests	- Adulte/enfant > 3 ans : **acariens, pollens de graminées, pollens d'arbre** (selon la région), **phanères d'animaux domestiques, blatte germanique, moisissures** - **Enfant < 3 ans** : + **trophallergènes** (arachide, blanc d'œuf, poisson, lait de vache) - Ajout selon l'interrogatoire, le site géographique et la profession
			EI	- **Réaction locale étendue** (prurit, œdème) - **Urticaire généralisé** - **Réaction syndromique** (rhinite, asthme) - Exceptionnellement **anaphylaxie** → Réalisé **en milieu hospitalier** en cas d'accident initial sévère (anaphylaxie **grade 3/4**)
			CI	- **Prise d'anti-histaminiques** (faux -) : arrêt **3 à 7 jours** avant - **Dermographisme** (faux +) : test après **15 jours** d'antihistaminique, arrêté **3 jours** avant - Autres **: prise de β-bloquant** (contre-indication relative : blocage de la réaction de l'adrénaline si besoin), **poussée d'eczéma, asthme instable** ou **sévère**, **grossesse** (relative, uniquement pour prick-tests pour réaction médicamenteuse), **infection cutanée non contrôlée**
		Patch-tests		= **Hypersensibilité retardée** : application d'antigène sur la peau du dos, sous occlusion, pendant **24-48h** Diffusion sous-cutanée de l'antigène → **reconnaissance par les lymphocytes T mémoire spécifiques.** - **Batterie standard européenne** (23 allergènes les plus fréquemment responsable d'eczéma de contact) ± **allergènes spécifiques** selon la profession (coiffeur, dentiste...)

Diagnostic	*Tests cutanés*	**Patch-tests**	- Témoin négatif : **vaseline** - 1ère lecture à 48 heures, parfois avec 2e lecture à **J3-J5.** - Résultat : - + : érythème et infiltration → souvent **irritatif** - ++ : érythème et infiltration avec **vésicules** → souvent **allergique** - +++ : érythème et infiltration avec **bulles** → quasiment toujours **allergique** - **IR** : **irritation**, **brûlure** sans infiltration - CI : - **Syndrome de Lyell** ou autre **toxidermie grave** (hors centre spécialisé) - Traitement par **corticoïdes** ou **immunosuppresseurs** (faux négatif) sauf centres spécialisés
		Intradermo-réaction	= **Hypersensibilité immédiate et retardée** : injection d'allergène dans le derme superficiel de l'avant-bras ou du dos avec une aiguille - Pas de témoin positif, témoin négatif = sérum physiologique - **Lecture immédiate** : positif si **papule** de diamètre > **2 fois le témoin négatif** - **Lecture retardée** (24-48h) : identique au patch test - CI : idem que patch-tests
	Tests biologiques		→ Généralement en 2nde intention, si tests cutanés contre-indiqués ou impossibles à réaliser
		IgE spécifiques	= Recherche et quantification d'IgE sériques dirigés contre des antigènes allergéniques purifiés par **méthode RAST** (*Radio AllergoSorbent Test*) - Avantage : sans risque, insensible à la prise d'antihistaminique ou corticoïdes, possible en cas de dermatose étendue, dermographisme ou risque de réaction sévère - Sensibilité et spécificité variable selon l'allergène et la méthode utilisée : très bonnes pour les **pneumallergènes** et bonnes pour les **trophallergènes** → Pour les **médicaments** = mauvaise sensibilité mais bonne spécificité - **Intérêt prédictif** dans certains cas : allergie ou sensibilisation, sévérité potentielle des réactions, persistance ou non dans le temps - **Tests multi-allergéniques de dépistage** (en l'absence d'orientation clinique) = **mélanges d'extraits alimentaires** (Trophatop®, peu utilisé), **respiratoires** (Phadiatop®) ou **professionnels** → réponse uniquement **qualitative** (négative ou positive), avec une bonne sensibilité
		IgE totales	= Peu d'indication : inutile pour le diagnostic d'allergie - **Recherche d'un terrain atopique**, sans intérêt pronostique ou thérapeutique - **Adaptation posologique de l'omalizumab** (anti-IgE) dans l'asthme allergique sévère - Autres : **diagnostic d'aspergillose bronchopulmonaire**, **déficits immunitaires**
		Tryptase sérique	↗ : - Dégranulation synchronisée par les IgE de nombreux mastocytes = **anaphylaxie** : pic entre **30 minutes** et **2h** après dégranulation, normal en **12h** - **Mastocytose** : élévation constante - **Dosage de tryptase** : entre **30 minutes** et **2h** après le début, 2nd prélèvement à **24h** **- Confirme la nature anaphylactique d'un choc (valeur médico-légale).** - Pas d'indication chez le rhinitique ou l'asthmatique.
		Autres	- **Histamine** (moins performant que la tryptase) : pic en **5 à 15 minutes**, ½ vie plus courte, faux positif en cas de massage cardiaque - **Tests d'activation cellulaire *in vitro*** (**basophiles**, **lymphocytes**) : en dernière intention - **Dosage d'IgG et IgG4 spécifiques** : ↗ après désensibilisation
	Test de provocation ou d'éviction-réintroduction		= **Gold-standard**, surtout en double aveugle : essentiellement pour les **trophallergènes, les médicaments et les allergènes professionnels** - **Test d'éviction-réintroduction** = en 1ère intention : infirmer une allergie - **Test de provocation** = introduction de l'allergène suspect par la voie habituelle, en milieu hospitalier (à proximité d'un service de réanimation), sous surveillance ≥ 4h après la fin du test, après consentement éclairé
TTT			= **Administration locale** (**topique, oculaire, intra-nasale**) ou **systémique** - ↘ réaction allergique : **antihistaminiques, inhibiteurs de dégranulation, anti-leucotriène, corticoïdes, anti-IgE** - ↘ conséquences de l'allergie : **bronchodilatateur** (asthme), **adrénaline** (anaphylaxie)
	Préventif		- **Education thérapeutique** - Dermatite atopique : utilisation quotidienne d'**émollients** en dehors des poussées
		Eviction allergénique	= Aide possible d'un **Conseiller en environnement intérieur** (CMEI) à domicile Blattes : - **Insecticide**, voire **intervention spécialisée**

TTT	Préventif	**Eviction allergénique**	Acariens	- Réduction de l'humidité, aérer - Température ambiante **< 20°C** - **Aspirateur double sac** avec **filtre Haute Efficacité pour les Particules Aériennes (HEPA)** - Changement de literie - **Lavage des draps** à haute température (60°C) - Housse anti-acarien avec fermetures éclairs - Retrait des « ramasse-poussière » - Privilégier un sommier à lattes plutôt que tapissier
			Animaux domestiques	- **Mise en extérieur** ou **éviction** → Après éviction, les allergènes de chat peuvent persister plusieurs mois
			Moisissure	- **Nettoyage à l'eau de Javel** - **Ventilation et exposition solaire de l'habitat suffisantes**
	Symptomatique	= Selon l'organe atteint : **antihistaminique, bronchodilatateur, corticoïdes, adrénaline** - Anaphylaxie de grade ≥ 2 : **adrénaline** IM ou IV, répétée à 5 minutes en cas de non-amélioration - Eczéma : **dermocorticoïdes quotidiens** en **pommades** (lésions sèches en dehors des plis), **crème** (lésions suintantes ou dans les plis) ou **lotions** (zone pileuse)		
	Curatif	= **Immunothérapie spécifique allergénique** = **désensibilisation** : induction d'une tolérance immunitaire par administration de faibles doses croissantes d'allergène. Mécanismes imparfaitement connus (réorientation de la réponse lymphocytaire vers le sens Th1, diminution des IgE et augmentation des IgG4 qui seraient plutôt tolérogènes). Réintroduction progressive de l'allergène en cause par **voie sous-cutanée, sublinguale** ou **orale** Seulement efficace pour certains allergènes : - **Acariens** - **Pollens** : graminées, bouleau, ambroisie, cyprès - **Hyménoptères** Indication : - **Rhinite, conjonctivite** ou **asthme allergique** aux pollens ou aux acariens - **Allergie aux venins d'hyménoptères**		
		Injectable	= Injection sous-cutanée stricte à la face externe du bras d'une solution allergénique purifiée standardisée, sous contrôle médical (jusqu'à 20-30 minutes après injection) - **Induction** : ascension progressive des doses puis espacement jusqu'à 4 semaines - **Entretien** : injection mensuelle pendant **3 à 5 ans** (selon l'allergène)	
		Sublinguale	= Auto-administration : efficacité apparemment comparable, dépourvue d'effets secondaires graves	
		Orale	- Moins de contraintes pour le patient en termes de conservation du produit - Phase d'induction très courte avec phase d'entretien saisonnière ou toute l'année - N'est actuellement disponible que pour un très petit nombre d'allergènes (pollens notamment).	
		CI	- **Maladie allergique non IgE-dépendante** - **Dysimmunité** - **Grossesse (phase d'induction uniquement, poursuite permise)** - **Asthme sévère non contrôlé** - **Mastocytose** - Prise de **β-bloquant** (contre-indication absolue) ou **d'IEC** (contre-indication relative)	
		EI	- **Réaction locale** fréquente - **Réaction syndromique** (asthme, rhinite, urticaire) : signe d'alerte - **Réaction systémique** : interruption du traitement	
		Efficacité	- Doit faire la preuve de son efficacité la 1ère année (↘ des symptômes ou de la prise de médicaments) : interruption du traitement si inefficace - Bénéfice conservé pendant plusieurs années après arrêt du traitement	

ALLERGIE AU LATEX

Latex = allergène Hev b (*Hévéa brasiliensis*), de **type 1 à 13** (associé ou non à une réaction anaphylactique)
- Allergie fréquente :
  . **1%** de la population (jusqu'à 5 à 12% du personnel de santé)
  . **2e cause** de choc anaphylactique au bloc opératoire : 20% chez l'adulte, 70% chez l'enfant
- **Gants en latex hypo-allergénique** (norme NF) : retrait des allergènes majeurs (associés à des symptômes dans > 50% des cas)
- FdR :
  . Femme, jeune
  . Atopie
  . Travail au contact du latex : **profession de santé, alimentaire, industrie du caoutchouc**…
  . Opérations chirurgicales multiples
- **Allergies alimentaires croisées** (variable selon l'allergène du latex en cause) : principalement à la banane, au kiwi, à la châtaigne, au sarrasin ou au poivron

<table>
<tr><td rowspan="5">*Manifestations*</td><td>**Hypersensibilité cutanée retardée**</td><td colspan="3">= Allergie à un composant autre que le latex (**agent de vulcanisation**…) : **75%** des cas
- **Urticaire de contact, rhino-conjonctivite** (allergène volatil), **asthme**
- PEC : éviction du latex, déclaration en maladie professionnelle, changement de poste
→ N'est jamais due au latex</td></tr>
<tr><td rowspan="4">**Hypersensibilité immédiate**</td><td colspan="3">= **Allergie au latex** : **7%** des allergies au gant en latex
- Manifestations systémiques : urticaire généralisé, œdème de Quincke, choc anaphylactique
- Hors chirurgie : **allergie aux fruits, ballon de baudruche, préservatif…**
- **En per-opératoire** : après application du garrot, électrode, masque à O_2… → classiquement **15-20 minutes** après le début de la chirurgie, **au réveil** ou **lors d'une césarienne**
→ DD = **allergie au curare ou aux antibiotiques** : dès le début de l'intervention</td></tr>
<tr><td>PC</td><td colspan="2">- Lors du choc : **dosage de tryptase** (confirmation de la nature anaphylactique)
- **Dosage des IgE spécifiques**
- **Prick-test** avec **extraits allergéniques** (ne plus faire de prick-test à travers un gant en latex : risque de réaction anaphylactique) : à distance du choc (> 1 mois)</td></tr>
<tr><td rowspan="2">TTT</td><td>Immédiat</td><td>- Retirer le latex au contact du patient
- Prise en charge du choc anaphylactique</td></tr>
<tr><td>Prévention secondaire</td><td>- Désensibilisation non efficace
- **Carte d'allergie au latex**
- **Eviction du latex**
- En cas d'opération chirurgicale : gants et matériel sans latex, opération en 1er dans la journée (évite le latex en suspension dans l'air)</td></tr>
</table>

HYPERSENSIBILITE AUX MEDICAMENTS

Manifestations	**Hypersensibilité immédiate**		→ Sur-diagnostiqué : cause allergique vraie dans 5% des cas d'urticaire ou d'angiœdème du visage, généralement d'autre cause (hypersensibilité non spécifique, infection virale…)
		Cause non allergique > 90%	- Eruption isolée - Délai > 1h après la prise - Dose-dépendante - A plusieurs médicaments - Terrain atopique ou d'urticaire chronique → **Réintroduction possible sous antihistaminique**
		Cause allergique < 10%	- Souvent sévère : réaction anaphylactique - Délai < 1h après la prise - Non dose-dépendant - A 1 seul médicament → **Eviction du médicament à vie** → **Induction de tolérance** : peut être discutée en cas de médicament irremplaçable (chimiothérapie principalement), à débit ralenti, sous surveillance progressive
	Hypersensibilité retardée (toxidermie)	**Exanthème maculo-papuleux**	= Majorité : **1 à 21 jours** après prise - **Eruption maculopapuleuse prurigineuse ± bulleuse**, débutant aux plis puis extension (jusqu'à l'érythrodermie) ± **fièvre** associée - Guérison avec desquamation en 1 à 3 semaines
		Nécrolyse épidermique	- **Syndrome de Stevens-Johnson** = atteinte de < 10% de la surface cutanée - **Syndrome de Lyell** = atteinte de > 30% de la surface cutanée : AEG, fièvre, érosions muqueuses, décollement cutané superficiel, lymphopénie fréquente, atteinte viscérale (rein, poumon, digestive, foie) → 20% de mortalité
		DRESS syndrome	- Délai : **3 semaines à 3 mois** après la prise - Prodrome : pharyngite, AEG, fièvre, œdème du visage et du cou, polyadénopathie, hépatosplénomégalie, hyperéosinophilie - Atteinte viscérale : atteinte **hépatique, rénale, cardiaque, pulmonaire, thyroïdienne, digestive** - Histologie : infiltrat dermique lymphocytaire, à PNE, parfois avec épidermotropisme, nécrose kératinocytaire éparse → **10%** de mortalité
		PEAG	**= Pustulose exanthématique aiguë généralisée**

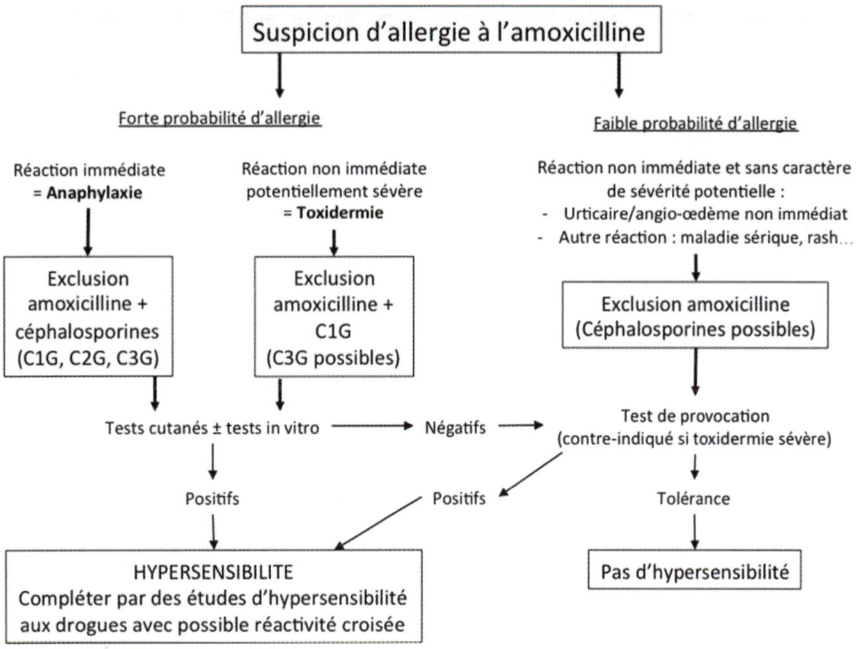

HYPERSENSIBILITE ALIMENTAIRE

Type	**Hyper-sensibilité non allergique**	= Majorité des cas : intolérance au lactose, intolérance au saccharose, aliments particuliers (libération de toxine…) - **Histamino-libérateur** : œufs, fraise, chocolat, tomate, banane, fruits exotiques, agrumes, vin… - **Riches en histamine** : fromage fermenté, thon, anchois, sardine, maquereaux, choucroute, saucisson, coquillage, crustacé… - **Riche en tyramine** : camembert, gruyère, brie, roquefort, parmesan, chocolat, saucisson, gibier, choux, pomme de terre, épinards, avocat
	Allergie alimentaire IgE médiée	- Trophallergènes fréquents = généralement antigènes thermostable, résistant à la protéolyse et au pH acide : **blanc d'œuf**, **cacahuète**, **lait de vache**, **moutarde**, **poisson**, **légumineuse** - Selon l'allergène : . Allergie généralement **transitoire** : lait, œuf, soja, blé . Allergie généralement **persistante** : arachide, noix, poisson, fruit de mer, sésame → Persistance plus fréquente si : **ovomucoïde** du blanc d'œuf, **caséine** du lait, **protéine Arah2** de l'arachide - Plus fréquente chez l'enfant et l'adolescent : disparition généralement avant l'âge adulte - Plus rare chez l'adulte : généralement définitive
Diagnostic	C	= Dans les **< 4h** après absorption - **Syndrome oral** : prurit labial, buccal et pharyngé, parfois réaction urticarienne ou œdémateuse - Signes digestifs immédiats (plus fréquents) : **vomissements, nausées, diarrhée aiguë, rectorragie** - Signes digestifs chroniques : **perte de poids, diarrhée chronique, douleurs abdominales, ballonnements, météorisme, œsophagite**
	PC	- **Tests cutanés immédiats** et **tests biologiques** systématiques - **Test de provocation orale** en cas de doute : en milieu hospitalier, avec accord parental, précédé d'un test de provocation labiale, contre-indiqué en cas d'accident initial sévère
Cas particuliers	**APLV**	= **Caséine** (commune à tous les laits, thermostable), **β-lactoglobuline**, **α-lactalbumine**… - IgE médiée (majorité) = manifestations immédiates < 2h : **urticaire, œdème, syndrome oral, vomissement, diarrhées, rhinoconjonctivite, bronchospasme**, voire **choc anaphylactique** - Non IgE médiée : **dermatite atopique, douleurs abdominales, diarrhée, vomissement**
	Œuf	= **35%** des allergies alimentaires de l'enfant : surtout **< 3 ans** ++ puis 2/3 de tolérance à 7 ans - **Blanc** plus allergisant que le **jaune** - **Cru** (**ovalbumine** thermolabile) plus allergisant que **cuit** (**ovomucoïde** thermostable)
	Arachide	= Allergie alimentaire la plus fréquente > 3 ans : seulement **5%** de guérison - IgE médiée, souvent sévère
	Blé	= **Oméga-5-gliadine** : souvent bénin, 1/3 de tolérance à 4 ans - Associé à l'**anaphylaxie d'effort** (consommation de blé + sport dans les 4h → choc)

ITEM 185 : DEFICIT IMMUNITAIRE

Déficit immunitaire : - **Primitif = héréditaire** : maladie rare (< 1/5000 naissance), près de 200 maladies décrites
- **Secondaire** : plus fréquent, surtout chez l'adulte

- Peut toucher **l'immunité humorale** et/ou **cellulaire**, ainsi que **l'immunité innée**
- Facteurs de risque associé de déficit immunitaire : état pathologique (**dénutrition, maladie chronique, diabète**...) ou physiologique (**grossesse, vieillissement**), **intoxication (alcoolisme, tabagisme)**

<table>
<tr><td rowspan="7">Signe évocateur</td><td>Antécédents familiaux ou personnels</td><td colspan="2">- Antécédents familiaux : déficit immunitaire héréditaire, consanguinité
- Antécédents personnels évocateurs : pathologie rénale ou digestive d'origine systémique, auto-immune, néoplasie (cancer solide ou hémopathie), pathologie infectieuse chronique ou récidivante...</td></tr>
<tr><td rowspan="3">Infection</td><td colspan="2">Caractéristique évocatrice : - Récidivant
- Atypique : sévère, chronique, échec de traitement, rechute précoce
- Topographie et microbiologie particulier (germe opportuniste...)</td></tr>
<tr><td>Orientation selon l'infection</td><td>- Infections à répétition des voies aériennes supérieures (otite, sinusite) et/ou pulmonaire (pneumopathie) à bactéries encapsulées (pneumocoque, Haemophilus, méningocoque) : hypogammaglobulinémie
- Infection digestive à Salmonella, Giardia... : déficit humoral
- Infection bactérienne cutanéo-muqueuse à germes pyogènes ou entérobactéries (angine fébrile nécrotique) : neutropénie
- Infection opportuniste (toxoplasmose cérébrale, infection à CMV, pneumocystose, cryptococcose, infection à mycobactérie atypique) : déficit en lymphocytes T
- Infections virales (encéphalite herpétique, papillomavirus) : déficit en lymphocyte T
- Infection récurrente des épithéliums de surface en contact avec l'environnement (tube digestif, peau, poumon) à bactéries pyogènes (S. aureus, Pseudomonas) ou à champignons filamenteux (Aspergillus...) : déficit de phagocytose</td></tr>
<tr><td>Orientation selon l'agent infectieux</td><td>- Pneumocoque, pyogène (infection invasive) : hypogammaglobulinémie, asplénie/splénectomie, déficit en complément, déficit de l'immunité innée par déficit de signalisation (TLR) et du récepteur de l'IL1 (IRAK4, MyD88, NEMO)
- Candidose : infection VIH, hémopathie maligne, corticothérapie prolongée, allogreffe de moelle osseuse, granulomatose septique chronique, IL17RA, IL17F ou STAT1 (candidose cutanéo-muqueuse chronique), CARD9 (candidose invasive)
- Tuberculose : hémopathie, cancer, immunosuppresseur, anti-TNFα, corticothérapie, infection VIH, insuffisance rénale, malnutrition, anomalie génétique de la boucle interféron gamma/IL12
- Mycobactérie atypique : infection VIH, hémopathie, immunosuppresseur, allogreffe de moelle
- HSV : déficit génétique de TL3, de signalisation de TLR3, déficit en UNC93B1
- HPV : mutation CXCR4 (syndrome WHIM), déficit en EVER1 ou 2
- Pneumocystose : infection VIH, leucémie lymphoïde chronique, maladie systémique traitée par immunosuppresseur, allogreffe de moelle osseuse, déficit immunitaire combiné
- Toxoplasmose cérébrale/disséminée : infection VIH, hémopathie, déficit immunitaire combiné
- Lambliase (giardiase) : infection VIH, DICV, déficit en IgA
- Cryptosporidiose, microsporidiose : infection VIH, greffe de moelle osseuse
- Cryptococcose : infection VIH, hémopathie, transplantation, corticothérapie
- Anguillulose : corticothérapie, immunosuppresseur, transplantation, allogreffe de moelle</td></tr>
<tr><td>Pathologie non infectieuse</td><td colspan="2">- Manifestation auto-immune : cytopénie auto-immune, lupus systémique, arthrite, vitiligo...
- Lymphoprolifération : ADP, splénomégalie, hépatomégalie, hyperplasie lymphoïde
- Tumeur : hémopathie, thymome...
- Granulomatose « sarcoïdose-like »</td></tr>
<tr><td rowspan="2">Anomalie biologique</td><td>NFS</td><td>- Agranulocytose : cause médullaire (leucémie, chimio, radiothérapie), toxique ou infectieuse
- Neutropénie chronique : cause auto-immune ou déficit immunitaire primitif
- Anémie et/ou thrombopénie : surtout en cas de déficit immunitaire secondaire (myélome...), parfois dans certains déficits immunitaires primaires (déficit humoral type DICV ou combiné)
- Lymphopénie < 1,5 G/L : déficit immunitaire cellulaire → phénotypage lymphocytaire
- Corps de Howell-Joly au frottis sanguin : splénectomie ou asplénie fonctionnelle d'hémopathie maligne ou bénigne (sphérocytose, drépanocytose, thalassémie majeure)
- Microplaquettes : syndrome de Wiskott-Aldrich</td></tr>
<tr><td>EPS</td><td>- Hypogammaglobulinémie < 5 g/L → à compléter par un dosage pondéral des principales classes d'Ig, voire des sous-classes d'IgG</td></tr>
</table>

DEFICIT IMMUNITAIRE SECONDAIRE

- Déficit immunitaire secondaire : plus fréquent que les déficits primitifs à l'âge adulte → à évoquer en priorité

<table>
<tr><td>Principales causes</td><td colspan="3">- Infection VIH
- Iatrogène : - Corticothérapie prolongée
- Immunosuppresseur
- Biothérapie (rituximab, anti-TNFα…)
- Radiothérapie
- Greffe de moelle osseuse
- Splénectomie ou asplénie
- Insuffisance rénale, syndrome néphrotique
- Insuffisance hépato-cellulaire
- Perte digestive : entéropathie exsudative, lymphangiectasie intestinale primitive (maladie de Waldmann)
- Hémopathie : notamment myélome multiple et leucémie lymphoïde chronique
- Cancer</td></tr>
<tr><td rowspan="7">Orientation</td><td rowspan="6">Lymphopénie</td><td>↘ Production</td><td>- Carence en zinc : malnutrition, rénale, gastro-intestinale, alcoolisme</td></tr>
<tr><td>Excès de catabolisme</td><td>- Médicaments
- Radiothérapie
- Infection virale : VIH, CMV, rougeole, grippe…
- Lupus systémique</td></tr>
<tr><td>Redistribution</td><td>- Granulomatose : sarcoïdose, maladie de Wegener, maladie de Crohn…</td></tr>
<tr><td>Perte excessive</td><td>- Entéropathie exsudative
- Chylothorax</td></tr>
<tr><td>Cause multifactorielle</td><td>- Infection virale ou bactérienne, tuberculose
- Hypercorticisme
- Génétique (ethnique)
- Lymphopénie CD4 idiopathique</td></tr>
<tr><td>Mécanisme inconnu</td><td>- Insuffisance rénale chronique (chez le dialysé)
- Lymphome
- Cancer solide
- Syndrome de Goujerot-Sjögren</td></tr>
<tr><td>Hypo-gamma-globulinémie</td><td colspan="2">- Iatrogène :
. Immunosuppresseur : azathioprine, ciclosporine, corticoïdes, cyclophosphamide,
. imatinib, rituximab
. Autres : D-pénicillamine, sels d'or, sulfasalazine, antiépileptique, chlorpromazine, clonazépam, captopril, chimiothérapie, échange plasmatique, radiothérapie
- Infection : virose, parasitose
- Néoplasie :
. Myélome multiple
. Lymphome
. Leucémie lymphoïde chronique ou autre lymphoprolifération chronique
. Leucémie
. Thymome (syndrome de Good)
- Chromosomique : syndrome 18q-, monosomie 22, trisomie 8, trisomie 21
- Pertes excessives : syndrome néphrotique, entéropathie exsudative, dermatose étendue
- Dénutrition protéino-énergétique
- Asplénie
- Déficit en transcobalamine II
→ Cryoglobulinémie : fausse hypogammaglobulinémie</td></tr>
</table>

<table>
<tr><th colspan="5">DEFICIT IMMUNITAIRE PRIMITIF</th></tr>
<tr><td rowspan="10">Déficit humoral</td><td colspan="4">= Diminution ou défaut de production des Ac : plus fréquent des déficits immunitaires primitifs chez l'adulte
- Sévérité variable :
. Absence totale de lymphocyte B : agammaglobulinémie
. Déficit en plusieurs classes d'Ig : déficit immunitaire commun variable
. Déficit isolé de production : déficit en IgA, en sous-classe d'IgG, en Ac anti-polysaccharidique…
- Généralement révélé par des infections des voies aériennes supérieures et des voies respiratoires</td></tr>
<tr><td>Déficit en IgA</td><td colspan="3">= Déficit immunitaire primitif le plus fréquent (1/7000), asymptomatique
- Parfois associé à des manifestations auto-immunes : lupus systémique, maladie cœliaque
- Peut évoluer vers un déficit en sous-classes d'Ig, puis vers un déficit immunitaire commun variable</td></tr>
<tr><td rowspan="7">Déficit immunitaire commun variable</td><td colspan="3">= DICV : groupe hétérogène d'affections caractérisées par un déficit profond en Ig, conséquence d'un défaut intrinsèque des lymphocytes B et/ou d'un déficit de la co-stimulation lymphocytaire T
- Plus fréquent des déficits immunitaires humoraux symptomatiques : 1/25 000 à 1/50 000
- Diagnostic généralement entre 20 et 40 ans</td></tr>
<tr><td>C</td><td colspan="2">- Infection (quasi-constante) : principalement des voies aériennes supérieures et inférieures, à germe encapsulé (notamment pneumocoque), à l'origine d'une dilatation des bronches
- Diarrhée chronique (25 à 50% des cas) : infectieuse (Giardia, Salmonella, Campylobacter) ou plus rarement par hyperplasie folliculaire lymphoïde
- Complication auto-immune (25-30%) : cytopénie auto-immune (AHAI et PTI), parfois révélatrice, ou thyroïdite, lupus, Gougerot-Sjögren, psoriasis, maladie de Biermer…
- Syndrome lymphoprolifératif (30-40%) : hyperplasie lymphoïde bénigne, voire lymphoprolifération maligne, à l'origine d'une splénomégalie et poly-adénopathie
- Granulomatose sarcoïdose-like (10-20%)
- Risque augmenté d'adénocarcinome gastrique</td></tr>
<tr><td>DD</td><td colspan="2">- Hypogammaglobulinémie secondaire
- Autre déficit immunitaire primitif avec hypogammaglobulinémie</td></tr>
<tr><td rowspan="3">PC</td><td>1ère intention</td><td>- NFS avec frottis sanguin
- Dosage pondérale des IgG, IgA et IgM
- Protéinurie des 24h : éliminer un syndrome néphrotique</td></tr>
<tr><td>2nde intention</td><td>- Dosage des sous-classes d'IgG (1 à 4)
- Ac post-infectieuse/vaccinal :
. Ac anti-Ag protéique : toxine diphtérique, toxine tétanique, Haemophilus, iso-hémagglutinine
. Ac anti-Ag polysaccharidique : pneumocoque
- Quantification en cytométrie de flux des lymphocytes circulants T, B et NK
- Tests de prolifération lymphocytaire (mitogènes et antigènes)</td></tr>
<tr><td>3ème intention</td><td>- Sous-population lymphocytaire B (cytométrie de flux) = recherche d'une diminution des B mémoires switchées et de modifications d'autres sous-populations B</td></tr>
<tr><td>Critères</td><td colspan="2">- ≥ 1 élément clinique : susceptibilité aux infections, manifestation auto-immune, maladie granulomateuse, lymphoprolifération polyclonale inexpliquée et/ou antécédents familiaux
- Diminution marquée des IgG et des IgA
- ≥ 1 élément biologique : - Faible réponse vaccinale (et/ou absence d'iso-hémagglutinine)
- Baisse < 70% des cellules mémoires switchées B
- Exclusion des autres causes d'hypogammaglobulinémie secondaire
- Age > 4 ans
- En l'absence de déficit profond en lymphocytes T</td></tr>
<tr><td>Agamma-globulinémie de Bruton</td><td colspan="3">- Agammaglobulinémie liée à l'X (plus fréquente) = mutation du gène codant la tyrosine-kinase de Bruton (BTK) → absence complète d'Ig et de lymphocytes B circulants : uniquement les garçons, au cours de la 1ère année de vie (disparition des Ac maternels), infections invasives bactériennes/virales
- Agammaglobulinémie autosomique récessive (rare) : tableau clinique semblable, peut toucher la fille</td></tr>
</table>

<table>
<tr><td rowspan="8">Déficit humoral</td><td colspan="3">Syndrome hyper-IgM</td><td>= SHIGM : ↗ des IgM sériques avec ↘ IgG et IgA, et taux de lymphocytes B normal
- Déficit en CD40 (transmission récessive) ou en CD40-L (transmission liée à l'X) : susceptibilité aux infections bactériennes communautaires et opportunistes
- Déficit des protéines AID et UNG (transmission récessive) : susceptibilité aux infections bactériennes communautaires, manifestations auto-immunes</td></tr>
<tr><td colspan="3">Déficit en sous-classe d'IgG</td><td>- Infections ORL et pulmonaires d'origine bactérienne ou virale, ou parfois asymptomatique
→ A évoquer en cas de : - Concentration normale ou subnormale des IgG
- Déficit isolé en IgA chez un patient symptomatique</td></tr>
<tr><td rowspan="4">CAT devant une hypo-gamma-globulinémie</td><td colspan="3">= Gammaglobulines < 5 g/L : à l'EPP ou au dosage pondérale des Ig (IgG, IgA et/ou IgM)</td></tr>
<tr><td>1ère étape</td><td colspan="2">→ Eliminer une cause d'hypogammaglobulinémie secondaire
- Antécédents familiaux et personnels, prise médicamenteuse, examen clinique
- Immuno-fixation ± dosage des chaînes légères sériques : Ig monoclonale
- Protéinurie des 24h ± EPU : syndrome néphrotique, perte rénale
- TDM thoracique : thymome (syndrome de Good)
- Echographie/TDM abdomino-pelvien, frottis sanguin : splénomégalie, asplénie
- Cryoglobulinémie si contexte évocateur (purpura, arthralgie, neuropathie périphérique)</td></tr>
<tr><td rowspan="2">2nde étape</td><td colspan="2">→ Rechercher un déficit humoral primitif ± combiné
- Dosage pondérale des classes d'Ig (IgG, IgA et IgM) et des sous-classes d'IgG
- Sérologies vaccinales et/ou post-infectieuses</td></tr>
<tr><td>Phénotypage lymphocytaire</td><td>= En cytométrie de flux : - Lymphocyte B = CD19+ et CD20+
- Lymphocyte T = CD3+ et CD4+/CD8+
- Lymphocyte NK = CD16+ et CD56+
- LT absents : déficit immunitaire combiné sévère (DICS)
- LB absents : agammaglobulinémie, généralement liée à l'X (de Bruton)
- Diminution isolée des LT : déficit immunitaire combiné
- LT normaux, LB ↘/normaux : déficit de l'immunité humoral (DICV, SHIGM)</td></tr>
<tr><td rowspan="2">TTT</td><td colspan="2">Immunoglobulines polyvalentes</td><td>= Systématique : par voie IV (/2 à 3 semaines) ou SC (2/semaine), objectif IgG > 7 g/L
- Protection contre les infections graves (septicémie, méningite à pneumocoque...)
- Initiation en milieu hospitalier, puis poursuivi en ambulatoire (SC) ou hospitalier (IV)</td></tr>
<tr><td colspan="2">Mesures associés</td><td>- Antibiothérapie systématique en cas d'épisode infectieux : précoce, prolongée, adaptée au germe ou efficace sur les germes fréquents et selon les atcds du patient
- Vaccination : - Vaccins inertes : efficacité altérée, voire nulle si IgG < 2 g/L
- Vaccins vivants : contre-indiqués en cas de DICV
- Kinésithérapie respiratoire si dilatation des bronches, arrêt du tabac impératif</td></tr>
<tr><td rowspan="3">DEFICIT IMMUNITAIRE COMBINE SEVERE</td><td colspan="4">DICS = associe déficit immunitaire humoral et cellulaire : révélation généralement dans l'enfance
- Souvent dès les 1ers jours de vie : infections bactériennes, virales et fongiques
- Formes parfois plus frustes, découvertes à l'âge adulte</td></tr>
<tr><td colspan="3">Anomalies de développement thymique</td><td>- Syndrome de Di-George (anomalie de développement des 3ème et 4ème arcs branchiaux) : anomalie cardiaque, quasi-absence de développement du thymus ou des parathyroïdes, dysmorphie faciale discrète caractéristique, lymphopénie profonde portant sur les lymphocytes T ± expansion aux B
- Mutation de FOXN1 : absence de développement thymique, troubles marqués des phanères, absence de réponse proliférative lymphocytaire</td></tr>
<tr><td>Anomalie du métabolisme des précurseurs lymphoïdes</td><td>Anomalie du métabolisme des purines</td><td>Déficit en ADA</td><td>= Adénosine déaminase : 15% des DICS, tableau variable selon l'activité enzymatique résiduelle
- DICS dans les formes sévères
- Pauci-symptomatique, de révélation tardive dans les formes légères
- Signes associés : anomalies squelettiques pseudo-rachitiques
- Lymphopénie B et T</td></tr>
</table>

DEFICIT IMMUNITAIRE COMBINE SEVERE		**Déficit en PNP**	= **Purine nucléoside phosphorylase** : plus rare - Signes associés : **atteinte neurologique, auto-immunité** - **Lymphopénie** uniquement **T**
		Dysgénésie réticulaire	= Cause rare de DICS, rapidement mortelle en l'absence de greffe de moelle - **Surdité sensorielle** - **Défaut des lignées myéloïdes** et **lymphoïdes** et de **développement thymique**
	Anomalie de synthèse du TcR et BcR		= Défaillance de recombinaison des segments variable, diversité et jonction des régions variables des immunoglobulines ou du TcR → **lymphopénie T et B**, avec lymphocytes NK matures et fonctionnels - **Alymphocytose autosomique récessive** (mutation RAG 1/2) - Autres : **mutation NHEJ, DNA-PKcs, Artemis, DNA-ligase IV, XLF/Cernuunos** → Parfois à l'origine d'un **syndrome d'Ommens** (déficit en RAG 1/2, Artemis, LIG4, ADA) : **érythrodermie, alopécie, hépatosplénomégalie, poly-adénopathies, manifestations auto-immunes, hyper-IgE, expansion polyclonale des LT**
	Déficit de réponse cytokinique		- **Déficit en chaîne γc** (commune aux récepteurs IL2, 4, 7, 9, 15, 21) : DICS lié à l'X - **Déficit en chaîne α du récepteur à l'IL7** - **Déficit en Jak3**
	Syndrome de Wiskott-Aldrich		= **Mutation du gène WASP** : lié à l'X
		C	- **Susceptibilité accrue aux infections bactériennes, virales** (HSV, CMV) et **fongiques** - Syndrome hémorragique : **thrombopénie** avec **microplaquettes** - **Eczéma** - **Manifestations auto-immunes** (70%) : **cytopénie, vascularite, arthrite, uvéite, MICI**... - Risque augmenté de **lymphoprolifération maligne**
		Bio	- Diminution progressive des lymphocytes avec l'âge - **Prolifération lymphocytaire T** altérée, avec lymphocytes B en nombre normal - **Réponse vaccinale altérée** aux vaccins polysaccharidiques - Diminution des **IgM** ± des **IgA** et augmentation des **IgE**
	Autres causes de DICS		- **Défaut d'expression d'une chaîne δ, γ et ε constitutive du complexe CD3** - **Déficit dans le motif kinase du CD45** - **Déficit de ZAP-70** : déficit sélectif en LT CD8+, avec LT CD4+ anergiques - **Déficit de présentation antigénique et d'expression du CMH de classe I des LT** (mutation TAP)
Autres déficits immunitaires	Déficit qualitatif de phagocytose	**Granulomatose septique chronique**	= Mutation de gènes codants la NADPH-oxydase : lié à l'X (80%), ou parfois autosomique récessif (20%), manifestations généralement dans l'enfance - **Infections à répétition, sévères** : **abcès cutané**, **pulmonaire**, **hépatique**, **osseux** - **Granulomatose disséminée aseptique** : tube digestif (**sténose viscérale**), manifestations auto-immunes (**lupus discoïdes, lupus systémique**)
		Déficit d'adhérence leucocytaire	= Concerne surtout les PNN (incapacité de migration dans les tissus infectés) - **Retard à la chute du cordon ombilical** - **Infections bactériennes** et **fongiques** précoces
	Neutropénie		- **Episodes fébriles** et **infections des tissus cutanés ou sous-cutanés** à BGN
		Neutropénie congénitale	- **Mutation du gène HAX1** (récessive) = **maladie de Kostmann** : neutropénie isolée - **Mutation du gène SDBS** (récessive) = **syndrome de Shwachman-Diamond-Bodian** : neutropénie avec **insuffisance pancréatique** et **anomalies osseuses**
		Neutropénie cyclique	= **Mutation du gène ELA2** : forme autosomique dominante - Périodes de neutropénie profonde de **3 à 6 jours**, tous les **21 jours**

Déficit en complément	Déficit de la voie classique		= **Déficit en C2** (plus fréquent), **C3** ou **C4** : transmission autosomique récessive - **Susceptibilité aux infections à bactérie encapsulée** : pneumopathie, méningite, septicémie - Manifestations auto-immunes : - **Lupus systémique** : déficit en C1q, C4 ou C2 - **Glomérulopathie membrano-proliférative** : déficit en C3
	Déficit de la voie alterne	Déficit en facteur H ou en facteur I	= Transmission autosomique récessive - **Susceptibilité aux infections à bactérie encapsulée** - **Déficit en facteur H : glomérulopathie membrano-proliférative, SHU**
		Déficit en properdine	= Transmission liée à l'X - **Susceptibilité aux infections à méningocoque** W135, X, Y, Z ou non groupable
	Déficit voie terminale		= **Déficit en C5, C6, C7, C8** ou **C9** : transmission autosomique récessive - **Susceptibilité aux infections systémiques**, volontiers récurrentes, à **méningocoque**
	Déficit en C1 inhibiteur		= **Angiœdème bradykinique** : œdème circonscrit, blanc, non prurigineux, souvent digestif - Déficit quantitatif ou fonctionnel : . **Héréditaire** (90%) : chez l'enfant ou l'adolescent . Acquis : **gammapathie monoclonale, hémopathie lymphoïde**
	Exploration	**CH50**	= Activité fonctionnelle de la voie classique C1, C2, C4 et de la voie finale C5 à C9 : - ↗ : **Synthèse de complément : syndrome inflammatoire** - ↘ : . **Consommation du complément : lupus, cryoglobulinémie, IHC, syndrome néphrotique, sepsis** . **Déficit congénital en complément**
		C3, C4	- ↗ : **syndrome inflammatoire** - ↘ : **consommation du complément** ou **déficit en complément de la voie classique** - ↘ isolée du C4 : **consommation modérée du complément** ou **déficit en C1 inhibiteur** - ↘ isolée du C3 : **déficit en C3** ou en **complément de la voie alterne** (facteur H, I, Ac anti-facteur H)
			- Dosage des autres fractions de la voie classique et finale (en 2nd intention) : **C1, C2, C5, C5, C6, C7, C8, C9** - **C1 inhibiteur** : dosage pondéral et test fonctionnel - **Dosage de l'AP50** : activité fonctionnelle de la voie alterne - **Dosage des composants D, H, I et de la properdine** en cas d'anomalie de l'AP50
Autres	**Syndrome d'activation lympho-hystiocytaire (SALH)**		- Associe : **syndrome fébrile, organomégalie, cytopénies, hyperferritinémie, ↗ LDH** - **Histologie** (myélogramme, biopsie ganglionnaire, hépatique ou splénectomie) : hémophagocytose
		Cause	- Secondaire (majorité) : **infection, néoplasie, médicament, maladie systémique auto-immune (lupus), maladie inflammatoire (maladie de Still)** - Déficit immunitaire primitif (rare) : **lymphohistiocytose familiale, maladie de Chediak-Higashi, syndrome de Griscelli, syndrome de Purtilo**
	Défaut de l'axe IL12-IFNγ		- Susceptibilité aux **infections mycobactériennes précoces ou récidivantes** : infection sévère à BCG (BCGite), infection à mycobactérie, infection à salmonelle
	Défaut de régulation de la réponse immunitaire		**- Syndrome d'activation macrophagique** **- Syndrome lymphoprolifératif** - **Manifestations auto-immunes** ou **auto-inflammatoires** à début précoce - Dosage des Ig et phénotypage lymphocytaire généralement peu perturbé
		Syndrome ALPS	= Déficit en apoptose : mutation du gène Fas ou Fas ligand - **Organomégalie** avec ADP, splénomégalie - **Hyperlymphocytose** périphérique et tissulaire avec lymphocytes T doubles négatifs (CD4-/CD8-), et hyperlymphocytose T et B - **Lymphoprolifération, hypergammaglobulinémie polyclonale, cytopénies auto-immunes, auto-Ac**

Autres	Défaut de régulation de la réponse immunitaire	**Syndrome APECED**	= Mutation du gène AIRE : **poly-endocrinopathie auto-immune de type 1** - **Atteintes endocriniennes auto-immunes** : **insuffisance parathyroïdienne, surrénalienne** et **ovarienne** - **Candidose cutanéo-muqueuse chronique** - **Dystrophie dentaire et unguéale**, avec **vitiligo**
		Syndrome IPEX	= Mutation du gène Foxp-3 : affection rare, liée à l'X - **Entéropathie auto-immune**, **diabète de type 1, eczéma, hypothyroïdie, AHAI, infections récurrentes, glomérulonéphrite extramembraneuse** - Décès rapide < 2 ans

ITEM 188 : PATHOLOGIE AUTO-IMMUNE

Auto-immunité = phénomène naturel permettant le maintien de la tolérance du système immunitaire vis-à-vis des Ag du soi
→ une maladie auto-immune est une rupture de tolérance (auto-Ac et/ou lymphocytes auto-réactifs)
- En l'absence de traitement : évolution souvent imprévisible, par poussées entrecoupées de rémissions ± longues, les organes touchés pouvant varier d'une poussée à une autre

<table>
<tr><td>Epidémiologie</td><td colspan="3">= 3ème cause de morbidité dans les pays développés : prévalence globale = 6 à 7%, ↗ avec le vieillissement
- Fréquente > 1/2000 : Gougerot-Sjögren (1-20/1000), polyarthrite rhumatoïde (1/200), thyroïdite, maladie cœliaque...
- Rare < 1/2000 : lupus (1/2000), sclérodermie (1-2/10 000), myosite (0,5-1/10 000)...
→ Maladie de Horton : rare en population générale (1/11 000) mais fréquente > 50 ans (1/1000)</td></tr>
<tr><td rowspan="2">Distinction</td><td>MAI spécifique</td><td colspan="2">- Thyroïdite de Hashimoto, diabète type 1, maladie de Biermer...</td></tr>
<tr><td>MAI systémique</td><td colspan="2">- Connectivite : lupus, syndrome de Gougerot-Sjögren, sclérodermie, myosite, connectivite mixte (syndrome de Sharp), SAPL...
- Vascularite : artérite à cellules géantes, Takayasu, périartérite noueuse, vascularite associée aux ANCA, vascularite à IgA, vascularite des cryoglobulinémies, maladie de Behçet...</td></tr>
<tr><td rowspan="3">Association</td><td colspan="3">= Certaines maladies auto-immunes peuvent s'associer ou se succéder
- Syndrome de Sjögren et : lupus, cirrhose biliaire primitive, sclérodermie, polyarthrite rhumatoïde...
- Thyroïdite et : lupus, syndrome de Sjögren, polyarthrite rhumatoïde, maladie de Biermer, myasthénie...
- Sclérodermie systémique et cholangite biliaire primitive = syndrome de Reynolds
- Hépatite auto-immune :
. Et cholangite biliaire primitive = syndrome de chevauchement
. Et cholangite sclérosante
- Maladie bulleuse et : myasthénie, cytopénie auto-immune, maladie de Biermer...
- Syndrome de Sharp puis : lupus, sclérodermie, myosite ou polyarthrite rhumatoïde</td></tr>
<tr><td rowspan="2">Poly-endocrino-pathie auto-immune</td><td>Type</td><td>Fréquente, autosomique dominante :
- Endocrinien : thyroïdite, diabète type 1, insuffisance surrénalienne
- Non endocrinien : vitiligo, gastrite auto-immune, Biermer, maladie cœliaque</td></tr>
<tr><td>Type 1</td><td>= Syndrome APECED : plus rare, monogénique par mutation du gène de la protéine AIRE, autosomique récessif
- Maladie d'Addison, hypoparathyroïdie, diabète type 1, candidose, dystrophie ectodermique</td></tr>
<tr><td rowspan="4">Facteurs favorisants</td><td colspan="3">= Processus physiopathologique mal connu, aboutissant à une rupture des mécanismes de tolérances contrôlant l'activation des lymphocytes B et T auto-réactifs périphériques vis-à-vis d'auto-Ag</td></tr>
<tr><td>Facteur génétique</td><td colspan="2">Grande prévalence chez les jumeaux monozygotes : 30%
Modèles animaux
Gènes de susceptibilité :
- Système HLA : HLA B51 et Behçet, HLA DR3 et certaines connectivites, diabète, ou maladies Addison ou de Basedow
- Facteurs de la voie classique du complément : C1, C2, C4 et lupus systémique
- Gène FOXP3 (absence de lymphocytes T régulateurs si muté) : syndrome d'immuno-dérégulation, poly-endocrinopathie et entéropathie auto-immune liée au chromosome X = syndrome IPEX</td></tr>
<tr><td>Facteurs environnementaux</td><td colspan="2">- Répartition différente de certaines maladies auto-immunes selon un gradient Nord/Sud
- Lien avec l'exposition aux poussières (silice et sclérodermie), ou entre exposition aux UV et lupus
- Probable rôle de certains agents infectieux (EBV), expositions médicamenteuses (médicament inducteur de lupus) et toxiques (solvants)
- Tabagisme : rôle important dans la polyarthrite rhumatoïde</td></tr>
<tr><td>Sexe</td><td colspan="2">- Prédominance féminine en période d'activité génitale</td></tr>
</table>

Auto-anticorps					- **Diagnostic** : permettent de confirmer ou d'éliminer le diagnostic d'une MAI en complément de la clinique Dans certains cas : - **Pronostic** = indication du risque évolutif : anticoagulant circulant, Ac anti-ADN natifs, anti-CCP… - **Suivi** = évolution sous traitement : **ANCA, Ac anti-ADN natif, anti-TRAK, anti-RACh, Ac anti-transglutaminase et endomysium, anti-MBG…**
Auto-anticorps	*Maladie systémique*	**Ac anti-nucléaires (AAN)**			= **ACAN** ou **facteurs anti-nucléaires (FAN)** ou **Ac anti-noyaux des cellules** → Test de dépistage le plus sensible et le plus utilisé pour les MAI systémiques
Auto-anticorps	*Maladie systémique*	**Ac anti-nucléaires (AAN)**	Technique		**Immunofluorescence indirecte** sur **cellules Hep-2** (cellules de carcinome laryngé avec rapport nucléo-cytoplasmique élevé) fixées sur lame, perméabilisées puis incubées avec le sérum du patient et lavées : - Ajout d'Ac anti-IgG humaine + fluorochrome : lecture en chambre noire avec microscope à fluorescence → Permet également la détection d'auto-Ac dirigés contre les Ag cytoplasmiques (ribosome, JO-1, mitochondries…)
Auto-anticorps	*Maladie auto-immune systémique*	**Ac anti-nucléaires (AAN)**	Aspect de fluorescence		- Homogène : **Ac anti-histone** ou **anti-ADN** - Homogène à renforcement périphérique : **Ac anti-ADN** - Moucheté : **Ac anti-nucléoprotéine soluble** (Sm, RNP, Scl70, SSA, SSB) > **Gros** grains : Sm, RNP > **Petits** grains : SSA, SSB - Centromérique ou nucléolaire : évocateur de **sclérodermie**
Auto-anticorps	*Maladie auto-immune systémique*	**Ac anti-nucléaires (AAN)**	Titre		= Inverse de la dernière dilution pour laquelle on détecte une fluorescence - **Seuil de positivité = 1/160** - Fréquence de positivité : lupus = 99%, sclérodermie = 50-96%, syndrome de Sjögren = 40-70%, myosite = 30-60%, PR = 30-70% - Faux positifs (généralement à titre faible) : retrouvé chez **5%** des sujet sain ou **MAI spécifiques d'organe, hémopathie, cancer, infection, médicament**
Auto-anticorps	*Maladie auto-immune systémique*	**Ac anti-ADN natif**			= Spécifique du lupus systémique : à réaliser seulement en cas d'AAN positifs - **Test de Farr** (= référence) : spécifique, peu sensible - **Test d'IFI sur kinétoplaste de *Crithidia luciliae*** : très spécifique, peu sensible - **Test ELISA** : trop sensible, à interpréter avec précaution → Plus souvent positifs en cas de lupus **actif** ou **en poussée,** notamment **rénale**
Auto-anticorps	*Maladie auto-immune systémique*	**Ac anti-antigène nucléaire soluble**			= **Ac anti-ENA** (*extractable nuclear Ag*) ou **anti-ECT** (extraits cellulaires thymiques) : à réaliser seulement en cas d'AAN positifs → Anti-SSA et SSB : risque de BAV fœtal (1-2%)
Auto-anticorps	*Maladie auto-immune systémique*	**Ac anti-antigène nucléaire soluble**	*Association*	Lupus	- **Anti-Sm** (20-30%) : peu sensible mais très spécifique ++ - **Anti-RNP** (30-40%) - **Anti-Ro/SSA** (25-35%) : non spécifique - **Anti-La/SSB** (10%) : jamais seul, toujours associé à des Ac anti-SSA
Auto-anticorps	*Maladie auto-immune systémique*	**Ac anti-antigène nucléaire soluble**	*Association*	Sclérodermie	- **Anti-Scl70 = topoisomérase 1** (20-50%) → forme systémique diffuse - **Anti-centromère** (80%) → forme cutanée limitée - **Anti-ARN polymérase III** (10%) → crise rénale sclérodermique et forme cutanée diffuse
Auto-anticorps	*Maladie auto-immune systémique*	**Ac anti-antigène nucléaire soluble**	*Association*	Sjögren	- **Anti-SSA, anti-SSB** (40-60%)
Auto-anticorps	*Maladie auto-immune systémique*	**Ac anti-antigène nucléaire soluble**	*Association*	Myosite	- **Anti JO1, PL7, PL12, EJ, OJ, PM-Scl, Mi2, Ku…** (60-80%)
Auto-anticorps	*Maladie auto-immune systémique*	**Ac anti-antigène nucléaire soluble**	*Association*	Sharp	**- Anti-RNP** (93-100%)
Auto-anticorps	*Maladie auto-immune systémique*	**Ac anti-phospholipide**			- **Ac anticardiolipine** (aCL) : plus sensible, peu spécifique (positivé par une infection) - **Anticoagulant circulant lupique** (ACC ou **Ac anti-prothrombinase**) : induisent un allongement des TP/TCA *in vitro* mais les plus associés à la thrombose - **Ac anti-β2-glycoprotéine 1** : plus spécifique, moins sensibles

Auto-anticorps	*Maladie auto-immune systémique*	**Facteur rhumatoïde**	= **FR** : dirigé contre le fragment constant Fc des IgG humaines et/ou animales - Technique : **test au latex, réaction de Waaler-Rose**, remplacés par des **techniques immuno-enzymatiques** (FR de spécificité humaine ou de spécificité animale) - Sensibilité : **80%** si PR ancienne, abaissée à **30%** si PR débutante - Spécificité faible : **infection** (endocardite, hépatite C, Lyme), autres **maladies auto-immunes** (aussi fréquent en cas de **Gougerot-Sjögren** que dans la PR) et chez **6%** des sujets sains - Possiblement responsable d'une **activité cryoglobulinémique** → Aucun intérêt dans le suivi
		Ac anti-CCP	= **Ac anti-peptides cycliques citrullinés (ACPA) :** - Spécificité de **95%** pour la PR : parfois positif en cas de **MAI** (Sjögren, lupus, psoriasis...) → Prédictif d'une maladie érosive, mais aucun intérêt pour le suivi - Sensibilité de **70%**, même plusieurs années avant la PR.
		Ac anti-cytoplasme des PNN (ANCA)	= Très contributifs pour le diagnostic de **vascularite associée aux ANCA** Détection par **IFI** sur **polynucléaires neutrophiles** Type : - **cANCA (cytoplasmique)** : fluorescence cytoplasmique granulaire, généralement Ac anti-protéinase 3 → très spécifique des **granulomatoses avec polyangéite** - **pANCA (périnucléaire)** : fluorescence périnucléaire, généralement anti-myélopéroxydase → moins spécifiques : **polyangéite microscopique, Churg-Strauss, glomérulonéphrite extracapillaire pauci-immune** - **xANCA** (atypique) : contribution diagnostique limitée Faux positifs : **MICI** (RCH surtout), **pathologies infectieuses**
		Autres	**Ac anti-mitochondries de type M2** : cholangite biliaire primitive **Ac anti-muscles lisses** avec **spécificité anti-actine** : hépatite auto-immune, surtout type 1 **Ac anti-microsome de foie et rein** : - **Anti-LKM1** : hépatite auto-immune type 2, ou hépatite C (1-5%), hépatite à l'halotane (25%) - **Anti-réticulum endoplasmique**
	Maladie auto-immune spécifique d'organe	Thyroïdiens	- **Ac anti-TPO (thyropéroxydase)** : pratiquement constant dans la **thyroïdite de Hashimoto** à titre élevé, très fréquent dans la **maladie de Basedow** (75%) - **Ac anti-Tg (thyroglobuline)** : moins sensible, exceptionnellement isolés → utile en cas de forte suspicion de thyroïdite auto-immune si Ac anti-TPO négatifs → Non spécifiques : positifs chez **4 à 8%** des sujets sains et dans d'autres MAI - **Ac anti-récepteurs de la TSH** : sensible (à titre élevé dans 90% des **Basedow**, très spécifique (rare dans les autres thyroïdites, exceptionnelle chez le sujet sain), titre corrélé à l'activité de la maladie
		Cutanés	- **Ac anti-substance intercellulaire** (inter-kératinocytaire) : **pemphigus** - **Ac anti-membrane basale** (jonction dermo-épidermique) : **pemphigoïde, dermatose à IgA linéaires, épidermolyse bulleuse acquise**
		Myasthénie	- **Ac anti-récepteur de l'acétylcholine (RACh)** : spécifique, sensibilité moyenne dans les formes oculaires (50-60%), meilleure dans les formes généralisées (80-95%), corrélé à l'activité de la maladie (suivi thérapeutique) - **Ac anti-MuSK** (*muscle specific tyrosine kinase*) : détecté chez 40-60% des patients avec myasthénie généralisée sans Ac anti-RACh
		Estomac	- **Ac anti-cellules pariétales** : très sensible de la **maladie de Biermer** (70-100%), moins dans la **gastrite atrophique** (20-50%), mais peu spécifique (thyroïdite, diabète, ADK gastrique, sujet sain) - **Ac anti-facteur intrinsèque** : très spécifique, moins sensible (50-70%)
		Rénal	- **Ac anti-membrane basale glomérulaire** : très spécifique du **syndrome de Goodpasture**, à la biopsie (dépôts linéaires) et dans le sérum, associé dans 50% des cas à des ANCA
		Diabète type 1	- **Ac anti-GAD** (*glutamic acid decarboxylase*) - **Ac anti-IA2** (dirigés contre une protéine des îlots de Langerhans) - **Ac anti-ZnT8** (dirigés contre un transporteur de zinc) - **Ac anti-insuline** : non interprétable en cas de traitement par insuline

Maladie auto-immune spécifique d'organe		Diabète type 1	→ **Combinaison des 4 anticorps** : spécificité de 95% pour affirmer la nature auto-immune d'un diabète au diagnostic, persiste chez seulement 50% des patients après 20 ans d'évolution → Leur présence chez un sujet à risque (apparenté d'un patient diabétique de type 1) est prédictive du développement d'un diabète
		Maladie cœliaque	- **Ac anti-transglutaminase** de type IgA (ou IgG si déficit en IgA) - **Ac anti-endomysium** de type IgA (ou IgG si déficit en IgA) → Sensibles (85-100%) et spécifiques (95-100%) de la **maladie cœliaque** → Corrélés à l'activité de la maladie : ↘ en quelques mois sous régime sans gluten
Aromalies biologiques	**NFS**	Anémie	Mécanisme fréquent : - **AHAI** : Ac anti-érythrocytaires - **Carence martiale par malabsorption** (maladie de Crohn)... - **Anémie inflammatoire** - **Insuffisance rénale chronique** (lupus...) Mécanisme plus rare : - **Microangiopathie thrombotique** : SAPL catastrophique, lupus, PTT - **Médicamenteux** - **Carence en vitamine B12** (maladie de Biermer) - **Erythroblastopénie** : thymome, lupus
		Leucopénie	**- Lymphopénie** surtout et/ou **neutropénie** : - Fréquente : 50% des lupus, 30% des Sjögren - Généralement auto-immune
		Thrombopénie	= Auto-immune (Ac anti-plaquette, de recherche inutile) : - Profonde : **PTI primaire** ou associée à un **lupus** - Modérée (80 à 100 G/L) sans risque hémorragique : fréquente au cours du **SAPL**
		→ AHAI + PTI ± neutropénie = **syndrome d'Evans**	
	Hémostase		- ↗ TCA partiellement corrigé par le plasma témoin : **présence d'un ACC** - **Ac anti-facteur de coagulation** (anti-facteur VIII : hémophilie A acquise) : risque hémorragique **- CIVD**
	EPS		= **Hypergammaglobulinémie** : - ↗ Des 3 isotypes : **Gougerot-Sjögren, lupus, sarcoïdose** - ↗ IgG : **hépatite auto-immune** - ↗ IgM : **cholangite biliaire primitive**
	Syndrome inflammatoire		= Dans de nombreuses MAI, particulièrement au cours des vascularites - ↗ **VS** : syndrome inflammatoire, hypergammaglobulinémie, anémie → Dans le lupus : CRP habituellement normale ou peu élevée (sauf sérite ou infection associée)
	Autres		- ↗ **CPK** : myosite - **Atteinte rénale** : lupus, vascularite, sclérodermie - **Anomalie hépatique** : cirrhose biliaire primitive, hépatite auto-immune...
Biologie	**Système du complément**		= Dosage : - **CH50** (complément hémolytique 50%) : voie classique et voie terminale commune - **Fractions du complément : C3 et C4** - Activation de la voie classique (↘ CH50 et C4) : - **Déficit génétique de la voie classique** (C1q, C2, C4) - **Activation par des complexes immuns circulants** :lupus, cryoglobulinémie mixte (VHC, hémopathie...) → Une cryoglobulinémie peut être à l'origine d'une diminution isolée du C4 → **Synthèse hépatique** : ↗ si syndrome inflammatoire, ↘ si insuffisance hépatocellulaire

TTT	MAI spécifique				- Traitement symptomatique généralement suffisant = pallier l'insuffisance de production de l'organe cible : insuline dans le diabète type 1, hormones thyroïdiennes dans la thyroïdite de Hashimoto…
	MAI systémique				→ Les lésions d'organes « nobles » (rein, système nerveux, cœur, appareil digestif) doivent être systématiquement recherchées : MAI sévère, pouvant engager le pronostic vital ou fonctionnel - Schéma général : **phase d'attaque** (mise en rémission) puis **phase d'entretien** (éviter une rechute)
		Corticothérapie systémique			= Traitement spécifique de 1ère intention - Associé à de nombreux effets secondaires, surtout en cas de posologie > 7 mg/jour
			Prévention	Risque infectieux	- Recherche de foyer infectieux latent - Vaccination antigrippale et antipneumococcique - Contre-indication aux vaccins vivants - Dépistage VHB/VHC - Traitement préventif de l'anguillulose chez les patients à risque (atcd de séjour en pays tropical) par cure d'ivermectine
					- **Surveillance de la kaliémie** en début de traitement ± **substitution** - **Dépistage du diabète ± traitement** - **RHD** : régime peu salé, limiter les sucres rapides et les graisses saturées, éviter le grignotage, activité physique - **Supplémentation en calcium** et **vitamine D** ± **bisphosphonate** si FdR
		Immuno-suppresseur/ modulateur			= Utilisation d'emblée en association aux corticoïdes dans les formes sévères, ou en 2nd intention pour franchir un seuil de corticodépendance ou en cas d'échec des corticoïdes seuls
			Molécules spécifiques		- **Hydroxychloroquine** : lupus systémique, sarcoïdose - **Colchicine** : maladie de Behçet…
			Immuno-suppresseur		- **Cyclophosphamide** (Endoxan®) - **Mycophénolate mofétil** (Cellcept®) - **Azathioprine** (Imurel®) - **Méthotrexate** - **Léflunomide** (Arava®) - **Anticalcineurine : ciclosporine**
			Biothérapie		- **Ac anti-TNFα** (PR, MICI) : **infliximab**, **adalimumab**, **étanercept**, **certolizumab** - **CTLA4-Ig : abatacept** (Orencia®) - **Anti-IL6R : tocilizumab** (Roactemra®) - **Anti-CD20** (vascularite à ANCA, PTI, AHAI) : **rituximab** - **Anti-récepteur de l'IL1** (maladie de Still) : **anakinra** (Kineret®)
			Echange plasmatique		= **Plasmaphérèse** : épuration du sérum du patient de ses Ac en le remplaçant par un soluté de remplissage (**albumine humaine**, **plasma frais congelé**, **soluté macromoléculaire**) - Indiqué dans les formes graves de : SAPL, lupus, vascularite associée aux ANCA ou aux cryoglobulinémies, crise aiguë thyrotoxique ou myasthénie
				EI	- Complication métabolique : **hypocalcémie** ++, **hypokaliémie, hypophosphorémie, hypomagnésémie, hypoglycémie** - **Surcharge volémique** : insuffisance cardiaque, OAP - **Thrombose veineuse** ou **artérielle** - Complications liées au soluté de remplissage (**allergie, IRA**…)
			Immuno-globulines polyvalentes IV		= Mélange d'Ig recueilli sur plasma de milliers de donneurs sains (coûteux) - **Dose immunomodulatrice** : **2 g/kg** sur 2 ou 5 jours
				EI	- **Intolérance** : réaction fébrile, frissons, malaise, nausées, vomissements - **Anaphylaxie** : surtout en cas de déficit en IgA avec Ac anti-IgA - **Insuffisance rénale aiguë** - **Méningite aseptique** - **Thrombose veineuse** ou **artérielle**

SYNDROME DE GOUGEROT-SJÖGREN

= **Exocrinopathie auto-immune** par infiltration lympho-plasmocytaire : connectivite fréquente, prédominance féminine marquée (9/1), pic d'apparition entre 40 et 60 ans
- **Primitif** : sans autre maladie auto-immune associé
- **Secondaire** à une autre maladie auto-immune : **polyarthrite rhumatoïde, lupus, sclérodermie, connectivite mixte** (syndrome de Sharp), **polymyosite, vascularite, thyroïdite auto-immune, hépatite chronique active, cryoglobulinémie mixte**

<table>
<tr><td rowspan="8">Diagnostic</td><td rowspan="5">C</td><td colspan="2">Syndrome sec</td><td>Xérophtalmie :
- Sensation de sable ou de voile, insuffisance de larme
- Test de Schirmer < 5 mm et break-up time < 10 secondes
- Risque : kérato-conjonctivite sèche, puis d'ulcération cornéenne
Xérostomie :
- Tuméfaction des glandes salivaires
- Langue dépapillée, fissurée
Syndrome de Mikulicz : atteinte des parotides, des glandes sous-maxillaires et lacrymales
Autres sécheresses :
- Génitale
- Cutanée
- Voies aériennes = xérorhinie : toux sèche, trachéite récidivante</td></tr>
<tr><td rowspan="3">Symptômes extra-glandulaires</td><td>Atteinte pulmonaire</td><td>- Pneumonie interstitielle lymphocytaire : TVR d'aggravation rapide, infiltrat bilatéral prédominant aux bases, alvéolite lymphocytaire → corticosensible
- Fibrose pulmonaire interstitielle diffuse : images réticulo-nodulaires avec alvéolite à PNN → peu corticosensible</td></tr>
<tr><td>Atteinte neurologique</td><td>SNP :
- Polyneuropathie axonale symétrique sensitivomotrice ou sensitive pure (tableau de Denny-Brown)
- Mononévrite multiple
SNC :
- Myélite
- Comitialité
- Syndrome extrapyramidal
- Méningite aseptique
- Troubles cognitifs - Troubles psychiatriques</td></tr>
<tr><td colspan="2">- Arthralgies non destructrices, sensible aux AINS, voire polyarthrite
- Phénomène de Raynaud
- Vascularite cutanée
- ADP, splénomégalie
- Néphropathie tubulo-interstitielle : acidose tubulaire distale, hypokaliémie, néphrocalcinose</td></tr>
<tr></tr>
<tr><td>Bio</td><td colspan="3">- Hypergammaglobulinémie polyclonale
- Ac (inconstant) : anti-SSA (souvent associé au lupus) et/ou anti-SSB (syndrome de Gougerot-Sjögren primitif ++)
- FR et AAN dans 2/3 des cas
- Cryoglobulinémie à rechercher</td></tr>
<tr><td>PC</td><td colspan="2">Biopsie des glandes salivaires accessoires</td><td>= Examen de référence pour le diagnostic : si stade III ou IV
- Lésions : aspect de sialadénite focale, avec infiltrat inflammatoire lympho-plasmocytaire, lésions canalaires et déplétion des acini
- Classification de Chisholm :
. 0 : absence . III : 1 foyer/4 mm^2
. I : léger . IV : > 1 foyer/mm^2
. II : moyen (< 1 foyer/4 mm^2)</td></tr>
<tr><td>DD</td><td colspan="3">= Hyposialie :
- Médicamenteuse ou toxique (80%) : anticholinergique, benzodiazépine, neuroleptique, antidépresseur, antihistaminique H1, diurétique, antiémétique, antiparkinsonien, anti-vertigineux, antihypertenseur central, β-bloquant, inhibiteur calcique, radiothérapie cervico-faciale
- Physiologique : personne âgée, nourrisson, déshydratation, ménopause
- Autres : HTA, diabète, infection VIH, VHC, tabac, stupéfiant</td></tr>
</table>

Complication	**Lymphome de la zone marginale**	= Complication majeure du syndrome de Gougerot-Sjögren : **transformation lymphoïde maligne** A évoquer : - Hypertrophie salivaire - ADP ou splénomégalie importante - Baisse brutale de l'hypergammaglobulinémie polyclonale - Apparition d'un pic monoclonal ou d'une cryoglobulinémie de type II - ↗ β2-microglobuline
TTT	Syndrome sec	- Oculaire : **larmes artificielles** - Buccale : **substitut salivaire, salive artificielle, bonbons acidulés, hydratation**
	Manifestations extra-glandulaires	- Atteinte articulaire : **hydroxychloroquine** - Atteinte viscérale (vascularite, pneumopathie interstitielle, néphropathie symptomatique, myélite) : **corticothérapie ± cyclophosphamide**

MYOSITE AUTO-IMMUNE

- **Dermatopolymyosite** = immunité humorale et activation du complément, dirigée contre le **périmysium**, essentiellement au niveau des vaisseaux : **oblitération vasculaire** et **ischémique musculaire** → atrophie péri-fasciculaire des fibres musculaires
- **Polymyosite** = immunité cellulaire, dirigée contre **l'endomysium** : **agression directe des fibres musculaires**

Diagnostic	C	Signes généraux	- **Asthénie**, souvent majeure, aggravée par la faiblesse musculaire - **Amaigrissement** - **Fièvre**
		Atteinte musculaire	= Touche la partie proximale des membres (ceintures scapulaires et pelviennes) et les muscles paravertébraux, de manière bilatérale et symétrique - **Déficit musculaire** d'intensité variable - **Myalgies** (inconstante) - Possible **atteinte pharyngée** ou **œsophagienne** : **dysphonie, dysphagie, fausses routes**
		Atteinte cutanée de la dermato-polymyosite	- **Erythème des paupières** avec aspect « lilacé » - **Lésions érythémato-squameuses du dos des mains**, en regard des articulations (**papules de Gottron**), plus rarement au niveau des **coudes** - **Erythème péri-unguéal**, parfois douloureux à la mobilisation de l'ongle (signe de la manucure)
		Atteinte pulmonaire	- Musculaire : **hypoventilation alvéolaire** - **Pneumopathie interstitielle diffuse**, d'évolution fibrosante
		Atteinte articulaire	- **Arthralgies** - **Arthrite** exceptionnellement
	PC		- **Elévation des CPK** - **Auto-Ac** = nombreux, retrouvés dans 60 à 80% des cas : **anti JO1, PL7, PL12, EJ, OJ, PM-Scl, Mi2, Ku**... - **EMG = tracé myogène** : potentiels d'unité motrice courts et polyphasiques, activité spontanée de repos avec fibrillation et décharges répétées à haute fréquente - **Biopsie musculaire** → Souvent associées à une **néoplasie** (colorectal, sein, ovaire...) : à recherche systématiquement par **TDM thoraco-abdomino-pelvien**, voire **PET-scan** et **endoscopie digestive**
Autre forme	**Syndrome des antisynthétases**		= 10 à 20% des cas, de pronostic redoutable - **Atteinte pulmonaire interstitielle diffuse**, évoluant rapidement vers la fibrose - Associés : - **Polyarthrite** - **Phénomène de Raynaud** - **Hyperkératose fissuraire** des mains et des doigts (« mains de mécanicien »), voire **lésions de vascularite distale** - Biologie : **Ac anti-JO1** positifs
DD			- Myosite infectieuse : - Virale : grippe, coxsackie, rétrovirus, poliomyélite - Parasitaire : toxoplasmose, trichinose, toxocarose, cysticercose - Bactérie : leptospirose, maladie de Lyme, BGN, mycobactérie - Endocrinienne : **hyper/hypothyroïdie, déficit en vitamine D, hyper/hypoparathyroïdie, hypercorticisme** - Iatrogène : **chloroquine, colchicine, corticoïdes, fibrates, statine, zidovudine...** → **Myosite nécrosante auto-immune** = à **Ac anti-HMG-CoA-réductase** : apparition sous statine, non régressive à l'arrêt

SCLERODERMIE

Sclérodermie = maladie auto-immune systémique, caractérisée par une **fibrose cutanée progressive**, pouvant atteindre des organes profonds, et une **dysfonction microcirculatoire**
- Prévalence : 1/6500, prédominance féminine (4/1), début généralement entre 30 et 50 ans
- FdR : exposition aux **solvants organiques**, **chlorure de vinyle monomérique**, **dérivés du pétrole** ou à la **silice**

Diagnostic	C	Acro-syndrome		- **Phénomène de Raynaud** = sévère, bilatéral, avec atteinte des pouces, phase asphyxique, sans rémission estivale : 1er signe dans la majorité des cas, précède de plusieurs semaines à plusieurs années les autres manifestations - **Ulcérations pulpaires** (50% des cas) : petite taille, douloureuse, souvent avec cicatrice rétractile
		Atteinte cutanée		- **Sclérodactylie** : peau adhérente au plan profond, limitant le mouvement articulaire, avec rétractions digitales en flexion - **Sclérose cutanée du visage** : limitation de l'ouverture de la bouche - **Télangiectasies** : au niveau des mains, du visage, des lèvres et de la muqueuse buccale - **Calcifications sous-cutanées** et **tendineuses**
		Atteinte viscérale	Atteinte digestive	= Atteinte extensive : troubles moteurs, malabsorption → risque de **dénutrition** - **RGO** : fréquent (80% des sclérodermies systémiques), précoce - **Gastroparésie** - **Troubles du transit, incontinence anale** - **Malabsorption**
			Atteinte musculo-squelettique	- **Myalgies** - **Arthralgies** - Plus rarement : **polyarthrite** (15%), **myopathie inflammatoire** (5%)
			Atteinte pulmonaire	- **Fibrose pulmonaire interstitielle** : toux sèche, dyspnée - **HTAP**
			Atteinte rénale	= **Crise rénale sclérodermique** : néphropathie vasculaire avec insuffisance rénale sévère par **HTA maligne**, voire **microangiopathie thrombotique** - FdR : Ac anti-ARN polymérase III, diagnostic récent, corticoïdes à forte dose
			Atteinte cardiaque	- **Myocardiopathie sclérodermique** - **Péricardite**
	PC			- **Capillaroscopie** : mégacapillaires avec raréfaction capillaire, dystrophie capillaire, hémorragies en flammèche - **AAN** : positifs dans > 85% des cas, de type moucheté - Ac anti-Ag nucléaire soluble : - **Ac anti-centromères** : 60% des sclérodermies cutanées limitées, de bon pronostic - **Ac anti-topoisomérase 1 = anti-Scl70** : 20% des sclérodermies diffuses - **Ac anti-ARN polymérase III** : retrouvé dans les sclérodermie diffuses
Formes cliniques	**Sclérodermie systémique cutanée diffuse**			- Atteinte cutanée au-dessus des coudes/genoux : extensive, pouvant atteindre le tronc - Atteinte viscérale précoce : **fibrose pulmonaire**, **atteinte myocardique**, **atteinte digestive** - **Ac anti-topoisomérase 1 (anti-Scl70)** souvent présent - **Ac anti-ARN polymérase III** : risque de **crise rénale sclérodermique**, risque accru de **cancer**
	Sclérodermie systémique cutanée limitée			- **Fibrose cutanée** limitée aux mains ± au **visage** et ne dépassant pas les coudes - Atteinte viscérale lente et tardive : **HTAP** (10% des cas) - **Ac anti-centromère** souvent présents → **CREST : Calcinose sous cutanée, Raynaud, Œsophage (RGO), Sclérodactylie, Télangiectasies**
TTT	Bilan			- Bilan initial ou sur signe d'appel : **scanner thoracique, fibroscopie oeso-gastro-duodénale** - Bilan annuel : **échographie cardiaque, ECG, EFR**
	TTT symptomatique	Phénomène de Raynaud		- **Inhibiteurs calciques** en 1ère intention - **Analogue de prostacycline** : **iloprost** (Ilomédine®) en cures courtes IV
		Ulcérations digitales		- Traitement : **soins locaux**, **iloprost** IV - Prévention des récidives : **bosentan**, **sildénafil**
		Atteinte rénale		- Prévention et traitement par **IEC**
	TTT symptomatique	HTAP		- Traitement de référence : **bosentan** - En 2nde intention : **isoprosténol** (Flolan®) en perfusion continue, **iloprost** en aérosol
	TTT curatif			= Aucun traitement de fond n'est validé dans la sclérodermie - **Immunosuppresseur** dans les formes graves : **cyclophosphamide, méthotrexate, Cellcept®** → Corticothérapie contre-indiquée à forte dose (> 15 mg/j) : majore le risque de crise rénale

ITEM 189 : VASCULARITES SYSTEMIQUES

Vascularite systémique = atteinte inflammatoire des vaisseaux sanguins artériels, capillaires et/ou veineux, conduisant à une altération de la paroi vasculaire, pouvant entraîner une **sténose** ou une **occlusion** des lumières vasculaires par des mécanismes de **thrombose** ou de **prolifération intimale**
- **Vaisseaux de gros calibre** : **aorte** et ses **branches de division**
- **Vaisseaux de moyen calibre** : **principales artères viscérales** et leurs branches de division
- **Vaisseaux de petit calibre** : **artérioles**, **capillaires** et **veinules**

Classification	Artères de gros calibre		- **Artérite à cellules géantes (Horton)** - **Maladie de Takayasu**
	Artères de moyen calibre		- **Périartérite noueuse** - **Maladie de Kawasaki**
	Vaisseaux de petit calibre	**Associé aux ANCA (Ac anti-cytoplasme des PNN)**	- **Ganulomatose avec polyangéite (Wegener)** - **Polyangéite microscopique** - **Granulomatose éosinophilique avec polyangéite (Churg-Strauss)**
		Associé à des dépôts de complexes immuns	- **Vascularite cryoglobulinémique** - **Vascularite à IgA (purpura rhumatoïde)** - **Vascularite urticarienne hypocomplémentémique avec anti-C1q (Mac Duffie)** - **Vascularite avec Ac anti-membrane basale glomérulaire (Goodpasture)**
	Vaisseaux de tout calibre		- **Maladie de Behçet** - **Syndrome de Cogan** - **Polychondrite chronique atrophiante**
Organes cibles	Manifestations non spécifiques		- **AEG** avec **asthénie, anorexie, amaigrissement** - **Fébricule** ou **fièvre** - **Arthralgies** d'horaire inflammatoire, **myalgies**
	Manifestations des vascularites des vaisseaux de gros calibre		= Manifestations de nature ischémique, par **sténose** et/ou **occlusion** des artères atteintes : **diminution ou abolition d'un pouls, souffle vasculaire**
		Artérite à cellules géantes	= Principalement des **branches de la carotide externe** : - **Céphalées, claudication de la mâchoire, hyperesthésie du cuir chevelu** - **Signes ophtalmologiques** (pronostic fonctionnel) : **amaurose transitoire, diplopie, cécité irréversible** par **NOIAA** → Peut aussi toucher toutes les artères : **sous-clavière, aorte, coronaire**...
		Maladie de Takayasu	= Principalement de **l'aorte** et de ses **branches proximales** : - Phase inflammatoire pré-ischémique : **arthralgie, érythème noueux, fièvre** ou **syndrome inflammatoire prolongé, souffle vasculaire** - **Douleurs** le long des trajets artériels - Manifestations ischémiques : **claudication de membres à l'effort**
	Manifestations des vascularites des vaisseaux de moyen et petit calibre	Atteinte cutanée	= Fréquemment atteinte, principalement par les vascularites des petits vaisseaux - Polymorphe : **purpura**, **ulcère**, **nécrose cutanée**, **livédo actif**, **nodules sous cutanés** → **Livedo racemosa** (ramifié) : diffus, à grandes mailles ouvertes, formant des cercles incomplets, localisé voire suspendu au tronc et aux membres supérieurs → A différencier du **livedo reticularis** (réticulaire), physiologique : à petites mailles fermées, des faces d'extension des jambes, disparaît au réchauffement
		Atteinte ORL	- Wegener, Churg-Strauss : **rhinite, sinusite, polypose nasale** - Wegener, polychondrite chronique : **chondrite nasale** ou **auriculaire**
		Atteinte pulmonaire	= Seulement au cours des vascularites des vaisseaux de petit calibre - Wegener : **nodules pulmonaires**, parfois **excavés** - Vascularite associée aux ANCA : **infiltrats pulmonaires** - Vascularite associée aux ANCA (surtout polyangéite microscopique) et Goodpasture (syndrome pneumo-rénal) : **hémorragie intra-alvéolaire** - Churg-Strauss : **asthme** de révélation tardive, sévère, cortico-dépendant, le plus souvent inaugural

<table>
<tr><td rowspan="6">Organes cibles</td><td rowspan="6">Manifestations des vascularites des vaisseaux de moyen et petit calibre</td><td>Atteinte rénale</td><td>= Chez 1/3 à 1/2 des patients, principalement dans les vascularites des petits vaisseaux
- Périartérite noueuse : néphropathie vasculaire avec poussée hypertensive, et possible infarctus rénaux
- Vascularite des petits vaisseaux = néphropathie glomérulaire ± agressive : néphropathie à IgA (purpura rhumatoïde), glomérulonéphrite membrano-proliférative (cryoglobulinémie), glomérulonéphrite extra-capillaire (vascularite associée aux ANCA) → dépistage par BU (protéinurie, hématurie)</td></tr>
<tr><td>Atteinte digestive</td><td>= Fréquente au cours du purpura rhumatoïde et de la périartérite noueuse, mais peut compliquer toutes les vascularites des vaisseaux de petit calibre
- Particulièrement grave : risque de perforation et/ou d'hémorragie digestive</td></tr>
<tr><td>Atteinte neurologique</td><td>- SNP : - Cryoglobulinémie : polyneuropathie sensitive ou sensitivo-motrice
- Vascularite associée aux ANCA : mononeuropathie multiple (multinévrite) d'installation rapide, asymétrique et douloureuse
- SNC (rare) : - Vascularite cérébrale avec AVC ischémique ou hémorragique
- Pachyméningite crânienne : Wegener</td></tr>
<tr><td>Atteinte oculaire</td><td>- Maladie de Kawasaki : conjonctivite
- Maladie de Wegener : épisclérite ou sclérite douloureuse
- Uvéite exceptionnelle, sauf dans la maladie de Behçet</td></tr>
<tr><td>Atteinte cardio-vasculaire</td><td>- Maladie de Kawasaki de l'enfant : anévrisme coronaire (complication principale)
- Vascularite des petits vaisseaux : péricardite, myocardite (Churg-Strauss surtout)</td></tr>
<tr></tr>
<tr><td rowspan="6">Examens diagnostiques</td><td>Non spécifique</td><td colspan="2">- Syndrome inflammatoire biologique : quasi-constant</td></tr>
<tr><td rowspan="2">ANCA</td><td colspan="2">= Auto-Ac dirigés contre des Ag du cytoplasme des PNN : retrouvés dans les vascularites de Wegener, polyangéite microscopique et de Churg-Strauss, avec une spécificité très élevée (95%)
Méthode : immunofluorescence indirecte sur polynucléaires fixés à l'alcool
Types :
- Fluorescence cytoplasmique = c-ANCA
- Fluorescence périnucléaire = p-ANCA (ininterprétable en présence d'Ac anti-nucléaires)
- Fluorescence atypique = x-ANCA
ELISA = Ag reconnu : protéinase 3 (majorité des c-ANCA) et myélopéroxydase (majorité des p-ANCA)
→ Des ANCA peuvent être retrouvés lors d'infections, notamment l'endocardite ou la tuberculose</td></tr>
<tr><td colspan="2"><table><tr><th>c-ANCA → Protéinase 3</th><th>p-ANCA → Myéloperoxydase</th><th>x-ANCA</th></tr><tr><td>- Wegener ++
- Polyangéite microscopique
- Churg-Strauss</td><td>- Polyangéite microscopique ++
- GNRP pauci-immune ++
- Churg-Strauss ++
- Wegener
- RCH, cholangite sclérosante primitive</td><td>- Polyarthrite rhumatoïde
- Infection
- Rectocolite hémorragique
- Cholangite sclérosante primitive</td></tr></table></td></tr>
<tr><td>Cryoglobulinémie</td><td colspan="2">= Ig précipitant à température < 37° : prélèvement en tube sec réchauffé, à jeun, transport calorifugé
- Type 1 : Ig monoclonale isolée → hémopathie lymphoïde surtout
- Type 2 : Ig monoclonale + polyclonale à activité FR anti-IgG
- Type 3 : Ig polyclonales, principalement IgM et IgG
→ Cryoglobuline mixte (type 2 et 3) : hépatite chronique C (70 à 90% des cas), syndrome de Gougerot-Sjögren, lupus, polyarthrite rhumatoïde, hémopathie lymphoïde</td></tr>
<tr><td>Sérologies virales</td><td colspan="2">= Elément d'orientation, sans valeur diagnostique
- Sérologie VHC positive : oriente vers une vascularite cryoglobulinémique le plus souvent
- Sérologie VHB positive : oriente vers une périartérite noueuse
→ Indispensable avant de débuter un traitement immunosuppresseur : sérologie VIH, VHB, VHC</td></tr>
<tr><td>Imagerie</td><td colspan="2">= Diagnostic et bilan lésionnel : écho-Doppler artériel, angioscanner, angio-IRM, PET-scanner, RxT, scanner thoraco-abdomino-pelvien, scanner des sinus…
- Vascularite des vaisseaux de gros calibre : aortite, sténose et/ou occlusion vasculaire
- Vascularite des vaisseaux de moyen calibre : micro-anévrisme des artères viscérales (temps tardif)
- Vascularite des vaisseaux de petit calibre : lésions ORL, pulmonaires ou digestives</td></tr>
</table>

	Biopsie avec analyse histologique	= Recherche systématique d'une confirmation histologique : **biopsie d'organe cible** (**musculaire** ou **neuromusculaire**, **cutanée** si purpura, **rénale** si glomérulopathie, d'**artère temporale**...) - **Granulomes** et **cellules géantes** : Horton, Takayasu, Wegener, Churg-Strauss - **Nécrose fibrinoïde** : vascularite associée aux ANCA, périartérite noueuse - **Nombreux PNE** : Churg-Strauss - **Dépôts de complexes immuns** en IF : vascularite à dépôts de complexes immuns		
Diagnostic	*Vascularite des vaisseaux de gros calibre*	**Artérite à cellules géantes de Horton**	= **Panartérite à cellules géantes de l'aorte et de ses principales branches**, touchant principalement le territoire **carotidien** et **vertébral**, dont l'a. temporale : sujet âgé > 50 ans	
			Manifestations cliniques	Outils diagnostiques
			- Signes céphaliques : **céphalées, hyperesthésie du cuir chevelu, claudication de la mâchoire, pouls temporal diminué/aboli** - Signes articulaires souvent associés : **pseudo-polyarthrite rhizomélique** - Signes ophtalmologiques : **BAV** (**NOIAA**) - **Aortite**	- Aucun biomarqueur diagnostique - **Imagerie** : épaississement circonférentiel des parois vasculaires, notamment aortique - **Biopsie d'artère temporale** : panartérite, infiltrat inflammatoire essentiellement mononucléé, destruction de la limitante élastique interne, cellules géantes
		Maladie de Takayasu	= **Vascularite granulomateuse de l'aorte et de ses principales branches**, touchant principalement le territoire **carotidien** et **sous-clavier** : femme < 50 ans principalement	
			Manifestations cliniques	Outils diagnostiques
			- **Souffle vasculaire, abolition de pouls** - **Anisotension, claudication des membres** - **Aortite** - **HTA réno-vasculaire** - Autres complications vasculaires ischémiques	- Aucun biomarqueur diagnostique - **Imagerie** : épaississement circonférentiel des parois vasculaires, sténose, occlusion - Biopsie rarement disponible
	Vascularite des artères de moyen calibre	**Périartérite noueuse**	= **Vascularite nécrosante** avec **micro-anévrismes** et **sténoses artérielles** : exceptionnelle	
			Manifestations cliniques	Outils diagnostiques
			- **Myalgies, arthralgies** - **Neuropathie périphérique** - **Ischémie mésentérique** - **Néphropathie vasculaire** : HTA maligne, pas de glomérulonéphrite - **Infarctus rénal** ou **splénique** - **Orchite**	- ANCA toujours négatifs - Aucun biomarqueur diagnostique - **Artériographie** ou **angio-TDM** : micro-anévrismes - **PBR contre-indiquée** ± **infection VHB** ou **VHC** - **Biopsie** : vascularite nécrosante des vaisseaux de moyen calibre
		Maladie de Kawasaki	= **Vascularite** du petit enfant de 1 à 5 ans, exceptionnelle chez l'adulte	
			Manifestations cliniques	Outils diagnostiques
			= **Syndrome adéno-cutanéo-muqueux fébrile** - **Fièvre** > 5 jours - **Conjonctivite, atteinte oro-pharyngée** - **Eruption cutanée** - **ADP cervicales** - Pronostic : atteinte des **coronaires**	- ø Biomarqueur diagnostique - Imagerie : **échographie cardiaque ++** (anévrisme coronaire)

Diagnostic	*Vascularite des vaisseaux de petit calibre à ANCA*	**Granulomatose avec polyangéite de Wegener**	= **Vascularite nécrosante granulomateuse, pauci-immune**	
			Manifestations cliniques	Outils diagnostiques
			- Granulome : **rhinite, sinusite, otite séromuqueuse, inflammation orbitaire, sténose sous-glottique** - **Nodules pulmonaires** - Capillarite : - **Glomérulonéphrite rapidement progressive** - **Hémorragie intra-alvéolaire** - **Neuropathie périphérique**	- **ANCA** dans 90% des formes systémiques (anti-PR3 = 90%) - Imagerie - **Biopsie** : vascularite nécrosante, pauci-immune (IFD négative), granulomateuse
		Polyangéite microscopique	= **Vascularite nécrosante non granulomateuse, pauci-immune**	
			Manifestations cliniques	Outils diagnostiques
			- **Glomérulonéphrite rapidement progressive** (extra-capillaire, pauci-immune) - **Hémorragie intra-alvéolaire** - **Neuropathie périphérique**	- **ANCA** dans 90% des cas (anti-MPO > PR3) - Imagerie - **Biopsie** : vascularite nécrosante pauci-immune, non granulomateuse
		Granulomatose éosinophilique avec polyangéite de Churg-Strauss	= **Vascularite nécrosante granulomateuse riche en éosinophiles**, pauci-immune, avec atteinte des voies respiratoires et glomérulonéphrites	
			Manifestations cliniques	Outils diagnostiques
			- **Asthme** constant - **Rhinite, sinusite, polypose nasale** - **Infiltrats pulmonaires** - **Neuropathie périphérique** - **Glomérulonéphrite** (rare)	- **ANCA** dans 30 à 40% des cas (anti-MPO) - **Hyperéosinophilie** constante (masquée si corticoïdes) - Imagerie - **Biopsie** : vascularite nécrosante pauci-immune (IFD négative), granulomateuse avec éosinophiles
	Vascularite des petits vaisseaux avec dépôts de complexes immuns	**Vascularite cryoglobulinémique**	= **Vascularite avec dépôts de cryoglobuline**	
			- **Purpura, ulcères cutanés** - **Arthralgie** ou **arthrite** - **Neuropathie périphérique** - **Glomérulonéphrite membrano-proliférative**	- **Cryoglobulinémie** - **Infection VHC** (70-90% des cas) ou **gammapathie monoclonale** - **Biopsie** : vascularite avec dépôts de complexes immuns (IFD positive Ig + complément)
		Vascularite à IgA = purpura rhumatoïde de Henoch-Schonlein	= **Vascularite avec dépôts prédominant d'IgA** : enfant ++, possible chez l'adulte	
			- **Purpura** - **Arthralgie** ou **arthrite** - **Vascularite digestive** - **Glomérulonéphrite à IgA**	- ↗ **IgA sériques** (inconstante) - **Biopsie** : vascularite avec dépôts granuleux d'IgA en IFD
Diagnostic	*Vascularite des petits vaisseaux avec dépôts de complexes immuns*	**Vascularite urticarienne hypo-complémentémique de MacDuffie**	= **Vascularite avec dépôts de complexes immuns** : exceptionnelle	
			- **Urticaire** - **Arthralgie, arthrite** - **Inflammation oculaire** - **Maladie pulmonaire obstructive** - **Glomérulonéphrite**	- **Hypocomplémentémie** - **Ac anti-C1q** - **Biopsie** : vascularite leucocytoclastique
		Vascularite avec Ac anti-membrane basale glomérulaire de Goodpasture	= **Vascularite glomérulaires** et/ou **pulmonaires** : **syndrome pneumo-rénal**	
			- **Hémorragie intra-alvéolaire** - **Glomérulonéphrite rapidement progressive**	- **Ac anti-MBG** - **Biopsie** : dépôts d'Ig linéaires le long de la membrane basale glomérulaire

<table>
<tr><td>DD</td><td colspan="3">Vascularite secondaire :
- Maladie auto-immune : lupus, polyarthrite rhumatoïde et sarcoïdose surtout
- Infection : VHC (cryoglobulinémie), VHB (périartérite noueuse)
Situation entraînant ou mimant une vascularite systémique : à éliminer
- Cause infectieuse :
. Vascularite des vaisseaux de gros calibre : tuberculose, syphilis, VIH
. Vascularite des vaisseaux de petit calibre ± ANCA : endocardite infectieuse (streptocoque surtout)
- Cause médicamenteuse : maladie sérique, vascularite à ANCA induite par le propylthiouracil ou l'allopurinol
- Cause toxique : cocaïne coupée au lévamisole
- Néoplasie : hémopathie ou cancer solide</td></tr>
<tr><td rowspan="7">TTT</td><td>Corticothérapie</td><td colspan="2">- Prednisone orale : 0,7 à 1 mg/kg/j selon le type de vascularite, pendant 3 à 4 semaine
- Bolus de méthylprednisone 15 mg/kg par voie IV x 1 à 3 bolus en cas de forme sévère
- Après contrôle de la vascularite et régression du syndrome inflammatoire biologique : diminution progressive de la corticothérapie, sur une durée totale de 1 à 3 ans généralement (10-20 mg/j à 3 mois, 5-10 mg/j à 6 mois, 0-5 mg/j à 12 mois)</td></tr>
<tr><td rowspan="4">Immuno-suppresseur</td><td colspan="2">- Associé d'emblée dans les formes sévères ou à rechute ou épargne cortisonique dans un 2nd temps</td></tr>
<tr><td>Echanges plasmatiques</td><td>= Remplacement du plasma contenant les Ac pathogènes ou les complexes immuns par de l'albumine et/ou du plasma congelé
- Réservé aux formes très sévères de vascularite des petits vaisseaux (vascularite associée aux ANCA, vascularite cryoglobulinémique, Goodpasture) en cas d'atteinte rénale rapidement évolutive et/ou d'hémorragie intra-alvéolaire symptomatique</td></tr>
<tr><td>Immuno-suppresseur conventionnel</td><td>= Utilisés dans un grand nombre de vascularite :
- Traitement d'attaque des formes sévères : cyclophosphamide
- Traitement d'entretien (sur 2 à 4 ans) : méthotrexate, azathioprine</td></tr>
<tr><td>Biothérapie</td><td>= Cible spécifique (cytokine, récepteur, type cellulaire) : peu d'AMM
- Rituximab (anti-CD20 : déplétion lymphocytaire B) : vascularite associée aux ANCA (Wegener et polyangéite microscopique), vascularite cryoglobulinémique
- Tocilizumab (anti-récepteur de l'IL6) : vascularites des vaisseaux de gros calibre
- Anti-TNFα (infliximab, adalimumab) : maladie de Takayasu</td></tr>
<tr><td>Revascularisation</td><td colspan="2">= Geste de revascularisation par angioplastie transluminale, ou plus rarement chirurgicale
- Dans les vascularites des vaisseaux de gros calibre, essentiellement dans la maladie de Takayasu</td></tr>
<tr><td>Mesures associées</td><td colspan="2">- Mesures préventives des complications de la corticothérapie
- Prévention du risque infectieux : mise à jour du calendrier vaccinal (CI aux vaccins vivants : ROR, polio oral, BCG, fièvre jaune, varicelle), avec vaccination large antigrippale, antipneumococcique
- Patient lymphopénique : prophylaxie de la pneumocystose pulmonaire</td></tr>
</table>

VASCULARITE A ANCA

= **Vascularite nécrosante des petits vaisseaux**, caractérisée par l'absence ou le peu de dépôts immuns dans la paroi des vaisseaux (≠ vascularite à complexes immuns) et la présence d'ANCA
- **ANCA** : détection par **IFI** (c-ANCA ou p-ANCA) + cible antigénique par **ELISA** (PR3 = c-ANCA ou MPO = p-ANCA)

<table>
<tr><td rowspan="11">Manifestations</td><td rowspan="5">Granulomatose avec polyangéite</td><td colspan="2">= Maladie de Wegener : association de lésions de vascularite nécrosante et de granulomatose nécrosante et ulcérante lympho-plasmocytaire à cellules géantes
- Pic de fréquence à 60 ans
- ANCA = c-ANCA à spécificité PR3 retrouvé dans 90% des cas</td></tr>
<tr><td>Atteinte ORL</td><td>= Manifestations non spécifiques, persistantes plusieurs semaines/mois
- Rhinorrhée croûteuse, épistaxis, sinusite destructrice, otite séreuse
- Lésions évoluées : perforation, pansinusite</td></tr>
<tr><td>Atteinte pulmonaire</td><td>- Infiltrats alvéolaires : aspect en verre dépoli
- Nodules multiples excavés
- Sténose trachéo-bronchique
- Hémorragie intra-alvéolaire (rare, grave) : hémoptysie, dyspnée, anémie, opacités diffuses alvéolaires, liquide hémorragique au LBA (score de Gold)</td></tr>
<tr><td>Atteinte rénale</td><td>= Glomérulonéphrite pauci-immune, nécrosante, segmentaire et focale, avec prolifération extracapillaire ± granulomes juxta-glomérulaires ou interstitiels
- Syndrome de glomérulonéphrite rapidement progressive (sur 2 à 8 semaines) : protéinurie, IR rapidement progressive → confirmé à la PBR</td></tr>
<tr><td>Autres atteintes</td><td>- Cutanée : nodules ulcérés ou non, granulome facial
- Neurologique : multinévrite sensitivomotrice
- Oculaire : sclérite/épisclérite, pseudotumeur de l'orbite, conjonctivite
- Cardiaque : péricardite, myocardite, coronarite</td></tr>
<tr><td>Polyangéite microscopique</td><td colspan="2">= Vascularite nécrosante des petits vaisseaux, sans atteinte granulomateuse
- ANCA = p-ANCA à spécificité myélopéroxydase retrouvé dans 90% des cas
- Glomérulonéphrite pauci-immune : nécrosante, segmentaire et focale, avec prolifération extra-capillaire, sans granulome
- Atteinte pulmonaire : hémorragies intra-alvéolaires
- Autres atteintes : cutanées, articulaires, digestives</td></tr>
<tr><td rowspan="3">Granulomatose éosinophilique avec polyangéite</td><td colspan="2">= Maladie de Churg-Strauss : vascularite systémique et pulmonaire des artères et veines de petit calibre, nécrosante et granulomateuse, avec infiltrat éosinophilique
- Préférentiellement sur un terrain atopique et chez l'asthmatique</td></tr>
<tr><td>C</td><td>= Evolution en 3 phases :
- Apparition d'un asthme : tardif > 30 ans), rapidement corticodépendant, avec des manifestations ORL (rhinite, sinusite)
- Hyperéosinophilie sanguine et tissulaire, avec opacités alvéolaires localisées, non systématisées périphériques, généralement à type d'infiltrat
- Vascularite systémique (2 à 3 ans après apparition de l'asthme) : AEG, multinévrite, atteinte cutanée, digestive, rénale (moins fréquente, toujours associée aux ANCA)
→ Atteinte cardiaque (péricardique ou myocardique) dans 35% des cas : 1ère cause de mortalité spécifique, plus fréquente chez les patients sans ANCA
→ Atteinte respiratoire : liée à l'asthme, possible hémorragie intra-alvéolaire</td></tr>
<tr><td>PC</td><td>- Hyperéosinophilie et ↗ IgE sériques : constant
- ANCA = p-ANCA, spécificté MPO retrouvé dans seulement 30-40% des cas
- Confirmation histologique seulement en cas de doute</td></tr>
<tr><td rowspan="2">TTT</td><td>Five Factors Score</td><td colspan="2">- Critères : - Créatininémie > 140
- Protéinurie > 1 g/j
- Atteinte digestive grave : hémorragie, perforation, douleurs abdominales, pancréatite
- Atteinte du SNC
- Cardiomyopathie</td></tr>
<tr><td colspan="3">TTT d'attaque : Corticothérapie à forte dose + bolus en cas de GNRP ou hémorragie alvéolaire
± Immunosuppresseur si FFS ≥ 1 ou non contrôlé : cyclophosphamide ou rituximab
TTT d'entretien pendant 18 à 24 mois) : corticoïdes, azathioprine
Risque de rechute :
- Maximale en cas de granulomatose avec polyangéite : 50% de rechute à 5 ans
- Moins fréquent en cas de polyangéite microscopique (35%) ou de Churg-Strauss (25%)
Suivi des ANCA : ↗ du taux prédictif de rechute</td></tr>
</table>

CRYOGLOBULINEMIE

Cryoglobuline = immunoglobuline précipitant à température < 37°C et se resolubilisant après réchauffement
→ **Asymptomatique** dans la majorité des cas surtout en cas de type II/III

Type	**Cryoglobulinémie simple**		= **Type I** (10%) : **Ig monoclonale** (IgM surtout, IgG ou autre) → Principalement liée à une **hémopathie**
Type	**Cryoglobulinémie mixte**		= Composée de 2 Ig, avec **activité facteur rhumatoïde** - **Type II** (50%) : **IgM monoclonale** dirigée contre une **IgG polyclonale** - **Type III** (40%) : **Ig polyclonale** (**IgM, IgA** surtout) dirigé contre une **IgG polyclonale**
Manifestations cliniques	**Obstruction vasculaire**		= En cas de cryoglobulinémie de type I ou II uniquement - Phénomène cutané : **syndrome de Raynaud, érythrocyanose, nécrose distale** - **Occlusion artérielle** - **Néphropathie glomérulaire** par dépôts exclusifs de cryoglobuline
Manifestations cliniques	**Vascularite**	**Atteinte cutanée**	= 75 à 100% des cryoglobulinémies symptomatiques : généralement inaugurale - **Purpura vasculaire** ++ - Autres : **nodule, bulle, livedo, urticaire, ulcère**
Manifestations cliniques	**Vascularite**	**Glomérulo-néphrite**	- Présentation : protéinurie, hématurie, HTA, IR, syndrome néphrotique/néphritique - **Glomérulonéphrite membrano-proliférative** : dépôts endomembraneux ± obstructifs au niveau capillaire (pseudo-thrombi), prolifération mésangiale, voire croissants épithéliaux (10%) - Pronostic : évolution rare vers une IR terminale (< 5% des cas)
Manifestations cliniques	**Vascularite**		- **Fièvre** (5%), **AEG** - **Polyarthrite** (20%) : non destructive, principalement des mains, poignets, chevilles et genoux - **Neuropathie périphérique** : **polynévrite lente progressive** (2/3) ou **multinévrite aiguë** (1/3) - **Myalgies diffuses** - **Hépatomégalie** - **Adénopathies** - Autres (rare) : **myocardite, atteinte pulmonaire, atteinte neurologique centrale**
Biologie	Manifestations évocatrices		- Valeurs fluctuantes selon la température de prélèvement : **pseudo-leucocytose, pseudo-thrombocytose, fausse macrocytose, ↗ VS fluctuante, pseudohypoprotidémie** - Dosage du complément **: ↘ CH50, ↘ C4** (évocatrice) ± **↘ C3** - **FR +** en cas de cryoglobulinémie mixte - **Hypogammaglobulinémie**
Biologie	**Dosage de cryoglobuline**		- Prélèvement : à jeun, tube non anticoagulé, avec **transfert en laboratoire à 37°** - Détection : **maintien à 4° pendant 10 jours** → apparition d'un **précipité** - **Quantification** : **cryocrite** (centrifugation à froid), dosage après isolement - **Qualification** : isolement, lavage et resolubilisation à chaud, puis immunodiffusion et immuno-précipitation pour déterminer la nature des chaînes lourdes et légères - **Taux de cryoprécipitation maximale** (TCM) = 10 à 37° → Le taux de cryoglobuline et le TCM ne sont pas corrélés à l'atteinte clinique
Cause	**Hémopathie maligne**		= Cryoglobulinémie avec composante monoclonale (type I ou II) - **Maladie de Waldenström** et **myélome** : cryoglobuline dans 5 à 10% des cas, dont 50% des cas symptomatique (souvent révélateur), de mauvais pronostic - Autres : **leucémie lymphoïde chronique**, **lymphome non hodgkinien**, **syndrome myéloprolifératif**
Cause	**Maladie auto-immune**		= Principalement cryoglobulinémie de type III : souvent asymptomatique et transitoire - **Lupus, Gougerot-Sjögren, PR, sclérodermie, cirrhose biliaire primitive, hépatite auto-immune**
Cause	**Infection**		- **VHC** : principale cause de cryoglobulinémie mixte (**1/4** des porteurs chroniques), composé **d'Ac anti-VHC et d'ARN viral ± composant monoclonal** (dans 1/3 des cas) - Autres infections virales : **VHB**, **VIH**, **EBV**, **CMV** - Autres causes infectieuses : **endocardite**, **fièvre Q**, **syphilis**, **Lyme**, **leishmaniose**, **paludisme**
Cause	Autres		- **Cryoglobulinémie mixte essentielle** (10%) = idiopathique
TTT			- RHD : **éviction du froid** +++ - TTT étiologique : **antiviral** en cas de VHC (interféron α), **immunosuppresseur** (**rituximab**) - **Echange plasmatique** : en cas de cryoglobulinémie I/II à taux élevé avec accident grave (GNRP...)

AUTRES VASCULARITES

Autres vascularites

Vascularite secondaire	- MAI : **lupus, polyarthrite rhumatoïde, sarcoïdose** - **Hémopathie** - **Médicamenteuse** : **sulfamides, β-lactamine, tétracycline, diurétique thiazidique, allopurinol, AINS, antithyroïdiens de synthèse** → généralement **atteinte cutanée** (purpura) sans atteinte systémique ± **ANCA** positifs	
Vascularite urticarienne hypo-complémentémique de Mac Duffie	= **Vascularite à Ac anti-C1q** : précède ou s'associe à un **lupus** dans 50% des cas - **Poussées d'urticaires fixes** (> 24h) sur une période > 6 mois - Vascularite leucocytoclastique : **purpura vasculaire** - Manifestations systémiques associées : **arthralgie, angiœdème, douleurs abdominales, uvéite, épisclérite, glomérulonéphrite, emphysème pulmonaire** - Diagnostic : - **Hypocomplémentémie** : ↘ C4, ↘ C1q - **Ac anti-C1q**	
Maladie de Behçet	= Vascularite touchant des vaisseaux de toute taille - Distribution géographique : **bassin méditerranéen** (Turquie ++), **Japon** - **Prédisposition génétique** (inconstante = 50 à 70% des cas) : **phénotype HLA B51**	
	C	- **Aphtose bipolaire** (buccale et génitale) : caractéristique - Autres atteintes cutanées : **érythème noueux**, **pseudo-folliculite** - **Arthralgies** ou **arthrites** fréquentes - Atteinte ophtalmologique (fréquente) : **uvéite antérieure, postérieure** (avec **vascularite rétinienne**) ou **panuvéite** - Atteinte vasculaire : **thrombose veineuse ou artérielle**, **anévrisme** - Atteinte neurologique : **méningite, encéphalite, myélite, thrombose veineuse centrale**
	TTT	- Aphtose isolée : **colchicine**, voire **thalidomide** dans les formes réfractaires - Atteinte systémique : **corticothérapie, immunosuppresseur, interféron α, anti-TNF**
Syndrome de Cogan	= Vascularite touchant les vaisseaux de tout calibre, très rare - Atteinte ophtalmologique : **kératite interstitielle** - Atteinte audiovestibulaire : **syndrome vestibulaire** avec vertiges, acouphène, évolution rapide vers la **surdité** - **Vascularite des gros vaisseaux** (aortite) et des **vaisseaux de moyen calibre** - TTT : **corticothérapie**	
Vascularite cutanée leucocytoclasique	= Atteinte cutanée isolée par infiltrat à PNN de noyau éclaté - **Purpura vasculaire**, **lésions urticariennes** voire **nécrotiques** - Cause : **infectieuse (endocardite, méningococcémie, rickettsiose**...), **médicamenteuse, maladie systémique, néoplasie, hémopathie...**	
Vascularite leucocytoclasique	Vascularite des petits vaisseaux Infiltrats de polynucléaires à noyaux éclatés	**Vascularite infectieuse** **Vascularite médicamenteuse**
Vascularite nécrosante	Nécrose fibrinoïde Sans granulomes	**Périartérite noueuse** **Polyangéite microscopique**
Vascularite nécrosante et granulomateuse	Nécrose fibrinoïde Granulomes vasculaires et extravasculaires	**Granulomatose avec polyangéite** **Granulomatose éosinophilique avec polyangéite**
Vascularite granulomateuse	Infiltrat de la paroi artérielle par granulome avec cellules géantes Sans nécrose fibrinoïde	**Maladie de Horton** **Maladie de Takayasu**
Vascularite thrombosante	Infiltrat de la paroi avec thrombose artérielle ou veineuse	**Maladie de Behçet** **Maladie de Buerger**

ITEM 190 : LUPUS ERYTHEMATEUX DISSEMINE

Lupus érythémateux disséminé = lupus systémique : connectivite fréquente, protéiforme et spontanément grave, caractérisée par la production d'Ac anti-nucléaires, particulièrement dirigés contre l'ADN natif
- Parfois associé à un **syndrome des Ac antiphospholipides (SAPL)** : thromboses récidivantes + Ac antiphospholipides
- Prévalence = **1/2200** (maladie rare), prédominance féminine (**85%**), généralement en période d'activité génitale
- Plus fréquente et plus grave chez les **sujets non caucasiens** (noire, asiatique), notamment **antillais**

Physiopathologie	Prédisposition génétique		- Concordance chez des jumeaux : 5% si dizygotes, 25-50% si monozygotes - **Anomalies polygéniques** : anomalie des cellules dendritiques, interférons, lymphocytes B et T, de la transduction du signal, de la transformation des complexes immuns et de l'immunité innée - **Mutation monogénique prédisposant** (exceptionnel) : **déficit en voie classique du complément** (C1q, C2, C4), **surexpression d'interféron α**…
	Facteur environnemental		- **Rayons UV** : favorise l'apoptose des kératinocytes - **Virus** (**EBV** surtout) : activateurs polyclonaux possédant des Ag proches de protéines du soi (Sm…) - Médicaments : **minocycline, carbamazépine, interféron, anti-TNFα, β-bloquants** - Facteurs hormonaux : **œstrogènes** - **Silice**
	Mécanismes cellulaires en cause		- **Défaut de clairance des cellules en apoptoses** → accumulation de débris cellulaires, notamment de corps apoptotiques contenant des **Ag majeurs** (chromatine et ses constituant : **ADN natif, histone, nucléosome, ribonucléoprotéines (Sm, RNP, SSA, SSB), phospholipides membranaires)** → captation par les cellules dendritiques → activation de lymphocytes T auto-réactifs contrôlant la sécrétion d'Ac par des lymphocytes B, dirigés contre ces Ag : production **d'auto-Ac anti-nucléaires**, détectables plusieurs années avant l'apparition des 1ère manifestations - **Dépôts d'Ac dans les tissus** (directement ou après formation de complexes immuns) : inflammation locale et lésions tissulaires, entretenant le relargage de débris nucléaires - **Boucles d'amplification** : apoptose tissulaire excessive, ↘ clairance des cellules apoptotiques par les macrophages, hyperactivité des lymphocytes B et T, sécrétion de cytokines (IFN-α, IFN-γ, IL10, BLyS)
Manifestations cutanées	= **80%** des cas : peuvent précéder les manifestations systémiques de plusieurs années.		
	Lésions spécifiques = lupiques		- **Photosensibilité** : prédominante en zones photo-exposées, aggravée par les UV - Histologie = **lésions de l'interface épiderme-derme** : atrophie des corps muqueux, lésions des kératinocytes basaux et infiltrat lymphocytaire périvasculaire et/ou péri-annexiel - IFD : **dépôts d'IgG, IgA ou IgM** et/ou de **complément** (C1q, C3) à la jonction dermo-épidermique = **bande lupique** (bande épaisse et/ou granulaire), retrouvés aussi en peau saine photo-exposée (50%) NB : Le passage d'un lupus cutané à un lupus systémique est exceptionnel
		Lupus aigu (20-60%)	- **Eruption érythémateuse, maculeuse** ou **maculopapuleuse**, finement squameuse, parfois œdémateuse, à bordure émiettée, **non prurigineuse** - Localisé au visage, en **vespertilio** : symétrique sur le nez et les pommettes, en « ailes de papillon », avec respect du sillon naso-génien et des paupières - Parfois sur le **décolleté**, les **doigts** (face dorsale des zones interarticulaires, pulpite érosive) ou les **muqueuses**, notamment **buccale** (d'aspect **érosif**) → Accompagne les poussées de lupus, disparition rapide sans séquelle
		Lupus subaigu (10-20%)	= **Eruption annulaire** ou **polycyclique**, plus rarement **psoriasiforme** - Touchant le décolleté et les membres, respectant habituellement le visage - **Très photosensible** - Evolue vers une **dépigmentation séquellaire,** généralement définitive - Associée à la présence d'**Ac anti-Ro/SSA**
		Lupus chronique (10-20%)	- **Lupus discoïde** : plaques bien limitées, associant érythème télangiectasique, squames épaisses et atrophie cicatricielle, sur le **visage** (en vespertilio), les **oreilles**, parfois le **cuir chevelu** (avec alopécie définitive) ou les **extrémités** - **Lupus tumidus** : papules/nodules érythémateuses, infiltrées du visage - **Lupus à type d'engelures des extrémités** (*chilblain lupus*) - **Panniculite lupique** : nodule des faces externes des bras et cuisses, laissant une atrophie cicatricielle en dépression cupuliforme ou en « coup de hache »

<table>
<tr><td></td><td colspan="2">Lésions non spécifiques</td><td colspan="4">- Lésions vasculaire inflammatoire (vascularite) ou thrombotique (SAPL) : syndrome de Raynaud, livedo racemosa, urticaire, purpura infiltré ± nécrotique, érythème violine des paumes, lésions pulpaires purpuriques, ulcère de jambe, gangrène distale
- Chute des cheveux : fréquente lors des poussées, pouvant aboutir à une alopécie régressive sous traitement (parfois alopécie cicatricielle séquellaire, liée au SAPL)
- Ulcérations buccales, linguales ou génitales lors des poussées</td></tr>
<tr><td rowspan="3">Manif. rhumatologiques</td><td colspan="6">= 80% des cas : souvent inaugurale, polymorphe, accompagnant ou non une poussée viscérale</td></tr>
<tr><td colspan="2">Polyarthrite</td><td colspan="4">= Polyarthrite bilatérale symétrique, des petites articulations, migratrice
- Atteintes fréquentes : MCP, IPP, carpes, poignets, genoux, chevilles
- Non déformante
→ Sauf rhumatisme de Jaccoud (subluxation articulaire réductible par atteinte tendineuse)
- Signes évocateurs (≠ polyarthrite rhumatoïde) : non destructrice, caractère migrateur et fugace, discordance entre la douleur et l'intensité des signes cliniques</td></tr>
<tr><td colspan="2">Autres</td><td colspan="4">- Arthromyalgies simples
- Ténosynovites, rupture tendineuse (coiffe des rotateurs +++)
- Ostéonécrose aseptique : têtes fémorales, humérales, plateaux tibiaux (même sans corticothérapie)
- Atteintes musculaires (généralement cortico-induites) : myosite (↗ CPK, ASAT, aldolase), myalgies</td></tr>
<tr><td rowspan="9">Manif. rénales</td><td colspan="6">= 40% des cas : inaugurale ou au cours de la 1ère année dans 50% des cas, souvent asymptomatique (dépisté à la BU)
- Manifestations : protéinurie glomérulaire (parfois minime), hématurie microscopique, syndrome néphrotique généralement impur, voire glomérulonéphrite rapidement progressive
- Ponction-biopsie rénale indiquée si :
. Protéinurie > 0,5 g/j
. Hématurie microscopique associée à une protéinurie
. Syndrome néphrotique
. Insuffisance rénale</td></tr>
<tr><td rowspan="8">Histologie</td><td colspan="5">Lésions actives (A) :
- Prolifération endocapillaire, croissant cellulaire
- Corps hématoxyliques de Gross (rares, pathognomoniques) : débris nucléaires dans les zones de prolifération retrouvés dans les formes très prolifératives
- Dépôts endo-membraneux, avec aspect en fil de fer (wire-loop)
- Nécrose fibrinoïde, thrombi intra-capillaire
Lésions chroniques (C) = irréversibles : croissant fibreux, glomérulosclérose</td></tr>
<tr><td rowspan="7">Glomérulo-néphrite lupique</td><td>I
(< 2%)</td><td>Glomérulonéphrite mésangiale minime</td><td colspan="2">- Asymptomatique
- Dépôts mésangiaux en IF, sans lésion en MO</td></tr>
<tr><td>II
(15%)</td><td>Glomérulonéphrite mésangiale proliférative</td><td colspan="2">- Asymptomatique ou hématurie et/ou protéinurie
- Fonction rénale normale
- Hypercellularité mésangiale avec dépôts mésangiaux</td></tr>
<tr><td>III
(30%)</td><td>Glomérulonéphrite proliférative focale</td><td>< 50% des glomérules</td><td rowspan="2">- Hématurie, protéinurie ± syndrome néphrotique, HTA, insuffisance rénale
- Prolifération endo-capillaire ± extra-capillaire, typiquement avec dépôts immuns mésangiaux et sous-endothéliaux (appelée lésion de glomérulonéphrite membrano-proliférative ++)
- Lésions active (A), chronique (C) ou les 2 (A/C)
- Atteinte segmentaire (IV-S) ou globale (IV-G) si stade IV (stade III : toujours segmentaire)</td></tr>
<tr><td>IV
(50%)</td><td>Glomérulonéphrite proliférative diffuse</td><td>> 50% des glomérules</td></tr>
<tr><td>V
(10%)</td><td>Glomérulonéphrite extra-membraneuse</td><td colspan="2">- Asymptomatique ou hématurie, protéinurie, voire syndrome néphrotique (de mauvais pronostic)
- Dépôts immuns granuleux en extra-membraneux
→ Peut être associé à une classe III ou IV : classe III+V ou IV+V</td></tr>
<tr><td>VI
(< 5%)</td><td>Sclérose glomérulaire avancée</td><td colspan="2">- Insuffisance rénale terminale
- > 90% de glomérules sclérosés, sans activité résiduelle</td></tr>
</table>

Manifestations rénales		Autres lésions		= 1% : - **Néphropathie tubulo-interstitielle** : au cours des glomérulonéphrites graves (rarement isolée, souvent associée à des lésions glomérulaires) - **Néphropathie vasculaire** : angéite des artérioles rénales avec nécrose fibrinoïde (rarement isolée, souvent associée à des lésions glomérulaires, doit faire rechercher un SAPL secondaire ++)
Manifestations rénales	*Evolution*			- Peut aboutir à une **insuffisance rénale terminale** (avec ↘ de l'évolutivité du lupus) : dans **20 à 25%** des cas - Pronostic : . Excellent si classe I ou II . **Correct** si classe III : **20%** d'évolution vers une classe IV . **Réservé** si classe IV : **30%** d'IR terminale à 5 ans (atteinte la plus fréquente, pronostic le plus défavorable) . **Bon** si classe V sans syndrome néphrotique . **Réservé** si classe V avec syndrome néphrotique persistant : **20%** d'IR terminale à 10 ans - Facteurs de mauvais pronostic rénal : début < 15 ans, sujet noir, classe IV, lésions chroniques inactives à l'histologie, insuffisance rénale initiale, non réponse au traitement, rechute rénale - Bon taux de survie en hémodialyse, récidive rare après transplantation (< 5%)
Manifestations rénales	TTT			- **Abstention thérapeutique** : si classe I/II ou classe III/IV sans lésions actives - **Corticoïdes fortes doses** en bolus + **immunosuppresseur** (traitement d'attaque par cyclophosphamide ou mycophénolate mofétil (Cellcept®), avec d'entretien par azathioprine ou mycophénolate mofétil (Cellcept®) : si classe III/IV avec lésions actives ou classe V avec syndrome néphrotique - Classe VI : **préparation à la dialyse** et à la **transplantation**
Autres manifestations cliniques	Neurologique (30-60%)	SNC	Atteinte focale	- **AVC**, essentiellement **ischémique** (SAPL) - **Neuropathie crânienne : nerf VI, III, V sensitif, VII, II…** - **Atteinte médullaire** (souvent grave) : **myélopathie ischémique** ou **myélite** - **Mouvements anormaux**, notamment **chorée** (parfois révélatrice chez l'enfant)
Autres manifestations cliniques	Neurologique (30-60%)	SNC	Atteinte diffuse	- **Troubles cognitifs** : fréquent, généralement mineurs (rares états démentiels) - **Encéphalopathie** : **syndrome confusionnel**, **troubles de conscience** - **Trouble psychiatrique** (parfois grave, révélateur) : **trouble psychotique**, **trouble de l'humeur grave** → bonne réponse aux corticoïdes - **Crise comitiale** (surtout si SAPL associé) : généralisée ou partielle → Aspect souvent normal en IRM, ou parfois lésions étendues de la substance blanche hémisphérique
Autres manifestations cliniques	Neurologique (30-60%)	SNC	Autres (rares)	- **Vascularite cérébrale** (rare) : **encéphalite aiguë/subaiguë fébrile** - **Migraine** fréquente - **Dysautonomie** - **Méningite lymphocytaire** (doit faire rechercher une infection opportuniste)
Autres manifestations cliniques	Neurologique (30-60%)	SNP (rare)		- **Multinévrite** ou autre **neuropathie périphérique** variable - **Syndrome myasthéniforme** ou **polyradiculonévrite** associée
Autres manifestations cliniques	Cardiaque			- **Péricardite** (30%) : parfois révélatrice, fréquemment latente, très corticosensible - **Myocardite** (rare) : **insuffisance cardiaque congestive, troubles du rythme, trouble conductif** - **Valvulopathie mitrale ou aortique** = **endocardite de Libman-Sacks** : épaississement diffus ou localisé, fortement associée à un SAPL, risque de complication = **embolie artérielle**, notamment **cérébrale**, **dégradation hémodynamique, greffe oslérienne** - **Insuffisance coronarienne** : par athérosclérose accélérée (corticothérapie) et/ou thrombose (SAPL)
Autres manifestations cliniques	Atteinte vasculaire			- **Phénomène de Raynaud** (35%) : parfois inaugural, rarement compliqué - **HTA** (30%) : souvent présente en cas de glomérulopathie grave, de forte corticothérapie, voire de microthromboses intra-rénales provoquant une HTA maligne - **Thromboses veineuses, artérielles** et **microvasculaires** : fréquente, parfois révélatrice, fortement associée à la présence d'Ac antiphospholipides, spontanément récidivante - **Micro-vascularite cutanée**, parfois suggestive de périartérite noueuse - Doivent toujours faire rechercher un SAPL secondaire de principe
Autres manifestations cliniques	Respiratoire			- **Pleurésie** (25%) : uni- ou bilatérale, exsudative lymphocytaire, parfois latente, très corticosensible - **Atteinte pulmonaire** (15%) : **toux, dyspnée**, parfois **hémoptysies** ou **anomalies auscultatoires**, avec **infiltrats non systématisés migrateurs** ou **atélectasie sous-segmentaire** à la RP - Plus rarement : **- Pneumopathie aiguë hypoxémiante** **- Pneumopathie interstitielle diffuse fibrosante** **- Hémorragie intra-alvéolaire** **- Bronchiolite oblitérante** - **HTAP** (rare) : primitive ou compliquant des migrations pulmonaires répétées d'emboles

	Autres		- **Signes généraux** (surtout en poussée) : **fièvre, asthénie, amaigrissement, ADP, splénomégalie** - **Douleurs abdominales**, de mécanisme varié : **péritonite lupique, pancréatite, perforation intestinale, thrombose viscérale, insuffisance surrénalienne aiguë par nécrose hémorragique bilatérale des surrénales souvent associé au SAPL (syndrome de Waterhouse-Friderichsen), hémorragie sous anticoagulant**... - **Hépatomégalie** modérée, plus rarement association avec une hépatite auto-immune de type 1 - Oculaire : **rétinite dysorique aspécifique, neuropathie optique, thromboses de vaisseaux rétiniens** - Association fréquente à un **syndrome de Gougerot-Sjögren**
Manifestations biologiques	*Non spécifiques*	Bilan inflammatoire	- Hématurie Leucocyturie aseptique - Lors des poussées **: ↗ fibrinogène, ↗ orosomucoïde** ➔ CRP peu élevée, sauf en cas de **sérite (pleurésie, péricardite, péritonite)** ou **d'infection concomitante** - **VS** souvent accélérée, d'origine multifactorielle (1ère cause : hypergammaglobulinémie – QCM iECN ++) **- Hypergammaglobulinémie** persistante, essentiellement à IgG
		NFS – **Anémie**	- **Inflammatoire** : lors des poussées marquées - **Hémolytique auto-immune** (test de Coombs direct positif à IgG + complément dans 5-10% des cas) : souvent corticosensible, parfois révélatrice - Autre (plus rare) : **carence martiale, insuffisance rénale, érythroblastopénie auto-immune, microangiopathie thrombotique, syndrome d'activation macrophagique**
		NFS	- **Leucopénie** fréquente (> 50%), modérée : **lymphopénie T ± neutropénie** - **Thrombopénie auto-immune** (15 à 25%, lors des poussées) : souvent latente, parfois à l'origine d'un purpura, rarement d'hémorragies viscérales, non toujours corticosensible
		Hémostase	- **Anticoagulant circulant de type lupique** : associé dans **25%** des cas
	Spécifiques	**Ac anti-nucléaires**	= **AAN** : constant, mais peu spécifique d'un lupus - Dépistage par IFI sur cellules Hep2 : seuil de positivité = titre ≥ 1/160 - Aspect : . **Homogène** : plus fréquemment . **Moucheté** : anti-Ag nucléaire soluble. S'observe dans d'autres connectivites surtout (anti Scl-70, anti-RNP, anti-SSA) sauf anti-Sm assez spécifique du LS . **Périphérique** : plus spécifique des Ac anti-ADN . **Nucléolaire** : sclérodermie systémique surtout, rare dans le LS
		Ac anti-ADN natifs	= **Ac anti-ADN bicaténaire (double brin)** : peu sensible, mais très spécifique - **Test ELISA** (sensible), **test radioimmunologique de Farr** (spécifique) ou IF sur *Crithidia luciliae* - Retrouvé dans **60%** des cas, notamment pendant la phase active ➔ **Test de Farr** : corrélé à l'existence d'une **atteinte rénale grave** et à l'**évolutivité** - Il existe des Ac anti-ADN simple brin dans la population générale (5%) non spécifique
		Ac anti-Ag nucléaires solubles	- **Ac anti-Sm** : peu fréquent (**20%**), très spécifique - **Ac anti-Ro/SSA** ou **anti-La/SSB** : plus rare, rencontré surtout dans le **lupus subaigu** et **néonatal** ou en cas de **syndrome de Sjögren** associé - **Ac anti-ribonucléoprotéine (RNP)** : présent dans 30% des cas, surtout dans les formes bénignes
		Autres auto-anticorps	- **Ac anti-nucléosome** (récent) : très spécifique, meilleure sensibilité que les Ac anti-ADN double brin, détectable en dehors des poussées, aussi corrélés à la gravité de l'atteinte rénale ➔ A rechercher en cas de suspicion de lupus sans Ac anti-ADN ou d'emblée - **Ac anti-histone** : fréquent (80% des cas), notamment en cas de lupus induit (95% des cas) - **Cryoglobulinémie** : souvent de type III (polyclonale) - Souvent rencontrés : **FR** (20%), **Ac anti-hématies, antiplaquettes, anti-lymphocytes, anti-polynucléaires, antiphospholipides**
		Dosage du complément	= **Hypocomplémentémie** fréquente, prédictive d'atteintes viscérales graves (**rénale**, **vascularite**) - **Consommation par les complexes immuns circulants** ou **tissulaires** : ↘ CH50, ↘ C3, ↘ C4 - **Déficit constitutionnel prédisposant** : ↘ C2, C4, C1q, C1r, C1s

Formes cliniques	**Lupus induit**	= Secondaire à l'administration prolongée d'un médicament : - Principalement : **isoniazide, phénothiazine, quinidine, anticonvulsivants, β-bloquants, minocycline, interféron-α, anti-TNFα, antithyroïdien de synthèse, α-méthyldopa, procaïnamide** - Manifestations **articulaires, pleuropulmonaires** et/ou **péricardiques** avec signes généraux variables - Généralement sans atteinte cutanée, rénale, neurologique, Ac anti-ADN natif et hypocomplémentémie - **Oestroprogestatifs** : souvent responsable de poussées lupiques et/ou de thromboses → A évoquer surtout chez l'homme ou le sujet âgé > 50 ans
Formes cliniques	Formes intriquées	- Coexistence fréquente avec un **syndrome de Gougerot-Sjögren** - Association simultanée ou successive d'un lupus et d'une autre connectivite : **syndrome de Sharp** (phénomène de Raynaud, doigts boudinés, polyarthrite, myalgies, titre élevé d'AAN mouchetés anti-U1-RNP), pouvant évoluer vers une **connectivite définie (lupus, sclérodermie, PR, dermatomyosite)**
Formes cliniques	Grossesse	- **Risque de poussée lupique** important si : maladie évolutive au début de grossesse ou néphropathie - Grossesse autorisée si : rémission > 6 mois et fonction rénale normale ou peu altérée - Risques fœtaux : . Présence d'anticoagulant maternel : **avortements itératifs, mort fœtale** . **Lupus néo-natal** (lié à la présence d'Ac anti-Ro/SSA passant la barrière placentaire) : **BAV complet, éruption cutanée néonatale transitoire, hépatite, thrombopénie** - Risques de **prématurité**, de **retard de croissance** et **mortinatalité** accrus
Diagnostic	Critères de l'ACR	Diagnostic si **4 critères simultanés ou successifs** (Se et Sp = 95%) : non utilisé en pratique courante - **Rash malaire** - **Arthrite** non érosive touchant ≥ 2 articulations périphériques - **Lupus discoïde** - **Pleurésie** ou **péricardite** - **Photosensibilité** - **Protéinurie** > 0,5 g/j ou **cylindrurie** - **Ulcérations orales** ou **nasopharyngées** - **Convulsions** ou **psychose** - NFS : **anémie hémolytique, leucopénie, lymphopénie** ou **thrombopénie** - Bilan immun : **Ac anti-ADN natif, anti-Sm, anticoagulant circulant type lupique** ou **anti-cardiolipine**, ou **sérologie syphilitique dissocié** - Titre anormal **d'Ac anti-nucléaires** en l'absence de drogues inductrices
Evolution		- Evolution par poussées entrecoupées de périodes de rémission - Facteur de mauvais pronostic : début pédiatrique, sexe masculin ou sujet à peau noire - Atténuation de l'activité de la maladie après la **ménopause**
Evolution	Suivi	- Au diagnostic : **bilan complet** dont **sérologie VIH, VHC, parvovirus B19, recherche d'APL** et **ETT** - Surveillance biologique : **VS/CRP, NFS, iono, créat, C3, C4, CH50, anti-ADN natif, glycémie, bilan lipidique** - Recherche régulière de **protéinurie, hématurie** et **leucocyturie** → Nouvelles recommandations : **NFS, créatininémie, BU** (au moins tous les 3 mois), **bilan hépatique, Ac anti-ADN natif, complément (C3, C4), taux sanguin de Plaquenil® + glycémie** et **bilan lipidique** 1 fois/an - En cas de **réapparition d'anomalies immunologiques après une période de normalisation** : risque d'exacerbation clinique → **surveillance rapprochée**, sans modification thérapeutique
TTT	*A court/ moyen terme*	- Forme cutanée limitée (lupus subaiguë ou lupus discoïde) : **dermocorticoïdes** - Forme cutanéo-articulaire : . **Hydroxychloroquine** + **AINS** ± **Faible corticothérapie** dans les formes articulaires . Forme résistante : **méthotrexate**, voire **bélimumab** (Ac anti-BAFF) - Forme viscérale : **corticothérapie** - Poussée grave : **. Bolus de corticoïdes** : méthylprednisolone 0,5 à 1g, IV, sur 90 min pendant 3 jours ± **Immunosuppresseur**
TTT	*A court/ moyen terme* — **Cortico-thérapie**	= **Prednisone** (Cortancyl®) : corticoïde de référence - **TTT d'attaque** = 3 à 6 semaines : . **1** mg/kg/j dans les formes graves = glomérulonéphrite proliférative diffuse, thrombopénie ou anémie auto-immune . **0,5** mg/kg/j dans les **sérites** - **Diminution progressive** de 10% tous les 10 à 15 jours - **TTT d'entretien** = **0,10 à 0,20** mg/kg/j : souvent maintenu plusieurs années

TTT	A court/ moyen terme	**Cortico-thérapie**	Mesures d'accompagnement : - Régime hyposodé, restriction glucidique et calorique - Supplémentation potassique en cas de fortes doses - Supplémentation en vitamine D ± calcium ± bisphosphonates - Dépistage et traitement des foyers infectieux latents - Prophylaxie d'anguillulose selon contexte
		Immuno-suppresseur	= Limité aux formes viscérales graves (atteintes rénales à type de glomérulonéphrite proliférative ou forme neurologique sévère) ou corticodépendantes - **Cyclophosphamide** en IV discontinue : 0,5 à 0,8 g/m^2 tous les mois pendant **6 mois** ou 500 mg tous les 15 jours pendant **3 mois** - Puis : . **Azathioprine** : 2-3 mg/kg/j *per os* . **Mycophénolate mofétil** : 20-40 mg/kg/j *per os* - Durée totale minimale **> 2 ans**
		Biothérapie	= Dans les formes réfractaires ou corticodépendantes : en dernière intention : - Sans atteinte rénale, neurologique ou cytopénie auto-immune : **bélimumab (anti-BAFF)** - Avec atteinte rénale, neurologique et/ou cytopénie auto-immune : **rituximab (anti-CD20), thalidomide**
	A long terme	**Hydroxy-chloroquine** Plaquenil®	= **Antipaludéen de synthèse** : indispensable, indication systématique (sauf contre-indication) - Posologie : **400 mg/j** si fonction rénale normale - Risque de **toxicité rétinienne** après traitement prolongé, imposant l'arrêt du traitement - Bilan Ophtalmologique initial suivant est proposé (PNDS) : . Examen ophtalmologique avec fond d'œil . Champ visuel automatisé . Un 3e test au choix : ERG multifocal ou cliché du FO en auto-fluorescence ou OCT Si les examens initiaux sont normaux, ils seront répétés 5 ans plus tard en l'absence de risque de toxicité rétinienne, puis tous les ans ensuite. En revanche, ils peuvent être répétés annuellement en cas de facteurs de risque de toxicité : . Utilisation d'une posologie supérieure à 400mg/j (400mg/j chez personne de petite taille) . Insuffisance rénale ou hépatique . Utilisation chez le sujet âge et chez les patients avec une rétinopathie ou maculopathie préexistante
		Mesures associées	- **ALD 30, PEC à 100%** - **Photoprotection** efficace : port de vêtement et écran solaire d'indice élevé - **Autosurveillance** par **bandelettes urinaires** - **Arrêt du tabac** (aggrave un lupus cutané) - **Contrôle des FdRCV** - **Programme vaccinal** : mise à jour du calendrier vaccinal + vaccin anti-pneumocoque et antigrippal en cas de traitement corticoïde ou immunosuppresseur
	Cas particuliers	**Thrombopénie périphérique**	= En cas de **thrombopénie sévère corticorésistante** : - **Immunoglobulines IV** à fortes doses en situation d'urgence - **Rituximab** ou **splénectomie**
		Grossesse	- Planification : rémission > 6 mois, sans atteinte rénale (ou minime) - **Poursuite de l'hydroxychloroquine** ± **faible corticothérapie** (5-10 mg/j) - En cas d'immunosuppresseur : seul **l'azathioprine** ou la **ciclosporine** sont autorisés - Traitement associé si SAPL : **aspirine** à dose antiagrégant, **HBPM préventive** - Surveillance multidisciplinaire mensuelle
		Contraception	- **Eviter les œstrogènes**, surtout en cas d'antécédent de thrombose - Alternative : **microprogestatif, acétate de chlormadinone** (Luteran®), **acétate de cyprotérone** (Androcur®), **DIU**
Pronostic	→ Polymorphisme évolutif extrême - **Survie à 10 ans = 80-90%** - FdR de mauvais pronostic : début dans l'enfance/adolescence, néphropathie grave, atteinte neurologique centrale - Principale cause de décès : Origine cardio-vasculaire (**accident vasculaire cérébral, insuffisance coronarienne)** - Autres causes de décès : **infection opportuniste, insuffisance rénale chronique...** - Risque augmenté de **néoplasie**, notamment de **lymphome**		

SYNDROME DES ANTI-PHOSPHOLIPIDES

SAPL = association de manifestations thrombotiques ou obstétricales, et de la présence durable d'un Ac anti-phospholipide
- **Ac anti-phospholipide** : interaction avec les phospholipides membranaires plaquettaires et les cellules endothéliales → activation de la coagulation
- Epidémiologie mal connue : prévalence = 1/2200, surtout chez la femme jeune (4/1), **1ère cause de thrombophilie acquise**
- **Primaire** ou associé à une **connectivite**, essentiellement un **lupus systémique** (prévalence de **20 à 30%** au cours du lupus)

Diagnostic	C	**Thrombose**	- Evocateur : - **Thrombose veineuse périphérique récidivante** - De **topographie inhabituelle (veine cave, membres supérieurs)** - **Embolies pulmonaires** - **Association de thromboses veineuses et artérielles** (30%) → Les récidives surviennent volontiers dans le même type de vaisseaux (veineux ou artériel)
		Neurologique (35%)	- **AVC/AIT** : par **thrombose artérielle** ou **migration d'embole cardiaque**, volontiers corticaux ou sous-corticaux, multiple, récidivant - **Démence vasculaire** avec atrophie corticale - **Thrombophlébite des sinus veineux cérébraux** : céphalées, HTIC - **Myélopathie vasculaire** - Association avec **chorée** et/ou **comitialité** → **Syndrome de Sneddon = AVC récidivant + livedo** : > 50% associé à un SAPL
		Cardiaque	- **Valvulopathie mitrale ou aortique = endocardite de Libman-Sacks** : risque d'embolie artérielle ou greffe oslérienne, rare évolution vers l'insuffisance cardiaque - **Thrombose coronaire** : **infarctus du sujet jeune** - **Cardiopathie ischémique**
		Cutanée	- **Livedo racemosa** : coloration bleue-violacée de la peau, en forme de maille, à filets larges, irrégulières, ouvertes - **Ulcères cutanés artériels** - **Orteils violacés, thromboses** et **nécroses cutanées** - **Hémorragie sous-unguéale en flammèche** **- Perforation de la cloison nasale**
		Rénale	- **Néphropathie glomérulaire** : HTA, protéinurie, voire insuffisance rénale, parfois asymptomatique - **Infarctus rénal** ou **sténose des artères rénales** - **Microangiopathie thrombotique**
		Pulmonaire	- **Embolies pulmonaires** - **Hémorragies intra-alvéolaires** (capillarite par thrombose des artérioles alvéolaires) - **HTAP** post-embolique ou par thrombose *in situ*
		Digestive	- Hépatique : **syndrome de Budd-Chiari** - **Ischémie intestinale aiguë** ou **angor mésentérique**
		Surrénalienne	- **Nécrose hémorragique des surrénales**, souvent bilatérale, secondaire à une **thrombose des veines surrénaliennes = syndrome d'Acherson** : douleur abdominale, hypotension
		Oculaire	**-** Atteinte ophtalmique vasculaire : **amaurose, OACR, NOIAA, OVCR**
		Manifestation obstétricale	- **Mort fœtale inexpliquée** par thrombose placentaire - **Insuffisance placentaire** : risque de **prééclampsie**, voire **éclampsie** - **Fausses couches à répétition** **- Thrombose veineuse** ou **artérielle** maternelle - **HELLP syndrome**
	Bio	NFS	**- Thrombopénie** (20% des cas, généralement modérée) et/ou **anémie auto-immune**
		Ac anti-phospholipide	- **ELISA** (IgG ou IgM) : - **Anticardiolipine** : spécifique, peu sensible - **Anti-β2-glycoprotéine 1** : plus sensible - **Dissociation de la sérologie syphilis** (VDRL+/TPHA-) liée à l'Ac anticardiolipine - **Anticoagulant circulant** : - Allongement isolé du TCA et du temps de reptilase - Non corrigé par le plasma témoin - Corrigé par un excès de phospholipides → En présence d'un anticoagulant circulant, on ne peut pas utiliser le TCA pour adapter l'HNF, mais uniquement une héparinémie (activité anti-Xa)

Diagnostic	DD		= Circonstances associées à la présence d'Ac anti-phospholipide (sans risque thrombotique) : - **Néoplasie** (risque thrombotique lié au cancer) - **Médicament inducteur d'Ac antiphospholipides** (≈ médicaments inducteurs de lupus) : **phénothiazine, phénytoïne, quinidine/quinine, interféron α, œstrogènes, β-bloquant, anti-TNFα, éthosuccimide, chlorothiazide, hydralazine, procaïnamide** - **Insuffisance rénale chronique** - Maladie auto-immune : **sarcoïdose, artérite à cellules géantes, périartérite noueuse, MICI** - **Hépatopathie** - **Infection VIH, infection VHC**
	Critères		→ Diagnostic si ≥ 1 critère clinique + ≥ 1 critère biologique
		Critère clinique	- **Thrombose vasculaire** : ≥ 1 épisode thrombotique artériel, veineux ou microvasculaire - **Morbidité obstétricale** : - ≥ 1 **mort fœtale inexpliquée** après **10 SA** - ≥ 1 **naissance prématurée < 34 SA** par **éclampsie/prééclampsie** - ≥ **3 fausses couches consécutives < 10 SA** inexpliquées
		Critère biologique	= Retrouvé à 2 reprises à **12 semaines** d'intervalles : - **Anticoagulant circulant type lupique** - **Ac anticardiolipide** (IgG et/ou IgM) à titre intermédiaire ou élevé (> 40) - **Ac anti-β2-GP1** (IgG ou IgM) à titre élevé
Formes cliniques	**Syndrome obstétrical pur**		- **Evénement obstétrical** associé à des **antiphospholipides** - Sans thrombose authentifiée → Risque ultérieur **d'événement thrombotique,** surtout **artériel**
	Syndrome catastrophique des Ac anti-phospholipides		= Orage thrombotique = **microangiopathie thrombotique** : rare (1% des SAPL), inaugural dans **50%** des cas, mortalité élevée = **35%** - **Défaille multiviscérale** dans un **temps limité** (≤ 7 jours), sans sepsis ni fièvre, avec **thrombopénie** - **Thromboses multiples** : **insuffisance cardiaque** par cardiopathie, **insuffisance rénale** par atteinte vasculaire diffuse, **encéphalopathie, détresse respiratoire, hypotension** - Nécessité d'une **preuve histologique** - Facteur déclenchant : - **Arrêt intempestif de l'anticoagulation** - Stimulation de l'endothélium : **chirurgie**, **geste artériel invasif** - TTT en urgence : **anticoagulation, corticoïdes** et **échanges plasmatiques**
TTT	SAPL prouvé	Thrombose	- TTT curatif : **héparine** - **AVK** à vie : objectif d'INR à **2,5** (veineux) ou **3** (artériel) - Si récidive sous AVK : ajout **d'aspirine** à dose antiagrégant ou ↗ **objectif d'INR à 3,5**
		Obstétrical	- **Aspirine** à vie
	Prévention		= Anti-phospholipide durable sans manifestation thrombotique ou obstétricale - Associé à un lupus : **aspirine** à vie - Sans contexte de lupus : **aspirine** à discuter
	Grossesse		- Si SAPL biologique : **aspirine** jusqu'au 8ᵉ mois - Si SAPL thrombotique : **héparine curative ± aspirine** - Si SAPL obstétrical ou discuté si SAPL biologique triple positif : **héparine préventive + aspirine**

Contexte			**A vie**	**Lors d'une grossesse**
SAPL	Prouvé	Thrombotique	AVK	Héparine curative ± Aspirine
		Récidive	↗ AVK ou AVK + aspirine	
		Obstétrical	Aspirine	Aspirine + héparine préventive
	Biologique	Associé à un lupus	Aspirine	Aspirine
		Isolé	Discuter aspirine	Aspirine
		Triple positif	idem	Aspirine + héparine iso-coagulante

ITEM 191 : ARTERITE A CELLULES GEANTES

ARTERITE A CELLULES GEANTES

Artérite à cellules géantes = maladie de Horton : **pan-artérite inflammatoire subaiguë, segmentaire, plurifocale**, prédominant sur les gros vaisseaux (de l'aorte jusqu'à aux branches de **4e division** de l'aorte), particulièrement céphaliques
- Peu fréquente (1/10 000) : touche **électivement** les sujets > **50 ans**, en moyenne = 70 ans, prédominance féminine (4/1)
- Associée à une **pseudo-polyarthrite rhizomélique (PPR)** dans **40%** des cas

Physiopathologie

= Maladie inflammatoire développée en réponse à la reconnaissance par le système immunitaire d'un ou plusieurs Ag de la paroi vasculaire des gros vaisseaux, sans Ag identifié
- Facteurs de survenue : **sénescence tissulaire, facteurs génétiques, infectieux** et **environnementaux**
- Rôle majeur de certaines cytokines : **interféron γ, axe interleukine 6 (IL6), IL17**
- Se traduit :
. Sur le plan local : **épaississement de la paroi** (prolifération myo-fibroblastique, œdème inflammatoire) → rétrécissement de la lumière vasculaire → **ischémie, thrombose,** voire **nécrose** en l'absence de collatéralité
. Sur le plan général : **signes généraux** et **biologiques inflammatoires**

Diagnostic

SF	Signes généraux		- **Fièvre** : fébricule évoluant de manière prolongée, ou plus rarement fièvre brutale jusqu'à 40°C - **AEG** avec asthénie, anorexie, amaigrissement
	Douleurs de l'extrémité céphalique		- **Céphalées temporales** : uni- ou bilatérales, d'horaire inflammatoire (2nd partie de nuit) - **Hyperesthésie du cuir chevelu** (signe du peigne, du chapeau ou de l'oreiller) - **Claudication intermittente des mâchoires** : contracture douloureuse des masséters à la mastication, cédant à l'arrêt de l'effort, jusqu'au **trismus de repos** en cas d'ischémie sévère - **Nécrose de la langue, du voile du palais** ou **du scalp** : rare mais évocatrice - Douleur atypique : **linguale** (ou **claudication linguale**), **otalgie, dysphagie, enrouement**
	Douleurs de l'appareil locomoteur		- **Douleurs des ceintures**, de rythme inflammatoire : **pseudo-polyarthrite rhizomélique** - **Myalgies, arthralgies** - **Claudication intermittente** et/ou **faiblesse d'un membre supérieur** ou **inférieur**
	Signes ophtalmo-logiques		= Atteinte ophtalmique fréquente (**30%** des cas), potentiellement grave → aboutit à une **cécité** irréversible dans **15%** des cas, bilatérale dans **5%** des cas
		Neuropathie optique ischémique antérieure aiguë (NOIAA)	= Principale complication (75-85% des atteintes ophtalmiques) : atteinte des artères ciliaires courtes, branches de l'artère ophtalmique, vascularisant le nerf optique - Atteinte inaugurale de la maladie le plus souvent (révèle le diagnostic) - **Amaurose monoculaire brutale**, indolore, sans rougeur oculaire : d'emblée complète (simple perception lumineuse), ou débutant par un scotome altitudinal, généralement définitive - FO : œdème papillaire - **Angiographie à la fluorescéine** : signes **d'ischémie choroïdienne** associés → Eliminer une artérite à cellules géantes devant toute amaurose transitoire ou NOIAA chez le sujet > 50 ans : recherche de syndrome inflammatoire biologique (CRP et Fibrinogène ++) qui poserait l'indication d'une corticothérapie en l'absence d'avis ophtalmologique éclairé rapide → La 1ère étiologie de NOIAA reste **l'artériosclérose +++**
			Autres : - **Amaurose transitoire = syndrome de menace oculaire**, volontiers annonciateur de NOIAA : perte de vision transitoire, de quelques secondes à quelques minutes, complète ou simple amputation du champ visuel - **Troubles oculomoteurs** (**parésie oculomotrice** d'origine neuropathique ou musculaire) : **diplopie** → Facteur de risque accru de NOIAA - **Occlusion de l'artère centrale de la rétine** (5 à 15%) - **Neuropathie optique ischémique postérieure** (5%) (différent de la NORB dont le mécanisme physiopathologique est inflammatoire) - **Vascularite rétinienne**
	Atteinte macrovasculaire	**Aortite**	= Fréquente (10 à 20%), peut toucher tous les segments de l'aorte (Ao. thoracique ascendante, descendante et abdominale) - **Asymptomatique** dans la plupart des cas, de découverte radiologique - **Douleurs lombaires** ou **thoraciques** - Complication : **dissection aortique, anévrisme, dilatation diffuse** de l'aorte (**méga-aorte**), **insuffisance aortique** (par dilatation de l'aorte ascendante)
		Ischémie de membre	= D'un **membre supérieur** ou d'un **membre inférieur** - **Claudication intermittente** vasculaire, d'aggravation rapide

	Atteinte macrovasculaire	**Autres** : - Vaisseaux intracrâniens : **AVC,** notamment du territoire vertébral postérieur - Artères coronaires : **angor, infarctus du myocarde** - Artères digestives : **angor mésentérique, infarctus mésentérique** **A noter** : - Absence de sténose significative de l'aorte et des artères rénales +++ - Rareté des anévrysmes des branches de division de l'aorte ou des artères des membres
SF		**Signes fonctionnels :** - Pulmonaire : **toux sèche persistante** (atteinte des artères laryngées), **pleurésie** - Cardiaque **: myo-péricardite** → A évoquer > 50 ans : - Douleurs récentes de l'extrémité céphalique - Trouble aigu de la vision - Manifestations ischémiques céphaliques ou des membres - Signes généraux inexpliqués
SC		**Signes cliniques :** - **Tuméfaction/induration** ou **sensibilité d'une artère temporale** **- Abolition d'un pouls temporal** - **Souffle vasculaire** sur le trajet des artères sous-clavières, axillaires ou humérales - **Abolition d'un pouls radial** - **Anisotension** (différence de PAS ≥ 20 mmHg et/ou de PAD ≥ 10 mmHg entre les 2 bras) - **Insuffisance aortique** (par dilatation de l'aorte ascendante) - **Ulcération nécrotique du scalp ou de la langue** - **Fond d'œil** systématique : recherche de vascularite ophtalmique, même en l'absence de symptômes
DD		- Syndrome méningé (céphalées fébriles) - Endocardite avec manifestations ostéo-articulaires, fièvre et syndrome inflammatoire - Polyarthrite rhumatoïde à début rhizomélique qui peut se voir > 50 ans - Rhumatisme inflammatoire microcristallin du sujet âgé (chondrocalcinose et rhumatisme à apatite) - Myopathie inflammatoire de type polymyosite qui peut toucher les ceintures - Vascularites comme la granulomatose avec polyangéite ou la périartérite noueuse (AEG, sd. Inflammatoire, polyarthrite) - Affections néoplasiques (fièvre, AEG, sd. Inflammatoire) tel que le cancer du rein ou les lymphomes
Bio		- **VS/CRP, fibrinogène** : **syndrome inflammatoire biologique** quasi-constant (> 90%), CRP parfois très élevée > 200 mg/L - **NFS** : **hyperleucocytose à PNN, anémie inflammatoire, thrombocytose** - **Bilan hépatique** : possible **hépatite cholestatique anictérique** (50-70%), parfois **cytolyse** avec **ictère** - Fonction rénale non altérée et absence de sténose artérielle rénale dans la maladie de Horton (QCM iECN ++)
PC	**Biopsie de l'artère temporale**	= Examen diagnostique clé : à réaliser systématiquement - Prélèvement de **1 à 3 cm** (le plus long possible), préférentiellement du côté de l'atteinte clinique ± guidé par **échographie-Doppler artérielle** des TSA, sous AL, → Atteinte segmentaire : la négativité n'élimine pas le diagnostic → **biopsie controlatérale** → La réalisation d'une biopsie de l'artère temporale **ne doit pas retarder l'initiation** du traitement en cas de forte suspicion clinique : dans les 15 jours après début des corticoïdes
		Résultat : **= Panartérite granulomateuse segmentaire et focal :** **-** Epaississement de **l'intima** par **œdème intimal** ± **fibrose intimale** - Infiltration inflammatoire à prédominance de cellules mononucléées (lymphocytes, macrophages) ± PNN, plasmocytes, pouvant siéger dans les 3 tuniques de l'artère - **Granulome à cellules géantes** (rare et inconstant), prédominant au niveau de l'adventice - Rupture de la **limitante élastique interne**, souvent avec élastophagie - Destruction des **cellules musculaires lisses** de la **média**
	Angioscanner thoraco-abdomino-pelvien	- Recherche d'arguments en faveur d'une **aortite** : épaississement concentrique et étendu de la paroi > 3 mm, en l'absence d'athérome - Recherche de complication : **anévrisme, dissection** - Diagnostic différentiel : néoplasie, infection (tuberculose...)
	Autres examens utiles	- **Bilan ophtalmologique** : non systématique en l'absence de signes visuels - **PET-scanner** : fixation de l'aorte, sous-clavière et carotide, faux positif en cas d'athérome - **Echo-Doppler artérielle des troncs supra-aortiques** : sténose, épaississement pariétal - **Echographie des artères céphaliques** : signe du halo (œdème pariétal) → guide la biopsie - **Artériographie conventionnelle :** seulement à visée thérapeutique (endoprothèse...)

TTT	**Cortico-thérapie**	TTT d'attaque	= Contrôle rapide de la vascularite : durée de **2 à 4 semaines** - **Prednisone** : **0,5 à 0,7** mg/kg/j en l'absence de signe ophtalmique ou macrovasculaire - Atteinte ophtalmique ou complication macrovasculaire : ≥ **1** mg/kg/j ± **Bolus IV** pendant 1 à 3 jours → La réponse rapide en **48h** aux corticoïdes est en faveur du diagnostic de Horton
		Décroissance rapide	= ↘ de posologie par paliers de 1 à 2 semaines pour ramener la dose à **0,25-0,35** mg/kg/j (soit 15-20 mg/j), généralement atteinte après **8 à 12 semaines**
		Décroissance lente	= ↘ de posologie par paliers mensuels, pour ramener la dose à **10** mg/j au 6e mois, et de **5 à 7,5** mg/j au 12e mois (dose d'entretien)
		Phase de sevrage	= Tenté chez un patient stable depuis plusieurs mois à 5 mg/j, en rémission clinique et biologique (VS < 30, CRP < 10) : diminution progressive (mg par mg) - Surveillance clinique et biologique mensuelle dans l'année suivante
		- **Rechute** : . **50%** des cas pendant la décroissance . **50%** après sevrage complet - La plupart des patients sont sevrés définitivement entre 18 et 60 mois (**1 an ½** et **5 ans**) après le début du traitement	
	Mesures associées	- **Traitement d'épargne cortisonique** chez le patient corticodépendant ou rechutant à l'arrêt des corticoïdes : **méthotrexate, biothérapie** (en cours d'essai) - Prévention du risque cardiovasculaire durant la phase d'attaque (risque élevé de thrombose locale) **:** **antiagrégant plaquettaire** à discuter**,** ou systématique en cas d'atteinte ophtalmologique **- Statine** non recommandé systématiquement	
		Prévention des complications de la corticothérapie	- **Risque infectieux** : recherche de foyer infectieux latent, vaccination antigrippale et antipneumococcique, CI aux vaccins vivants, dépistage VHB/VHC, traitement préventif de l'anguillulose chez les patients à risque par cure d'ivermectine - Surveillance de la **kaliémie** en début de traitement ± **supplémentation** - Dépistage du **diabète** ± traitement - **RHD** : régime peu salé, limiter les sucres rapides et les graisses saturées, éviter le grignotage, activité physique - Supplémentation en **calcium** et **vitamine D** + bisphosphonates quasi-systématiques
	Suivi	- Evaluation clinique à 1 mois, 3 mois puis tous les 4 à 6 mois - **Contrôle mensuel de la VS/CRP**, et avant chaque décroissance, jusqu'à **1 an** après sevrage - **Imagerie de l'aorte** : au diagnostic, puis tous les **2 à 5 ans** (complications tardives)	
	→ Pronostic vital bon (survie identique à la population générale), mais atteinte fonctionnelle non rare (séquelles visuelles, effets secondaires de la corticothérapie)		

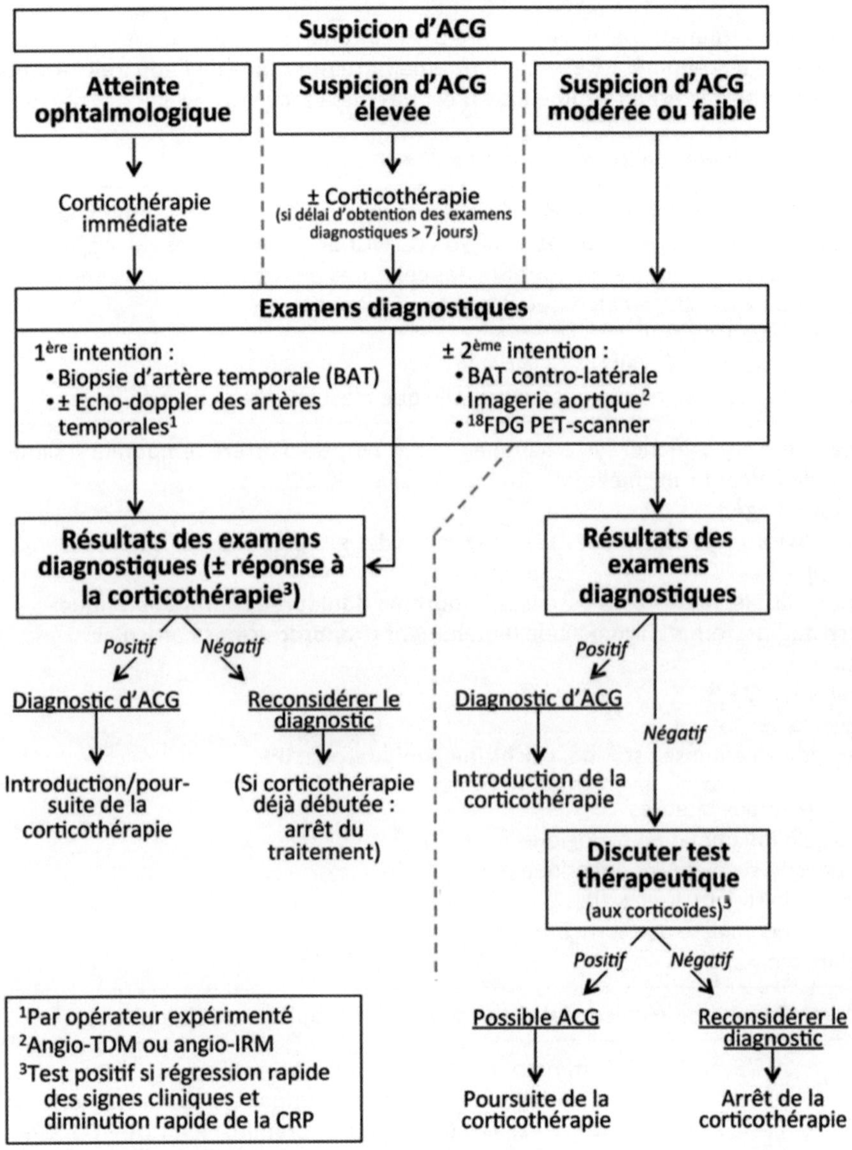
Suspicion d'ACG
Atteinte ophtalmologique
Suspicion d'ACG élevée
Suspicion d'ACG modérée ou faible
Corticothérapie immédiate
± Corticothérapie
(si délai d'obtention des examens diagnostiques > 7 jours)
Examens diagnostiques
1ère intention :
• Biopsie d'artère temporale (BAT)
• ± Echo-doppler des artères temporales1
± 2ème intention :
• BAT contro-latérale
• Imagerie aortique2
• 18FDG PET-scanner
Résultats des examens diagnostiques (± réponse à la corticothérapie3)
Positif
Négatif
Diagnostic d'ACG
Reconsidérer le diagnostic
Introduction/poursuite de la corticothérapie
(Si corticothérapie déjà débutée : arrêt du traitement)
Résultats des examens diagnostiques
Positif
Diagnostic d'ACG
Introduction de la corticothérapie
Négatif
Discuter test thérapeutique
(aux corticoïdes)3
Positif
Négatif
Possible ACG
Reconsidérer le diagnostic
Poursuite de la corticothérapie
Arrêt de la corticothérapie
1Par opérateur expérimenté
2Angio-TDM ou angio-IRM
3Test positif si régression rapide des signes cliniques et diminution rapide de la CRP

PSEUDO-POLYARTHRITE RHIZOMELIQUE

Pseudo-polyarthrite rhizomélique = rhumatisme inflammatoire des ceintures scapulaires et pelviennes par **bursite non destructrice acromio-claviculaire, gléno-humérale** et **coxo-fémorale (atteinte isolée de l'appareil locomoteur)**
Contrairement à l'ACG, la Pseudo-polyarthrite rhizomélique n'est pas une vascularite +++
- Touche le sujet > 50 ans
- Associée à une **artérite à cellules géantes de Horton dans 10 à 20% des cas**

Manifestations

- **Douleurs rhizoméliques** de rythme inflammatoire, durant > 1 mois : **arthromyalgies inflammatoires**, bilatérales, généralement symétriques, atteignant les **épaules**, la **région cervicale**, la **ceinture scapulaire**, les **cuisses** et/ou les **fesses**
- **Impotence fonctionnelle** avec **raideur** très importante des ceintures pelvienne et scapulaire, avec **dérouillage matinal**
- Signes généraux : **asthénie, anorexie, amaigrissement,** parfois **fébricule**
- Très rarement : **polysynovite des mains**
- **Syndrome inflammatoire biologique** d'intensité variable

→ Diagnostic d'élimination : aucun signe clinique ou paraclinique n'est entièrement spécifique

Diagnostic différentiel

- **Artérite à cellules géantes** : à rechercher systématiquement → **biopsie d'artère temporale** si signe évocateur
- **Polyarthrite rhumatoïde à début rhizomélique** : atteinte érosive, FR, CCP
- **Spondyloarthrite du sujet âgé**
- **Polyarthrite œdémateuse du sujet âgé (RS3PE)** : polysynovite des extrémités avec œdèmes blancs, mous, prenant le godet, très cortico-sensible
- Néoplasie : **myélome multiple, métastases osseuses, syndrome douloureux paranéoplasique**
- **Rhumatisme microcristallin** à forme rhizomélique (notamment **chondrocalcinose articulaire**)
- **Vascularite nécrosante**
- **Polymyosite, dermatomyosite**
- **Dysthyroïdie, ostéomalacie**
- Toxicité musculaire médicamenteuse : **statine, colchicine, amiodarone, IPP**

En faveur d'un diagnostic différentiel
- Signes généraux intenses
- Absence d'inflammation biologique
- Arthrites ou synovites périphériques
- Absence d'atteinte des épaules
- Réponse incomplète à la corticothérapie
- Atteinte d'organe

Bilan

→ Affirmer le syndrome inflammatoire et écarter les diagnostics différentiels

Systématique	- Syndrome inflammatoire : **NFS, VS, CRP, fibrinogène** - Bilan standard : **ionogramme sanguin et urinaire, créatininémie, bilan hépatique (ASAT/ALAT, GGT, PAL), calcémie, phosphorémie, EPS, TSH + T4l, CPK, BU/ECBU**
Selon le contexte	- **Bilan immunologique** (Ac anti-nucléaires, FR, ACCP, ANCA) : normal - **Rx des articulations douloureuses, Rx bassin ± sacro-iliaque, RP** : normales - **IRM des épaules** ou **échographie synoviale** : en faveur d'une PPR si retrouve une bursite sous-acromiale, une ténosynovite du long biceps, une synovite glénohumérale, une bursite trochantérienne et/ou une synovite de hanche bilatérale - **Scanner thoraco-abdomino-pelvien** : recherche d'aortite ou de néoplasie - **Biopsie d'artère temporale** : seulement si signes évocateurs de maladie de Horton

Critères

Critères diagnostiques (ACR/EULAR)

= Chez le patient > 50 ans présentant des douleurs bilatérales des épaules avec ↗ VS et/ou CRP
- **Raideur matinale > 45 minutes** : + 2
- **Douleur de hanche ou limitation de mobilité** : + 1
- **Absence de FR ou d'ACCP** : + 2
- **Absence d'autre atteinte articulaire** : +1
- Avec échographie : - **≥ 1 bursite ou ténosynovite sur épaule ou hanche** : + 1
  - **Bursite ou ténosynovite des 2 épaules** : + 1

→ Diagnostic de PPR : si ≥ 4 points (sans échographie) ou ≥ 5 points (avec échographie)

TTT

Corticothérapie

= Faible dose, par voie orale : efficacité constante, remarquable
- Dose initiale : prednisone **0,2 à 0,3** mg/kg/j généralement suffisant
- Généralement contrôlé par une corticothérapie **< 2 ans** : reconsidérer le diagnostic au-delà

Suivi

- Consultation spécialisée à 1 mois, 3 mois puis tous les 3 mois
- En cas de rechute : ↗ des corticoïdes par paliers
  ± adjonction de **méthotrexate** à visée d'épargne cortisonique

MALADIE DE TAKAYASU

Maladie de Takayasu : rare en France, prédominance féminine marquée (9/1), début insidieux avant l'âge de 50 ans
- Touche souvent **l'aorte** et ses **branches principales**, les **artères à destination des membres**
- Touche relativement peu les **artères céphaliques** et très rarement les **artères pulmonaires**
- Provoque fréquemment des **dilatations artérielles** (aortique mais aussi des branches de l'aorte)
- Possible **sténose inflammatoire des artères rénales** avec hypertension artérielle réno-vasculaire (mode de révélation classique), inflammatoire puis cicatricielle (ne répond plus au traitement)
- Evolution généralement chronique, avec guérison définitive en plusieurs années
- Volontiers associée à des atteintes inflammatoires d'autres systèmes
- Traitement mal codifié ++

Diagnostic	C	**Phase systémique pré-occlusive**		= Signes inconstants et peu spécifiques - Signes généraux : **fièvre, asthénie, amaigrissement, anorexie, arthralgies, myalgies** - Signes cutanés : **érythème noueux**, ***pyoderma gangrenosum*** - Signes ophtalmiques : **épisclérite, uvéite antérieure** - **Douleurs sur les trajets des gros vaisseaux**, notamment **carotidodynie**
		Phase occlusive vasculaire		= Souvent révélatrice de la maladie, de début insidieux ± superposée à la phase systémique :
			Membres supérieurs	- **Claudication douloureuse, faiblesse à l'effort** - **Asymétrie tensionnelle, absence d'un ou plusieurs pouls** - **Syndrome de Raynaud atypique** - **Ischémie digitale, ischémie de membre aiguë** ou **subaiguë**
			Extrémité céphalique	- **Manifestations neurologiques** ou **neurosensorielles ischémiques** et **transitoires** (**AIT**) par bas débit, ou conséquence d'une HTA sévère
			Aortique	- **Dilatation** : parfois majeure, à l'origine d'une **insuffisance aortique** (par dilatation de l'anneau) ou d'**embolies distales** - **Sténose** : **HTA** par coarctation de l'aorte thoracique ou abdominale sus-rénale → L'association de **sténoses** et **dilatations aortiques** et très évocatrice
			Rénal	= **HTA réno-vasculaire** : fréquente, par **atteinte des artères rénales** et/ou par **coarctation aortique acquise** - Parfois méconnue par sténose des membres supérieurs, coarctation aortique, voire sténose des MI → prise de tension aux membres inférieurs - Risque **d'HTA maligne** en cas d'atteinte des 2 artères rénales
			Autres	- Membres inférieurs : **claudication intermittente** des MI, rapidement évolutive, pouvant aboutir à une **ischémie aiguë** - **Ischémie mésentérique** (rare) - Cardiaque : **atteinte des coronaires** avec **insuffisance cardiaque ischémique**
	Bio			- **Syndrome inflammatoire biologique** avec **hypergammaglobulinémie polyclonale** (inconstante) - Aucun biomarqueur spécifique
	PC	Imagerie (Clé diagnostique)		= Examen clé : **angioscanner**, **angio-IRM**, **échographie-Doppler** selon la localisation - Etude des aortes et ses branches, artères pulmonaires et abdominales, TSA, vaisseaux des membres supérieurs et des membres inférieurs - Lésion : - Association de **sténoses** et **ectasies artérielles** - **Epaississement pariétal** - Atteinte des **artères sous-clavières post-vertébrale** ou de **l'artère pulmonaire** évocatrice - **Artériographie** : en cas de geste interventionnel
		Histologie		= **Biopsie d'artère** rarement pratiquée - Aspect quasi-identique à la maladie de Horton, avec davantage de fibrose et moins d'infiltrat inflammatoire : **aspect scléro-inflammatoire media-adventitiel**
	DD			- **Maladie de Horton** : survenue chez le sujet âgé, atteinte plus fréquente de l'extrémité céphalique, plus brutal - **Athérosclérose sévère** - **Fibrodysplasie des artères rénales**
TTT				- **Corticothérapie** (en cas de syndrome inflammatoire) : **prednisone 1** mg/kg/j en traitement d'attaque, puis corticothérapie d'entretien prolongée, souvent pendant plusieurs années (rechutes fréquentes) - **Immunosuppresseur** (épargne cortisonique) : **méthotrexate, azathioprine, mycophénolate, cyclophosphamide** - **Contrôle strict des FdRCV, sevrage tabagique impératif** - **Angioplastie** en cas de sténose symptomatique (mise en place de prothèses vasculaires), si possible après contrôle du syndrome inflammatoire (risque de resténose à court terme), voire **pontage vasculaire**

ITEM 207 : SARCOÏDOSE

Sarcoïdose : **maladie systémique**, de cause inconnue, due à l'infiltration des organes atteints par des **granulomes immunitaires épithélioïdes et giganto-cellulaires** sans nécrose caséeuse
- Atteinte principalement **médiastino-pulmonaire** : 80 à 90% des cas, dont atteinte isolée dans 50% des cas
- Répartition géographique ubiquitaire, maladie rare = prévalence variable de **1/5000 à 1/20 000** selon les régions/ethnies
- 3 fois plus fréquent (et plus sévère) chez les sujets africains et sujets scandinaves
- Débute entre 25 et 45 ans dans 2/3 des cas, un peu plus fréquent chez la femme (1,2/1 à 1,75/1), forme familiale dans 5% des cas (gène codant pour la butérophyline-Like 2 (RR x 5))

Physiopathologie	**Granulome** = processus dynamique, conséquence d'une réaction immunitaire cellulaire spécifique dirigée contre un Ag inconnu (environnemental ou infectieux), d'élimination lente, chez des sujets prédisposés - **Profil immunitaire Th1** avec mise en jeu de LT et de cellules présentatrices d'Ag (monocytes et macrophages, se différenciant en cellules épithélioïde et cellules géantes), par production exagérée d'interféron γ, TNFα et IL2 - Association avec pesticide, insecticide, moisissures (ACCESS Study)		
	Histologie		**Granulome épithélioïde et giganto-cellulaire sans nécrose caséeuse = granulome tuberculoïde** : - Follicule central : **cellules épithélioïdes** (macrophages activés) et **cellules géantes** (**de Langhans**) - **Lymphocytes T** regroupés **en couronne** autour du follicule - Evolution : **résolution** sans séquelle, **persistance** sans altération de l'architecture, ou moins souvent lésions de **fibroses périphériques** - Distribution caractéristique au sein des organes : **distribution lymphatique** dans le poumon (tissu conjonctif péri-broncho-vasculaire, scissural, sous-pleural et péri-lobulaire) et au niveau de la muqueuse bronchique (aspect de scissure perlée caractéristique ++)
	Cause		- Prédisposition génétique : **prépondérance ethnique, formes familiales**, association entre certaines formes cliniques et des haplotypes HLA - Polymorphismes génétiques identifiés : HLA DQB1*0201 et HLA DRBA*0301 - Influence environnementale : **variations saisonnières** (syndrome de Löfgren surtout), **cas épidémiques**, association avec certains facteurs environnementaux - Environnement (Trigger antigénique) : mycobactéries commensales, bactéries propioniques et *Herperviridae*
Manifestations respiratoires	Clinique		- **Toux sèche persistante** : fréquente = 30 à 50% des cas → principal signe fonctionnel respiratoire - **Dyspnée** lentement progressive : rare, surtout aux stades avancés - **Douleur thoracique** erratique et fugace : rechercher une atteinte cardiaque - **Symptôme asthmatiforme** ou **infection respiratoire intercurrente** - **Hémoptysie** (exceptionnelle) : rechercher une greffe aspergillaire (aspergillome) - **Auscultation généralement normal** (ou **râle crépitant** dans 10% des cas) - **Hippocratisme digital** (« Drapeau rouge » qui doit fait évoquer un autre diagnostic)
	RP	→ Grande valeur diagnostique, pronostique et pour le suivi de la maladie	
		ADP intrathoracique	- **ADP hilaire** : bilatérale, symétrique, homogène, non compressive (95% - évoquer lymphome si compressif), non calcifiées classiquement (évoquer silicose ou séquelle BK) mais peut se voir dans les formes très prolongées (rare ++) - **ADP médiastinale** : latéro-trachéale droite dans > 70% des cas - Plus rarement asymétriques ou compressives → éliminer un diagnostic alternatif (lymphome, métastase d'un cancer extrathoracique +++)
		Atteinte parenchymateuse	- **Aspect micronodulaire diffus**, prédominant dans les parties moyennes et supérieures des champs pulmonaires
		Fibrose	= Prédomine dans les parties supérieures et postérieures - **Atélectasies segmentaires** : opacités parenchymateuses rétractile avec ascension des hiles pulmonaires et distorsion broncho-vasculaire - Parfois **masse pseudotumorale péri-hilaire** ou **aspect en rayon de miel** apical - Lésions associées : . **Lésions emphysémateuses para-cicatricielle** . **Déformation en tente des coupoles diaphragmatiques** . **Lésions cavitaires** (risque d'aspergillome avec TDM thoracique retrouvant une image en grelot)

Manifestations respiratoires	**RP**	Stade radiographique de Scadding		- Stade 0 (10%) : RP normale (forme extrathoracique isolée) - Stade 1 (60%) : ADP hilaires bilatérales et médiastinales isolées - Stade 2 (10%) : ADP hilaires et médiastinales + atteinte parenchymateuse pulmonaire - Stade 3 (10%) : atteinte parenchymateuse pulmonaire isolée sans fibrose - Stade 4 (10%) : fibrose pulmonaire diffuse (isolée ou associée) avec lésions parenchymateuses irréversibles, destructrices et rétractiles (ascension des coupoles diaphragmatiques), atélectasie segmentaire et lésions d'emphysèmes
		→ Le contraste entre l'importance de l'atteinte radiologique et la discrétion des signes respiratoires est un élément en faveur du diagnostic de sarcoïdose		
	TDM haute résolution	→ Non indispensable dans les formes typiques non compliquées : intérêt dans les formes atypiques - Atteinte parenchymateuse : **micronodules à contours nets**, confluents, bilatéraux, prédominant dans les moitiés supérieures, **distribution lymphatique** (le long des axes péri-broncho-vasculaires (épaissis) et des zones sous pleurales et scissures), prédominant en péri-lobulaire ± **réticulations septales** - Détection précoce des **signes débutant de fibrose** : **bronchectasie par traction, distorsion des scissures et des axes broncho-vasculaires, rayon de miel apical-postérieur** - Avec injection : analyse des **ADP médiastinales** et **hilaires (en fenêtre médiastinale)**		
	EFR	- Généralement normale ou peu altéré dans les stades 1 ou atteintes parenchymateuses minimes - **Syndrome restrictif** (CPT < 80%) ou **mixte** dans 50% des cas, plus rarement **syndrome obstructif** isolé - **Hyperréactivité bronchique** parfois associée - **Diminution précoce de la diffusion alvéolo-capillaire** (DLCO) : paramètre précoce, sensible - GDS longtemps normaux, possible désaturation à l'effort au test de marche de 6 minutes (TM6)		
	Endoscopie bronchique	= Essentielle, non systématique en cas de prélèvement histologique d'un site plus accessible		
		Macroscopie	- **Normale** dans la majorité des cas - **Muqueuse « en fond d'œil », granulations blanchâtres** des bronches proximales (rare)	
		LBA	= Orientation diagnostique : - **Alvéolite lymphocytaire** modérée (20-50%) **à LT CD4+** - ↗ **Ratio CD4/CD8** (> 3,5) : inconstant	
		Prélèvement histologique	1ère intention	- **Biopsie bronchique proximale étagée** : sensibilité de 50-60% (↗ en cas d'atteinte macroscopique)
			2^{n} intention	- **Ponction échoguidée à l'aiguille des ADP médiastinales** en cas d'ADP accessible : très sensible - **Biopsie pulmonaire transbronchique** : plus sensible, risque hémorragique ou de pneumothorax
	Médiastino-scopie	**3e intention** = En présence d'une ADP médiastinale, si échec des techniques endoscopiques, sous AG - Diagnostic histopathologique dans ≈ 100% des cas		
	PET-scan	<u>Indications restreintes :</u> - Recherche d'un **site superficiel occulte** à biopsier - Confirmation d'une **atteinte cardiaque** active et/ou neurologique - Permet le guidage d'éventuelles biopsies d'organes profonds (foie ++) - Recherche du mécanisme d'une **asthénie profonde inexpliquée** - Evaluation de **l'activité de la maladie** dans les stades IV radiographiques		
	Formes médiastino-pulmonaires atypiques	**Trouble ventilatoire obstructif**	= Tableau d'asthme : - **Hyperréactivité bronchique** - **Obstruction bronchique** par distorsion des bronches proximales (stade 4) - **Infiltration granulomateuse diffuse des bronches proximales** (rare) - **Compression extrinsèque bronchique** par une ADP (exceptionnel)	
		Formes cavitaires	= **Syndrome cavitaire**, principalement apical, compliquant une fibrose pulmonaire - Risque élevé de **complication infectieuse**, surtout de **greffe aspergillaire**	

		Forme pseudo-nodulaire et alvéolaire	= Rare : aspect de **macronodules**, voire de « lâcher de ballon » - Confluence de granulome : opacités alvéolaires de présentation aiguë, pouvant régresser spontanément ou s'excaver
Manifestations extra-respiratoires			→ Très polymorphe, apport diagnostique important si associé à l'atteinte médiastino-pulmonaire - Atteintes les plus fréquentes : **cutanée, oculaire, ganglionnaire périphérique** et **hépatique**
Manifestations extra-respiratoires	Signes généraux		- **Asthénie importante** : parfois au 1er plan (même dans les formes limitées) - **Fièvre** : rare en dehors du syndrome de Löfgren, d'Heerfordt ou d'une atteinte hépatique ou rénale - **Amaigrissement** : possible dans un syndrome de Löfgren ou dans les formes multi-viscérales
Manifestations extra-respiratoires	**Syndrome de Löfgren**		= **Sarcoïdose aiguë** : révélatrice dans 5 à 10% des cas, touchant principalement la femme caucasienne - **Erythème noueux** + **anergie tuberculinique** (négativation de l'IDR à la tuberculine) + **ADP hilaires et médiastinales** + **arthralgie/arthrite des chevilles** + **fièvre** - Preuve histologique non nécessaire en cas de présentation typique → Résolution spontanée dans 95% des cas en **12 à 24 mois** sous traitement symptomatique
Manifestations extra-respiratoires	Atteinte cutanée (20-25%)	**Erythème noueux** (10%)	= **Dermohypodermite septale aiguë inflammatoire** prédominant sur les faces d'extension des membres, notamment des jambes : cause la plus fréquente en France (avec l'infection post-streptococcique) - **Nouures érythémateuses sous-cutanées** : fermes, douloureuses, guérit sans séquelles - Lésion aspécifique : biopsie inutile (panniculite septale), ne montrant pas de granulome
Manifestations extra-respiratoires	Atteinte cutanée (20-25%)	*Lésions cutanées spécifiques*	= Préférentiellement **au visage** (50%), d'aspects multiples et d'évolution chronique Caractéristiques : - **Violacé** ou **brunâtre**, ferme, non œdémateux, non inflammatoire - **Indolore** et **non prurigineux** - **Grains lupoïdes jaunâtres** à la vitropression (infiltrats granulomateux) - **Sarcoïde à petit nodule** : papule de 3 à 5 mm, évoluant par poussée, souvent symétriques, préférentiellement cervico-faciales et tronculaires - **Sarcoïde à gros nodule** et **en plaques** : nodules dermiques de 5 à 10 mm infiltrant la peau, pouvant persister plusieurs années, en plaques (aux membres ++), séquelle cicatricielle - ***Lupus pernio*** : plaque violacée infiltrée du nez et des joues (en aile de papillon) ou parfois des oreilles, mains et doigts → chez la femme, doit faire rechercher une atteinte ORL - Autres : . **Sarcoïde sur cicatrice ou tatouage** . **Forme angiolupoïde** . **Nodule sous-cutané** . **Alopécie** → **Consultation dermatologique ± biopsie cutanée** : nodules de cellules épithélioïdes arrondis, bien circonscrits, entourés d'une étroite couronne lymphocytaire, sans nécrose caséeuse
Manifestations extra-respiratoires	Atteinte oculaire (20-25%)		→ Tous les segments de l'œil peuvent être atteints : **uvéite** (antérieure, postérieure et/ou moyenne), **atteinte lacrymale, conjonctivite, kératite, syndrome sec (+/- kératite ponctuée superficielle), névrite optique, nodule conjonctivale** (à biopsier) ...
Manifestations extra-respiratoires	Atteinte oculaire (20-25%)	**Uvéite antérieure**	- Forme chronique : typiquement **chronique**, **bilatérale** et **granulomateuse** (précipités rétro-cornéens épais et nodules) → Peut menacer l'AV par **synéchies irido-cristallinienne, cataracte** ou **glaucome** - Forme aiguë : évoquée devant un œil rouge avec BAV → examen à la lampe à fente
Manifestations extra-respiratoires	Atteinte oculaire (20-25%)	**Uvéite postérieure**	→ A rechercher systématiquement par **angiographie rétinienne** - Menace le pronostic visuel : risque d'**œdème maculaire cystoïde** - Souvent associée à une **atteinte neurologique centrale** - Parfois associée à une vascularite rétinienne (éliminer Behçet et SAPL)
Manifestations extra-respiratoires	Atteinte oculaire (20-25%)	Autres	- **Uvéite intermédiaire** (hyalite) : Doit faire évoquer une sarcoïdose, une SEP ou idiopathique (> 50%) - **Pan-uvéite** : atteinte des 3 segments

<table>
<tr><td rowspan="9">Manifestations extra-respiratoires</td><td colspan="2">ADP extra-thoracique (15%)</td><td>- ADP périphérique : ferme, indolore, non inflammatoire, de taille modérée, par ordre de fréquence aires cervicales > sus-claviculaires > axillaires > épitrochléenne et inguinale → biopsie ganglionnaire
- Splénomégalie dans 10% des cas : par atteinte spécifique, modérée, asymptomatique
- ADP profonde plus rarement : abdominale
- Peuvent être localisées par PET-TDM ++</td></tr>
<tr><td colspan="2">Atteinte hépatique (15%)</td><td>- Atteinte histologique (granulomes hépatiques) sans symptômes : 60 à 80% des cas
- Hépatomégalie, cholestase anictérique dans 20% des cas
- Rare : hypertension portale et IHC, compression de la voie biliaire principale par une ADP</td></tr>
<tr><td colspan="2">Atteinte ORL (2-4%)</td><td>- Atteinte parotidienne (la plus fréquente) : parotidomégalie bilatérale
→ Syndrome de Mikulicz : avec hypertrophie des glandes lacrymales
→ Syndrome de Heerfordt : avec uvéite, fièvre, paralysie d'un nerf crânien (facial centrale périphérique surtout) et méningite lymphocytaire aseptique
- Atteinte infraclinique des glandes salivaires (30%) : diagnostic histologique possible par BGSA
- Syndrome sec
- Atteinte nasale (associée à un lupus pernio, rare) : obstruction, croûtes endo-nasales
- Atteinte laryngée (exceptionnelle) : dyspnée inspiratoire, stridor, enrouement, dysphagie</td></tr>
<tr><td colspan="2">Atteinte cardiaque</td><td>= Granulomes retrouvé dans 20 à 30% des cas, préférentiellement localisé au septum inter-ventriculaire et de la paroi libre du VG : symptomatique dans 5% des cas
- Trouble de conduction : bloc de branche complet (BBD : anomalie la plus fréquente), BAV
- Trouble du rythme : extrasystole, tachycardie ventriculaire, mort subite
- Insuffisance ventriculaire gauche
→ Recherche systématique (ECG), complétée si besoin (électrophysiologie, IRM, PET-TDM au 18^{FDG} >>> scintigraphie au Gallium dans cette indication)</td></tr>
<tr><td colspan="2">Atteinte ostéo-articulaire</td><td>- Rhumatisme sarcoïdosique (rare) : polyarthrite ou oligoarthrite, le plus souvent symétrique, parfois migratrice, le plus souvent distale, des chevilles (évocatrice), poignets et genoux surtout
- Arthropathie chronique (exceptionnelle) : non destructrice, non déformante, évoluant par poussées
- Dactylite inflammatoire uni- ou bilatérale des 2 et 3èmes phalanges : souvent asymptomatique ou peu douloureuse, doigt infiltré, aspect en « radis » avec coloration violine, cyanique, ongles fendillés, ostéite radiologique (petits os tubulaires, kyste circonscrit, multiples lacunes avec aspect grillagé)
- Ostéite de Perthes-Jungling (dactylite érosive distale sans réaction périostée)
- Atteinte des os longs et du crâne : lacunes radiographiques, souvent asymptomatique
- Atteinte lytique des os propres du nez : en cas d'atteinte cutanée de la face</td></tr>
<tr><td colspan="2">Atteinte musculaire</td><td>- Myalgies : habituellement modérée, prédominant aux ceintures ± avec myosite ou atteinte nodulaire (nodule musculaire avec hypodermite en regard)
- Élévation des CPK / ASAT / Aldolase</td></tr>
<tr><td rowspan="2">Atteinte neurologique (5-10%)</td><td>SNP</td><td>- Paralysie faciale périphérique (20-50%) : bilatérale (rarement synchrone), 1/3 récidivante
- Atteinte de nerfs crâniens : névrite optique, nerfs oculomoteurs (VI ++)…
- Polyneuropathie sensitivo-motrice axonale symétrique
- Mono- ou multinévrite : touchant surtout le nerf sciatique poplité externe et le nerf ulnaire
- Diplégie faciale évocatrice ++ (mais aussi VIH, Guillain-Barré, Melkersson-Rosenthal, Lupus)</td></tr>
<tr><td>SNC</td><td>- Troubles psychiques et/ou troubles cognitifs
- Manifestations pseudo-tumorales
- Hydrocéphalie par infiltration ventriculaire
- Myélite : généralement cervicale, possiblement à l'origine d'un handicap important
- Infiltration hypophysaire (par ordre décroissant) : insuffisance gonadotrope, thyréotrope, diabète insipide, hyperprolactinémie, IRM = hypophysite, rehaussée au gadolinium
- Panhypophysite (diabète insipide central + signes d'insuffisance antéhypophysaire) signe une neurosarcoïdose jusqu'à preuve du contraire (si atteinte antéhypophysaire seule -> évoquer adénome hypophysaire ++)
- Méningite lymphocytaire aseptique, restriction oligo-clonale dans 1/3 des cas (DD avec la SEP)
→ IRM cérébrale : épaississement méningé nodulaire ou diffus, lésions périventriculaires et de la substance blanche, lésions multiples infra- ou supratentorielles ou médullaires, avec rehaussement en T1 Gado</td></tr>
</table>

Manifestations extra-respiratoires	Atteinte rénale	- **Néphrocalcinose** ou **lithiase** secondaire à l'hypercalciurie - **Néphrite interstitielle granulomateuse** (2%) : leucocyturie, hématurie, protéinurie absente/modérée - **Rein pseudo-tumoral** (masse granulomateuse) - **Glomérulopathie extramembraneuse** (PLA2R négatif classiquement) - Insuffisance rénale chronique
	Manifestation biologique (hors atteinte organique)	- **1-α-hydroxylase macrophagique** : - **Hypercalciurie** fréquente (35%) - **Hypercalcémie** (5-10%) : surtout l'été (exposition solaire, ↗ d'apport en calcium), avec ↗ **1-25-OH-vitamine D** - **Lymphopénie** prédominante sur les LT CD4+ - **Hypergammaglobulinémie polyclonale** à l'EPS - **Négativation de l'IDR = anergie tuberculinique :** dans 80% des cas environ - ↗ **Enzyme de conversion de l'angiotensine (ECA)** dans 60% des cas : peu spécifique (↗ dans toute les granulomatoses), peut être négativé par la prise d'IEC, corrélé à l'étendue de la masse granulomateuse
Diagnostic	Evoqué	- Conjonction d'une histoire clinique, d'éléments radiologiques et biologiques compatibles - Exclusion des autres causes de granulomatose
	Bilan systématique	- Bilan standard : **NFS, iono, créat, calcémie, EPS, bilan hépatique, calciurie/24h, ECA, sérologie VIH** - **RP** (face + profil), **test tuberculinique, ECG, examen ophtalmologique orienté, EFR**
	Confirmation	= Mise en évidence de granulomes épithélioïdes et giganto-cellulaire sans nécrose caséeuse → Prélèvement : selon le caractère invasif, la rentabilité et les sites atteintes - Sites d'accès aisé : . Biopsie de **lésion cutanée**, d'un **nodule conjonctival** ou d'une **ADP périphérique** . **Biopsie des glandes salivaires accessoires** (rentabilité de 40%) . **Biopsies bronchiques étagées proximales** à la **fibroscopie** - 2ème intention : . **Biopsie hépatique** si anomalie biologique . **Biopsie transbronchique** si atteinte parenchymateuse . **Ponction à l'aiguille des ganglions médiastinaux** en cas d'ADP médiastinal . **Médiastinoscopie** en 2nd intention cas d'ADP médiastinale - **Biopsie pulmonaire chirurgicale** : en dernière intention, rarement nécessaire
	Exceptions à la preuve histo	- **Syndrome de Löfgren** de présentation typique - Stade 1 radiographique isolé **asymptomatique** ou associé à une **uvéite** : surveillance régulière
DD	Granulomatose tuberculoïde	- Infection : - **Tuberculose ++** ou **mycobactérie atypique** - Autres bactéries : **maladie de Whipple, bartonellose, fièvre Q, syphilis** - Mycose : **histoplasmose, cryptococcose, coccidioïdomycose**... **- Granulomatose *sarcoid-like*** : . Iatrogène : **interféron α, anti-TNFα, injection intra-vésicale de BCG** . **Reconstitution immunitaire chez un patient VIH** - **Granulome à corps étranger** - Maladie inflammatoire : **maladie de Crohn, GPA de Wegener, cirrhose biliaire primitive** - Réaction granulomateuse péri-tumorale : **lymphome, carcinome** - Exposition : **bérylliose, talcose, silicose** - Déficit immunitaire : **DICV, granulomatose septique familiale** **- Pneumopathie d'hypersensibilité**
	Signes évocateurs d'un diagnostic différentiel	- Terrain : enfant ou sujet âgé > 50 ans - Présentation : AEG, fièvre, hémoptysie, crépitants, hippocratisme digital - Atteinte radiographique : lésions excavées, atteinte unilatérale, atteinte du médiastin postérieur, ADP compressive, absence d'ADP médiastinale - Hypogammaglobulinémie - Résistance aux corticoïdes
Evolution	**Forme récente**	= Evoluant depuis **< 2 ans** : évolue le plus souvent spontanément favorablement en < 2 ans - Syndrome de Löfgren : forme aiguë, régresse généralement en 12 à 24 mois
	Forme chronique	= Evoluant depuis **> 2 ans** : régression spontanée moins probable - Suivi trimestriel/semestriel pour détecter précocement des localisations viscérales : cardiaque, SNC, fibrose respiratoire, segment postérieur de l'œil...

<table>
<tr><td rowspan="8">Evolution</td><td>Suivi</td><td colspan="3">= Consultation tous les 3 à 6 mois jusqu'à guérison : examen clinique, RP, EFR, ECA (si initialement élevée), NFS, fonction rénale, calcémie, bilan hépatique et ECG ± bilan orienté
- Rechute le plus souvent dans les 2 à 6 mois après arrêt de traitement
- Guérison = rémission stable en dehors de tout traitement pendant 3 ans (rechute exceptionnelle)</td></tr>
<tr><td>Risques évolutifs</td><td colspan="3">→ Evolution favorable dans 80% des cas, séquelles dans 10 à 20% des cas ou décès dans 1 à 5% des cas
- Atteinte pulmonaire évoluant vers des lésions fibrosantes : insuffisance respiratoire chronique, hypertension pulmonaire, insuffisance cardiaque droite, pneumothorax
- Si lésions cavitaires = risque de colonisation : infection à pyogène, aspergillome (hémoptysie grave)
- Atteintes extrapulmonaire : peut engager le pronostic vital (cardiaque, neurologique) ou fonctionnel (oculaire), morbidité importante (atteinte hépatique, cutanée du visage)</td></tr>
<tr><td rowspan="4">Pronostic</td><td colspan="3">→ Espérance de vie globalement similaire à la population générale
- Fibrose et ses conséquences : 1ère cause de mortalité par sarcoïdose</td></tr>
<tr><td></td><td>Critères défavorables</td><td>Critères favorables</td></tr>
<tr><td>Majeur</td><td>- Début > 40 ans
- Evolution chronique
- Stade radiographique 3 ou 4
- Syndrome obstructif
- Localisation extra-respiratoire grave : neurologique centrale, cardiaque, lupus pernio, uvéite chronique, hypercalcémie chronique, néphrocalcinose, osseuse</td><td>- Erythème noueux
- Début récent
- Stade 1 asymptomatique</td></tr>
<tr><td>Mineur</td><td>- Origine africaine noire ou antillaise
- Dissémination, progression rapide</td><td>- Antécédents familiaux de sarcoïdose favorable</td></tr>
<tr><td colspan="4"></td></tr>
<tr><td colspan="4"></td></tr>
<tr><td rowspan="6">TTT</td><td>Abstention</td><td colspan="3">- Syndrome de Löfgren
- Stade 1 asymptomatique</td></tr>
<tr><td rowspan="2">Indication</td><td>Atteinte respiratoire</td><td colspan="2">- Stades II ou III avec : - Dyspnée
- Anomalie EFR : CVF < 65% et/ou DLCO < 60%
- En progression
- Stade IV avec symptômes et/ou anomalies EFR et signes d'activité persistante
- Atteinte bronchique granulomateuse avec TVO et sténose endobronchique
- Compression bronchique ou vasculaire extrinsèque par une ADP</td></tr>
<tr><td>Atteinte extra-respiratoire</td><td colspan="2">- Atteinte du segment postérieur de l'œil (uvéite postérieure, atteinte rétinienne...)
- L'uvéite antérieure ne se traite pas par une corticothérapie systémique mais par des corticoïdes locaux
- Atteinte neurologique centrale
- Atteinte cardiaque clinique (ECG, insuffisance cardiaque)
- Hypercalcémie franche
- Atteinte rénale spécifique
- Atteinte laryngée ou naso-sinusienne
- Atteinte hépatique avec cholestase chronique marquée
- Splénomégalie avec retentissement hématologique
- AEG sévère</td></tr>
<tr><td>Traitements locaux</td><td colspan="3">- Topiques locaux :
. Atteinte cutanée : dermocorticoïdes, injection intra-lésionnelle de corticoïdes
. Atteinte oculaire : collyre corticoïdes (uvéite antérieure ++)
- Corticothérapie inhalée : peut soulager la toux chez certains patients</td></tr>
<tr><td>Corticothérapie systémique</td><td colspan="3">- Prednisone orale : à dose modérée de = 0,5 mg/kg à l'initiation, prolongée ≥ 12 mois avec décroissance progressive par paliers de 6 à 12 semaines, jusqu'à 10-15 mg/j à 6 mois
- A posologie plus élevée si atteinte sévère : atteinte neurologique centrale, atteinte cardiaque...
- Rechute fréquente à la diminution des doses ou à l'arrêt</td></tr>
<tr><td>Autres traitements systémiques</td><td colspan="3">- En cas d'échec, contre-indication ou mauvaise tolérance aux corticoïdes, ou à titre d'épargne cortisonique (si > 10 mg/j au long cours) : hydroxychloroquine (efficace sur l'atteinte cutanée, articulaire et l'hypercalcémie), méthotrexate, azathioprine
- Forme grave résistante au traitement : cyclophosphamide, anti-TNFα (infliximab, adalimumab)</td></tr>
</table>

<table>
<tr><th colspan="3">ERYTHEME NOUEUX</th></tr>
<tr><td>Diagnostic</td><td colspan="2">- Nouures = nodules hypodermiques : fermes, non fluctuantes, en relief, avec surface érythémateuse ou de couleur normale, habituellement douloureuse ou sensible à la palpation, chaude, adhérentes aux plans superficiels et profonds
- D'apparition aiguë
- Localisation : régions prétibiales et aux genoux ++, généralement bilatérale, ou plus rarement aux mollets, cuisses, fesses, membres supérieurs
- Nombre variable de quelques-uns à plusieurs dizaines, diamètre de 1 à plusieurs cm
- Régression spontanée en 2 à 3 semaines en passant par les stades de la biligénie (bleu-violet, vert-jaune puis brun)
- A l'exception de la lèpre</td></tr>
<tr><td>DD</td><td colspan="2">= Hypodermite nodulaire aiguë :
- Syndrome de Sweet profond
- Vasculite cutanée (nodules de plus petite taille)
- Hémopathie de localisation cutanée (évolution chronique)
- Piqûre d'arthropode
- Panniculite pancréatique</td></tr>
<tr><td rowspan="2">Cause</td><td>Causes principales</td><td>- Sarcoïdose
- Infection streptococcique du groupe A
- Tuberculose (primo-infection)
- Yersiniose (enterocolitica ou pseudotuberculosis)
- MICI : rectocolite hémorragique, maladie de Crohn
- Maladie de Behçet
- Idiopathique dans 50% des cas</td></tr>
<tr><td>Causes rares</td><td>- Grossesse
- Autres infections : Chlamydia psittaci, Mycoplasma, rickettsies, bartonellose, Salmonella, brucellose, Pasteurella, leptospirose, Campylobacter, tularémie, EBV, CMV, VHB, VHC, parvovirus B19, histoplasmose, dermatophytose, coccidioïdomycose...
- Médicaments : infliximab, certolizumab, vemurafenib, isotrétinoïne, G-CSF
- Autre MAI : - Connectivite : lupus, syndrome de Gougerot-Sjögren
- Vascularite : maladie de Horton, maladie de Takayasu, polychondrite chronique
- Lymphome (Hodgkin ou non hodgkinien)</td></tr>
</table>

ITEM 215 : PATHOLOGIE DU FER

Physiologie

- Fer physiologique : **ferreux** (Fe^{2+}) et **ferrique** (Fe^{3+})
- Rôles du fer : - **Transport de l'oxygène** par **l'hémoglobine**
  - **Réaction d'oxydoréduction** de la **chaîne respiratoire mitochondriale**
  - **Protection contre le stress oxydatif**

Apports	- Apports alimentaires : **10 à 15 mg/j**, principalement sous forme non héminique (**60%** du fer absorbé) - Absorption duodénale = **10%** : - **Héminique** (viandes, poissons) : biodisponibilité de 25% - **Non héminique** (végétaux, laits, œufs, viande) : biodisponibilité de 1 à 5% - Exportation dans la circulation : par la **ferroportine**, régulée par l'**hepcidine** - **Hepcidine** : - **Synthèse hépatique** et par les **macrophages** et **PNN** - Régulé selon le stock de fer de l'organisme : ↗ si surcharge ou inflammation et ↘ si carence - Fixation à la ferroportine : **blocage de l'exportation de fer duodénale** et **macrophagique**
Stockage et transport	- **Transferrine** : transport du fer dans le plasma et les liquides extracellulaires (fixe 2 atomes/molécule) - **Récepteur de la transferrine** : fixe la transferrine et l'internalise dans la cellule, présent sur les cellules dont le métabolisme nécessite du fer - **Ferritine** : stockage du fer dans les tissus sous forme biodisponible (0 à 1 g), essentiellement dans le **foie**, la **moelle osseuse** et la **rate** = indicateur des réserves de fer
Perte	- Physiologique : **desquamation** (± 1 mg/j) → compensé par l'apport alimentaire

Exploration

Ferritine	= Examen de 1ère intention pour évaluer le stock en fer : - Diminuée : **carence en fer** - Elevée : - **Excès de fer** - **Lyse cellulaire** : hépatique, musculaire, syndrome d'activation macrophagique - **Syndrome inflammatoire** - **Consommation excessive d'alcool** - **Syndrome métabolique** - **Hyperthyroïdie**
Coefficient de saturation de la transferrine	CST = fer sérique/transferrine : reflète l'activité de transport de fer aux cellules - Elévation précoce en cas de **surcharge en fer** (avant la ferritine) → Ne permet pas de quantifier la surcharge - Autre cause d'élévation : **insuffisance hépato-cellulaire**, **syndrome néphrotique**, **inflammation** - Importances variations circadiennes (maximale le matin) ou d'un jour à l'autre : dosage répété
Fer sérique	= Peu d'intérêt isolément : variations importantes
Récepteur soluble de la transferrine	= Marqueur d'avidité des précurseurs érythrocytaires pour le fer : - Augmenté en cas de **carence en fer**, **indépendamment du statut inflammatoire** → Examen de 2nd intention pour le diagnostic de carence en fer en contexte inflammatoire

	Normes	**Carence en fer**	**Excès de fer**	**Inflammation**
Ferritine	H : **75 à 300** µg/L F : **20 à 180** µg/L	↘	↗	**N ou ↗**
CST	**20 à 45%**	↘	↗	**N ou ↘**
Fer sérique	**12 à 30** µmol/L	↘	↗	↘
Transferrine	**2,2 à 4** g/L	↗	↘	↗
Récepteur soluble de la transferrine		↗	↘	**N**

→ Dosage le matin à 8-9h, à jeun

CARENCE MARTIALE

Carence martiale = 1ère cause d'anémie dans le monde, touche surtout les enfants et les femmes en période d'activité génitale
- **Carence absolue** = ↘ du stock de fer tissulaire (ferritine sérique abaissée < 15-20 ng/ml) : **insuffisance d'apport**, **augmentation de l'utilisation** et/ou **pertes sanguines anormales**
- **Carence fonctionnelle** = défaillance de la mobilisation du fer vers le pool circulant (ferritine sérique normale, CST ↘ < 20%, hepcidine ↗ dans les urines) : **état inflammatoire chronique**, **majoration des besoins** (↗ EPO)

<table>
<tr><td rowspan="5">Diagnostic</td><td colspan="2">Carence martiale sans anémie</td><td colspan="2">= Ferritine basse avec taux d'Hb normal : situation très fréquente, en particulier chez la femme jeune
- Asthénie, baisse des performances intellectuelles, fatigabilité musculaire
→ Supplémentation martiale efficace, même en l'absence d'anémie
→ En cas de syndrome inflammatoire : carence martiale associée si ferritine < 100</td></tr>
<tr><td colspan="2">Anémie par carence martiale</td><td colspan="2">- Syndrome anémique : pâleur, asthénie, mauvaise tolérance à l'effort, dyspnée d'effort
- Anémie classiquement microcytaire (VGM < 80 fL), hypochrome (CCMH < 32 g/dL), arégénérative (réticulocytes <120 G/L)
- Thrombocytose fréquemment associée
- Nombre de leucocytes et formule leucocytaire normaux</td></tr>
<tr><td colspan="2">Signes cliniques de carence martiale</td><td colspan="2">- Alopécie non cicatricielle (sans perte de follicule pileux)
- Anomalies unguéales : koïlonychie (striés en cupules), ongles fins, cassants, mous
- Rhagade/perlèche : fissuration des commissures labiales
- Glossite : langue rouge et lisse par atrophie des papilles linguales
- Syndrome des jambes sans repos
- Syndrome de Plummer-Vinson : dysphagie avec anneau œsophagien</td></tr>
<tr><td colspan="2">DD</td><td colspan="2">- Anémie microcytaire : anémie inflammatoire, thalassémie hétérozygote, saturnisme (rare)</td></tr>
<tr><td colspan="2">Bio</td><td colspan="2">- Ferritine en 1ère intention : affirme le diagnostic si abaissée
- En 2nd intention (inflammation, IRC, ferritine non contributive) : CST, transferrine, fer sérique</td></tr>
<tr><td rowspan="5">Etiologie</td><td rowspan="3">Pertes sanguines</td><td>Cause gynécologique</td><td colspan="2">= Métrorragie et/ou ménorragie : 1ère cause chez la femme en période génitale ++
- Favorisé par : fibrome utérin, cancer vaginal ou utérin, DIU…</td></tr>
<tr><td rowspan="2">Cause digestive</td><td>Œsophage
- Œsophagite
- Cancer œsophagien
- Erosions intra-herniaires
- Ulcère de Barret
- Varices œsophagiennes</td><td>Estomac-Duodénum
- Erosion gastrique médicamenteuse
- Ulcère gastrique ou duodénal
- Cancer gastrique
- Gastrite alcoolique
- Ectasies vasculaires antrales
- Polype gastrique, duodénal ou ampullaire
- Ulcère anastomotique après gastrectomie</td></tr>
<tr><td>Intestin grêle
- Ulcération médicamenteuse (AINS ++)
- Tumeur bénigne ou maligne
- Lymphome
- Angiodysplasie
- Maladie de Crohn
- Grêle radique
- Parasitose : ankylostomiase
- Diverticule de Meckel</td><td>Colon-Rectum-Anus
- Cancer colorectal
- Angiodysplasie
- Recto-colite hémorragique
- Maladie de Crohn
- Polype colique
- Colite radique
- Hémangiome
- Maladie hémorroïdaire</td></tr>
<tr><td colspan="2">↗ Besoins</td><td colspan="2">- Enfant, adolescent
- Grossesse
- Sportif d'endurance</td></tr>
<tr><td colspan="2">↘ Apports</td><td colspan="2">- Carence d'apport : - Mauvaise alimentation : carence en fer héminique ou non héminique
- Consommation excessive de thé
- Régime végétarien strict
- Anorexie
- Pica
- Malabsorption : maladie cœliaque, MICI, maladie inflammatoire, néoplasie, interaction alimentaire ou médicamenteuse, achlorhydrie, gastrectomie, court-circuit duodénojéjunal</td></tr>
</table>

<table>
<tr><td rowspan="7">*Bilan étiologique*</td><td>Causes rares</td><td colspan="3">- **Hémodialyse**
- **Sclérodermie systémique** avec **atteinte digestive sévère**
- **Maladie de Rendu-Osler** (épistaxis récidivant)
- **Hémoglobinurie paroxystique nocturne**
- **Syndrome de Lasthénie de Ferjol** (trouble psychiatrique factice)</td></tr>
<tr><td>Examen gynécologique</td><td colspan="3">- Ménorragies et/ou métrorragies
- Mise en évidence de **lésion génitale** (rare en l'absence de signes cliniques)</td></tr>
<tr><td rowspan="5">Exploration digestive</td><td colspan="3">- Examen clinique : **signes digestifs, rectorragie/méléna, TR**</td></tr>
<tr><td rowspan="3">**Endoscopie digestive**</td><td colspan="2">= **Endoscopie œsogastroduodénale** + **coloscopie totale**
- **Biopsie duodénale** systématique : recherche d'atrophie villositaire
- **Biopsie gastrique (antrale et fundique)** recommandée : recherche de gastrite atrophique</td></tr>
<tr><td>Indication</td><td>- Systématique chez l'homme ou la femme ménopausée
- Femme non ménopausée :
. **Symptômes gastro-intestinaux**
. **Antécédents familiaux** de cancer colorectal
. **Amaigrissement** inexpliqué
. **Non correction/rechute rapide** après supplémentation
. Femme **> 40 ans** si **hémoglobine < 10**
→ **L'endoscopie œsogastroduodénale** peut être réalisée seule en 1ère pour permettre d'éviter une coloscopie en cas d'anomalie chez le sujet jeune **< 50 ans**</td></tr>
<tr><td>Interprétation</td><td>- Ne peuvent être retenus comme cause :
. **Hernie hiatale** en l'absence d'érosion
. **Polype colique non ulcéré < 15 mm**
- La responsabilité d'une **maladie hémorroïdaire** ne peut être retenue qu'après avoir éliminé formellement une autre lésion digestive</td></tr>
<tr><td>En 2nde intention</td><td colspan="2">= Recherche d'une cause située au niveau de l'intestin grêle
- **Vidéocapsule endoscopique**
- **Entéroscopie** (n'explore pas tout l'intestin grêle)
- **Entéro-scanner** ou **entéro-IRM**
- **Scintigraphie au pertechnétate-99m** : recherche d'un diverticule de Meckel</td></tr>
<tr><td rowspan="3">*TTT*</td><td>Supplémentation ferrique orale</td><td colspan="3">= **Sulfate de fer** : **100 à 200 mg/jour**, prise en dehors des repas
- Nécessite une prise prolongée **≥ 3 mois**
- EI : **intolérance digestive** dans 25% des cas (**nausée, épigastralgie, vomissement, constipation, diarrhée, douleur abdominale**), **coloration noire des selles**</td></tr>
<tr><td>Supplémentation parentérale</td><td colspan="3">= IV ou IM : seulement en cas d'intolérance digestive, d'inefficacité du traitement orale ou de carence martiale profonde</td></tr>
<tr><td>Efficacité</td><td colspan="3">- Régression des signes cliniques
- Normalisation de la **NFS** à 1 mois et en fin de traitement, et de la **ferritine** en fin de traitement</td></tr>
</table>

HEMOCHROMATOSE HEREDITAIRE

= Maladie autosomique récessive par mutation homozygote du **gène HFE** : **mutation C282Y** (90%) ou mutation **H63D**, **S65C**…
- Maladie génétique la plus fréquente en France (prévalence = **1/300**), pénétrance incomplète (10-50%), d'expression variable
- Mécanisme : **disparition de l'hepcidine** → absence d'inhibition de la ferroportine → absorption duodénale excessive de fer
- Autres facteurs influençant : **sexe, génétique, vitamine C, virus à tropisme hépatique, alcool, autres facteurs génétiques**

→ La mutation H63D est moins pathologique : - Absence d'hémochromatose en cas d'homozygotie H63D
- Hémochromatose moins grave en cas d'hétérozygotie composite H63D/C282Y

Manifestations cliniques	→ Manifestation chez l'homme entre 40 et 50 ans et chez la femme ménopausée (retardées par les règles)	
	Signes généraux	- **Asthénie ++** : à l'emporte-pièce au début, puis permanente, parfois intense - **Amaigrissement**
	Signes cutanés	- **Mélanodermie** = hyperpigmentation gris-verdâtre par ↗ sécrétion de mélanine : **90%** des cas, tardive - Troubles de phanères : **déformation unguéale, dépilation, cheveux fins et cassants**
	Articulaire (souvent révélatrice)	- **Arthralgie chronique inflammatoire** : surtout des 2e et 3e rayons (signe de la « poignée de main douloureuse »), ou des grosses articulations (poignet, hanche, genou, épaule) - **Lésions ostéoarticulaires** graves : - **Arthropathie sous-chondrale** : micro géodes, condensation - **Pincement de l'interligne articulaire** - **Chondrocalcinose** - **Déminéralisation osseuse** - **Ostéoporose**
	Hépatique (95%)	- **Cytolyse hépatique** : modérée (transaminases < 3N) prédominante sur les ALAT - **Hépatomégalie**, parfois marquée - **Cirrhose** : responsable de 90% des décès par hémochromatose (ferritinémie > 100ng/mL, thrombopénie < 1500000 mm^3 et cytolyse > 2N) - **Carcinome hépato-cellulaire** : dans 10% des cirrhoses secondaires à une hémochromatose
	Pancréatique	- **Diabète** : tardif, chez 40 à 60% des patients avec hémochromatose, souvent insulinorequérant
	Troubles sexuels	= **Hypogonadisme hypogonadotrope** par accumulation de fer dans l'antéhypophyse : - **Aménorrhée, ménopause précoce** - **Troubles de l'érection, atrophie testiculaire** - **Baisse de la libido**
	Cardiaque	= Plus rare : selon l'importance des dépôts de fer dans le myocarde - **Troubles du rythme** : **AC/FA**, **mort subite**… - **Cardiomyopathie dilatée**
	Thyroïde	- **Hypothyroïdie**
Bilan complémentaire	*Diagnostic*	- **Coefficient de saturation de la transferrine > 50-60%** = marqueur le plus sensible et le plus spécifique → Un CST < 45% élimine le diagnostic d'hémochromatose - **Ferritinémie** : très élevée (sauf chez la femme en période d'activité génitale ou le donneur de sang régulier) - **Recherche de mutation C282Y** et **H63D du gène HFE** : indiquée si CST > 50M% chez la femme et 50% chez l'homme → Patient **homozygote C282Y** ou **hétérozygote composite C282Y/H63D** : diagnostic établi → Recherche de mutation **négative** ou **hétérozygote** : - Ferritine normale : rechercher une autre cause - Ferritine élevée : . **Tests génétiques de 2nd intention** . **Biopsie hépatique**
	Bilan	= Seulement en cas d'élévation de la ferritinémie (stade ≥ 2) : - Bilan systématique : **glycémie à jeun, transaminase, échographie hépatique** - Selon contexte : **Rx, écho cardiaque** (si stade ≥ 3 ou 4)**, testostéronémie, ostéodensitométrie** - Si ferritine > 1000 : **IRM hépatique** (mesure de la charge en fer par l'hyposignal du parenchyme hépatique) - **Biopsie hépatique** si suspicion de fibrose, cirrhose ou CHC (hépatomégalie, ferritine > 1000, ↗ ASAT) : **surcharge ferrique en coloration de Perls**, de distribution hépatocytaire, à prédominance péri-portale

	Dépistage familial	= Chez les apparentés au 1er degré > **25 ans** - **Bilan martial (CST, ferritine)** : - Anormal : **test génétique** → **bilan martial** tous les **3 ans** si positif - Normal : **surveillance**
Stades		- **Stade 0** : hémochromatose asymptomatique sur les plans clinique et biologique (CST < 45%, ferritine normale) - **Stade 1** : ↗ CST > 45% sans élévation de la ferritinémie - **Stade 2** : ↗ CST > 45% et ↗ ferritinémie sans expression clinique ou biologique d'atteinte → bilan - **Stade 3** = atteinte ne compromettant pas le pronostic vital : asthénie, impuissance, arthropathie, diabète, hépatopathie non cirrhotique, trouble du rythme cardiaque, mélanodermie - **Stade 4** = atteinte compromettant le pronostic vital : **cirrhose**, **CHC**, **diabète insulinorequérant**, **insuffisance cardiaque**
TTT		→ Indiqué dès le stade 2 = ferritine > **300** ng/ml chez l'homme ou > **200** ng/ml chez la femme → Les douleurs articulaires et le diabète disparaissent difficilement sous traitement
	Saignée	- Phase d'attaque : **saignée hebdomadaire** de 400-500 mL (< 550 ml) pendant **1 à 2 ans** - Phase d'entretien = **à vie** : saignée tous les **2 à 4 mois** - Objectifs : - Efficacité évaluée sur la **ferritinémie** (toute les 2 saignées) : cible = ferritinémie < **50** ng/ml - Tolérance évalué sur le **taux d'Hb** (**8 jours** après chaque saignée) : arrêt si Hb < **11** g/dl - CI : - Permanente : **anémie sidéroblastique, thalassémie majeure, cardiopathie sévère** (d'autre cause) - **Temporaire** : TAS < 100 mmHg, Hb < 11, FC > 100/min ou < 50/min, grossesse, AOMI sévère - Chez le patient fragile (âgé, β-bloquant) : **compensation isovolémique** par NaCl - Peuvent être réalisée **à domicile** : après ≥ 5 saignées en milieu hospitalier, sous contrôle infirmier
	Alternative	- **Chélateur du fer = déféroxamine** (IV), **défériprone ou déférasirox** (oral) : utilisé en cas de contre-indication aux saignées (anémie, non-faisabilité de la soustraction veineuse) - **Erythro-aphérèse** (prélèvement isolé des GR pour éliminer leur contenu en fer) : efficace, mais nécessite un appareillage complexe et non remboursé
	Mesures associées	- **RHD** : sevrage alcoolique complet, éviter la vitamine C, favoriser la consommation de thé vert - **Vaccination hépatite B** - **TTT symptomatique** des complications : diabète, insuffisance cardiaque... - **Transplantation hépatique** : seul traitement efficace au stade de cirrhose décompensée → Aucune indication de supplémentation en folates ou de régime appauvri en fer
Suivi		- **Stade 0** (dans le cadre d'un dépistage familial) : clinique + CST/ferritinémie tous les 3 ans - **Stade 1** : clinique + CST/ferritinémie tous les ans - **Stade 2 à 4** : contrôle mensuel de la ferritinémie en phase d'induction, puis toutes les 2 saignées, NFS à 1 semaine avant chaque saignée, bilan et suivi des complications → En cas de désaturation en fer obtenue avant l'installation d'une cirrhose, la survie rejoint la population générale

AUTRES CAUSES DE SURCHARGE EN FER

Héréditaire			= Non lié à une mutation du gène HFE (très rare < 5%) : **- Hémochromatose de type II (mutation hepcidine ou hémojuvéline) :** transmission récessive, hémochromatose juvénile (sujet < 30 ans), pénétrance forte, sévère (surtout mutation hepcidine) **- Hémochromatose de type III** (mutation du récepteur de la transferrine) : transmission récessive, exceptionnelle - **Hémochromatose de type IV** (mutation ferroportine 1) : transmission dominante, CST normale
Acquise	**Maladie hépatique chronique**		- **Ethylisme chronique** : mécanisme multiple = par ↗ d'apport (vin surtout), par toxicité médullaire (libération de fer par destruction des hématies) et par interaction avec la production de transferrine hépatique - **Cirrhose hépatique** : de toute cause
	Hématologique		= Principalement : **thalassémie majeure**, **érythroblastopénie**, **dysérythropoïèse congénitale**, **déficit en G6PD**, **syndrome myélodysplasique**, **aplasie médullaire** - Par hyper-absorption intestinale de fer (blocage de l'hepcidine par l'érythropoïèse inadaptée ou anormale) ± apport excessif par transfusions itératives en cas d'anémie sévère - TTT : - Saignées souvent inutilisable (anémie) - Traité par **chélateur du fer** : cible de ferritine < 1000
	Hépato-sidérose métabolique		= Lié à un **syndrome métabolique** : cause la plus fréquente de surcharges en fer → Principal diagnostic différentiel de l'hémochromatose génétique - **Ferritinémie** augmentée jusqu'à **800 à 1500** ng/mL avec **CST** normal - Avec ou sans **surcharge ferrique** (généralement modérée) : **IRM hépatique** - TTT : PEC des FdRCV, perte de poids ± **saignées** de faibles volumes (discuté)
	Autres		- **Hémosidérose africaine** (alimentaire) - **Acéruléoplasminémie** - **Atransferrinémie congénitale**
Hyperferritinémie sans surcharge en fer			- **Syndrome inflammatoire** - **Cytolyse** : - **Hépatopathie aiguë** ou **chronique** - **Néoplasie solide** ou **hémopathie maligne** - **Rhabdomyolyse** - **Syndrome hémo-phagocytaire** : **syndrome d'activation macrophagique** - **Maladie de Still**
CAT			→ 4 causes dans **90%** des cas d'hyperferritinémie : - **Syndrome métabolique** (avec ou sans surcharge en fer) - **Syndrome inflammatoire** - **Cytolyse hépatique** ou **musculaire** - **Alcoolisme chronique** → **Hémochromatose** dans uniquement **< 1%** des cas
	Orientation	CST normal ou bas	**- Syndrome métabolique** : CST normal **- Syndrome inflammatoire** : CST normal ou diminué
		CST élevé	**- Cytolyse** **- Alcoolisme chronique** ou **hépatopathie** **- Hémochromatose**
		Hyperferritinémie majeure > 5000	**- Sepsis sévère** **- Maladie de Still** **- Syndrome d'activation macrophagique**

ITEM 217 : AMYLOSE

Amylose = maladie de surcharge par anomalie de repliement protéique, ayant pour précurseur une protéine (> 20 types différents) pouvant donner > 20 types d'amyloses différents, avec un composant commun, le **composant P**
- Localisée ou généralisée : selon la déposition du précurseur dans l'organisme
- Principaux types : - **Amylose AL** (amylose immunoglobulinique) = **70%** des cas : chaînes légères d'Ig (*light chains*), de type λ ou κ
  - **Amylose AA** (*amyloidosis associated*) = 10-20% : amylose réactionnelle
  - **Amylose ATTR** (amylose à transthyrétine) = 10-20% : **ATTR mutée** (héréditaire) ou **non** (amylose sénile)

Physiopathologie		= **Dépôt extracellulaire** de **protéines de conformation fibrillaire anormale**, résultant d'une anomalie de repliement physiologique d'un précurseur protéique (par accumulation progressive ou concentration anormalement élevée) - **Fibrilles rigides, linéaires, non branchées**, de longueur indéfinie, de diamètre de 10 nm, en amas désordonnés, de **structure β-plissée antiparallèle** (extrémités N- et C-terminales en directions opposées) → responsable de la fixation du rouge Congo (sensible et spécifique de tous les dépôts d'amylose) avec biréfringence jaune-vert en lumière polarisée - Associé à des **composants non fibrillaires** (communes à toutes les amyloses) : **composant amyloïde P** principalement (**glycoprotéine** produite par le foie), représentant **5%** des dépôts, responsable de l'insolubilité
AMYLOSE AL		- Précurseur = chaîne légère d'immunoglobuline, **λ** (plus souvent) ou **κ** → associée systématiquement à la présence d'une **gammapathie monoclonale sanguine** et/ou **urinaire** maligne (**myélome, Waldenström**) ou bénigne (**MGUS**) → Amylose présentant la plus grande variété de symptômes cliniques → Les seuls organes épargnés par l'amylose AL sont le **corps vitré** et le **système nerveux central**
	Cardiopathie amyloïde AL	= **Cardiomyopathie restrictive** avec atteinte diastolique, puis systolique : 60% des patients - Manifestations : - **Asthénie, dyspnée, signes d'insuffisance cardiaque droite** - **Syncopes, AC/FA, trouble de conduction, mort subite** - **ECG** : - **Microvoltage < 5 mm** - **Aspect de pseudo-infarctus : aspect QS de V1 à V3** (épaississement du myocarde) - **RP** : absence de cardiomégalie - **Echocardiographie** : - **Infiltration** : aspect hyper-brillant granité du myocarde - **Epaississement de la paroi du ventricule droit** - **Epaississement du septum inter-ventriculaire** > 12 mm - **Réduction de la taille de la chambre ventriculaire gauche** : ↗ PTDVG - **IRM cardiaque** : - Raccourcissement du T1 (séquestration de gadolinium dans les dépôts amyloïdes) - **Epaississement du septum inter-ventriculaire** avec **hypertrophie ventriculaire** - **Biomarqueurs pronostiques** (corrélés à la survie) : ↗ **NT-pro-BNP** (réduction > 30% ou < 300 ng/L = bonne réponse au traitement) et ↗ **troponine I et T** → Principale cause de décès : médiane de survie à **6 mois** en cas d'atteinte cardiaque symptomatique
	Néphropathie amyloïde AL	= **Néphropathie glomérulaire** : 30 à 50% des patients - **Protéinurie** > 3 g/24h (jusqu'à 9-12 g/24h) : - Non corrélée à l'importance des dépôts amyloïdes - Ne diminue pas avec l'insuffisance rénale - **Syndrome néphrotique**, classiquement pur, d'évolution progressive - **Insuffisance rénale chronique progressive**, jusqu'à l'**insuffisance rénale terminale** - **Echo rénale** : reins de taille normale ou augmentée, ne diminuant pas avec l'insuffisance rénale
	Neuropathie amyloïde AL	= **Polyneuropathie périphérique axonale** : inaugurale dans 15% des cas - **Atteinte sensitive** principalement : évolution ascendante, débutant par des paresthésies symétriques aux extrémités des MI, puis touchant la partie proximale des MI et les MS, douloureuse - **Atteinte motrice** (65% des cas) : faiblesse musculaire - **Atteinte végétative** (65% des cas) : **hypotension orthostatique** avec FC constante, **diarrhée motrice**, **trouble de la vidange gastrique, diminution de la sudation, dysfonctionnement vésical** - **Syndrome du canal carpien** (50% des cas) : dysesthésies des mains, nocturnes puis permanentes - EMG : **neuropathie axonale pure**
	Hépatopathie amyloïde AL	= Concerne 25% des patients, généralement asymptomatique - **Hépatomégalie** disproportionnée par rapport à l'atteinte biologique - **Cholestase anictérique** modérée, avec ↗ PAL > ↗ GGT
	Entéropathie amyloïde AL	= Retrouvé chez 80% des patients, rarement symptomatique - **Macroglossie** (10%) = quasi-pathognomonique, avec empreintes des dents sur les bords latéraux, empêchant parfois l'alimentation - **Dysgueusie,** voire **agueusie** - **Malabsorption** (5% des patients) - **Trouble de mobilité : pseudo-obstruction digestive, achalasie** - **Troubles du transit** (plus souvent dus à la neuropathie végétative) - **Saignement digestif** haut et/ou bas par **érosion muqueuse**

AMYLOSE AL	Autres atteintes		- **Myopathie amyloïde** : syndrome myogène à l'EMG, parfois rhabdomyolyse - **Déformations articulaires** : classiquement de l'épaule (en épaulette, ou *pad-shoulder*) - Atteinte splénique : **splénomégalie** avec **hyposplénisme** - **Polyarthralgie bilatérale et symétrique**, principalement des épaules, poignets, genoux, doigts - Endocrine (rare) : **insuffisance surrénalienne, goitre, hypothyroïdie** - Troubles de coagulation : - ↗ **du temps de thrombine** : anomalie hématologique la plus fréquente - **Purpura/hématome** : classiquement périorbitaire (signe de l'endoscopiste) - **Déficit en facteur X** (5%) : risque de saignement
	Confirmation diagnostique		- **Biopsie de site de référence** : - **Biopsie sous-muqueuse rectale** =: Se = 85 à 95% → référence - **Aspiration de graisse abdominale sous-cutanée** : Se = 50 à 80% - **Biopsie de glandes salivaires accessoires** : Se = 50 à 80% - Biopsie d'autres sites en 2nd intention : **rénale, musculaire, cutanée**...
		Identification d'un dépôt amyloïde	- Dépistage par coloration standard HES : **dépôts extracellulaires** (tissu conjonctif, parois vasculaires), **homogènes, éosinophiles anistes** - **Coloration Rouge Congo** : dépôts rouges avec **biréfringence jaune-vert** en lumière polarisée = pathognomonique - Autres : - **Fluorescence** à la **thioflavine T** - **Bleu alcian** - **Métachromasie** au **cristal violet** - **Ac anti-composant P**
		Identification de la nature AL du dépôt amyloïde	- Test au **permanganate de potassium $KMnO_4$**: persistance des dépôts si amylose AL - **Immunohistochimie : Ac anti-chaînes légères d'Ig** (**anti-λ** ou **anti-κ**) sur prélèvement congelé → Risque de faux positif (contamination par Ac sanguins) ou de faux négatif - **Spectrométrie de masse** (en développement)
	Diagnostic étiologique		- **Electrophorèse des protéines sanguines et urinaires** : pic gammaglobuline, hypogammaglobulinémie - **Immunofixation des protéines sériques** : identification de la chaîne lourde et légère - **Dosage des chaînes légères libres sériques** : quantification des chaînes légères libres λ ou κ, ratio κ/λ et suivi de la réponse au traitement de l'amylose AL - **Myélogramme** à la recherche d'un myélome
	TTT		- **Chimiothérapie anti-myélomateuse** : **dexaméthasone + méphalan** - En cas de forme grave = atteinte cardiaque clinique ou biologique : **bortézomib** - TTT symptomatique : prise en charge de l'insuffisance cardiaque, des troubles du rythme, de l'IRC... - Suivi : évaluation de la réponse par **dosage des chaînes légères sériques**
AMYLOSE AA			= **Amylose réactionnelle** ou **inflammatoire** : due à une **maladie inflammatoire chronique préexistante** - Paucisymptomatique, de découverte souvent fortuite, principalement par **néphropathie amyloïde**
	Manifestations		- **Néphropathie amyloïde AA** : protéinurie, insuffisance rénale progressive, avec HTA (20 à 35% des cas), et parfois **diabète insipide néphrogénique** ou **acidose tubulaire** - **Entéropathie amyloïde AA** : nausées, diarrhée, constipation, malabsorption, souvent associée à une hépatomégalie, voire une splénomégalie - **Cardiopathie amyloïde AA** (10%) : plusieurs années après l'insuffisance rénale, identique à l'AL - **Thyroïdopathie amyloïde AA** : généralement asymptomatique, ou **goitre à croissance rapide**
	Patients à risque		= Syndrome inflammatoire prolongé, généralement sur plusieurs années - **Infection chronique : tuberculose**, **ostéomyélite chronique**... - **Rhumatisme inflammatoire chronique : polyarthrite rhumatoïde**... - Syndrome auto-inflammatoire : **fièvre méditerranéenne familiale**, **TRAPS, syndrome hyper-IgD**...
	Identification de la nature AA		- Immunohistochimie : **Ac anti-SAA** - **Spectrométrie de masse**
Autres formes	**Amylose héréditaire**		= Expression d'un variant très amyloïdogène d'une protéine normale par mutation ponctuelle - Généralement à transmission autosomique dominante - **Amylose TTR** : plus fréquente (notamment au Portugal, Suède et Japon), par mutation du gène de la transthyrétine → **atteinte nerveuse périphérique, cardiaque, rénale, opacités vitréennes** - A évoquer : sujet jeune, antécédents familiaux
	Amylose sénile		= Accumulation avec l'âge de transthyrétine non mutée, faiblement amyloïdogène - Dépôts principalement **myocardiques,** généralement asymptomatique
	Amylose des hémodialysés		= Accumulation de **β2-microglobuline** (↗ du taux sérique par l'insuffisance rénale) - Après une période de dialyse de 5 à 6 ans, risque réduit par les membranes de dialyses modernes - Distribution principalement **articulaire** et **périarticulaire**

Comparaison

Amylose	AMYLOSE AL	AMYLOSE AA
Organes cibles	**Cœur** **Rein** **Nerfs périphériques** + **Tous les autres organes** (sauf SNC et corps vitré)	**Rein +++** **Tube digestif** **Thyroïde** **Cœur** (rarement)
Diagnostic histologique	**Coloration Rouge-Congo** avec biréfringence jaune-vert en lumière polarisée	
	Immunofluorescence avec Ac anti-λ et anti-κ	**Immunohistochimie avec anti-SAA**
Bilan complémentaire	Recherche de gammapathie monoclonale sanguine et/ou urinaire : électrophorèse des protéines, immunofixation, dosage des chaînes légères	Diagnostic étiologique d'un syndrome inflammatoire prolongé

ITEM 197 : TRANSPLANTATION

Epidémiologie

- **5700 transplantations d'organe/an** en France, pour **21 000 patients inscrits sur liste d'attente**
- 10 000 patients en attente de greffe, et 4000 nouveaux inscrits/an

Organe		Rein	Foie	Cœur	Pancréas	Poumon	Cœur-poumon	Intestin	Total
Nombre de patients transplantés		**3500**	**1300**	450	80	350	8	3	5700
Donneurs vivants		**500**	**15**						
Nombre de patients en attente		12 500	1200	380	130	380	13	4	14 500
Survie du greffon	A 1 an	**90%**	**80%**	75%	80%	70%	60%		
	A 10 ans	**60%**	**55%**	55%	55%		35%		

Organisation

- **Système de régulation et d'appui** (SRA) : valide le donneur et les organes correspondants
- **Plateforme nationale de répartition des greffons** (PNRG)

Donneur en état de mort encéphalique

= Situation rare (< 1%), majorité des organes prélevés, en moyenne **3,4** organes/personne décédée
- Cause de décès : **AVC** (> 50%), **anoxie, traumatisme, AVP**

Donneur à critères élargies (ECD)	= Age > 60 ans ou âge > 50 ans décédé de cause vasculaire, antécédents d'HTA, de diabète ou de créatininémie > 130 µmol/L au moment du prélèvement → **Programme de perfusion continue des greffons rénaux** issus de ces donneurs : encouragé pour diminuer le risque de lésions d'ischémie-reperfusion
Bilan	- Absence de maladie infectieuse : **VIH, hépatite B/C, hémoculture, ECBU** - Absence de cancer : antécédents, clinique, **échographie** ou **scanner complet** - Evaluation de la qualité des organes : **biologique, morphologique** voire **biopsie** - Compatibilité : **groupage sanguin, typage HLA** (A, B et DR) → Une **infection bactérienne identifiée** (méningite...) n'est pas une contre-indication mais nécessite un **traitement préventif** chez le receveur → Une **protéinurie** (fréquente en cas de lésion intracrânienne) ne contre-indique pas un prélèvement rénal
Prélèvement	= **Organe** ou **multi-organe** : **urgence chirurgicale**, réalisé par l'équipe chirurgicale de l'hôpital dans lequel sera réalisé la greffe
Conservation	= **Sous perfusion**, dans une **solution de conservation à 4°C** permettant le transport Durée maximale : - Cœur, poumons : **4h** - Foie : **12h** - Rein : **36h**

Donneur après arrêt cardio-circulatoire (DDACC)

= Absence de reprise circulatoire après **5 minutes** d'arrêt des manœuvres de réanimation, confirmé par une **asystolie complète** ou un **rythme agonique** à l'ECG

Classification de Maastricht	
Catégorie 1	= Arrêt cardiaque en dehors de tout contexte médicalisé → Prélèvement seulement si gestes de réanimation de qualité dans les **< 30 minutes** après l'arrêt cardiaque
Catégorie 2	= Arrêt cardiaque en présence de secours qualifiés → Prélèvement possible
Catégorie 3	= Arrêt cardiaque après décision d'un arrêt de soin en réanimation → Prélèvement possible depuis 2015
Catégorie 4	= Arrêt cardiaque en état de mort encéphalique → Prélèvement possible

Délais stricts
- Asystolie complète **< 30 minutes**
- Massage cardiaque avec planche à masser **< 150 minutes**
- Perfusion des organes *in situ* par sonde de Gillot **< 180 minutes** (étendue à 240 minutes en cas de mise en place d'une CEC normo-thermique)
- Ischémie froide **< 18h** (pour le rein)

Organisation	**Donneur après arrêt cardio-circulatoire (DDACC)**	Particularités	- Prélèvements possible : uniquement le **rein** et le **foie** - Greffons rénaux systématiquement placés en perfusion - Sélection plus strict : personne de **18 à 55 ans** sans antécédents connus - Receveur : non immunisé, ayant donné son **consentement** pour recevoir un greffon issu d'un donneur décédé après arrêt cardiocirculatoire - Greffe en ABO-compatible seulement, afin de limiter les délais - Reprise de fonction plus lente, possiblement avec une fonction moindre ➜ Résultats équivalent aux donneurs à critères élargis = **80%** de survie du greffon
Organisation	**Donneur vivant**		- Uniquement : - Organe double : **rein** - Organe susceptible de se régénérer après prélèvement d'une partie : **foie** ➜ Résultat excellent à long terme, supérieur aux donneurs décédés : **80%** à 10 ans
Organisation	**Donneur vivant**	Eligible	- **Famille** : père/mère, fils/fille, grands-parents, oncle/tante, cousin germain - **Conjoint**, ou **conjoint du père ou de la mère** - Depuis 2011 : toute personne pouvant apporter la preuve d'un lien affectif étroit et stable depuis au moins **2 ans**
Organisation	**Donneur vivant**	Législation	- **Don gratuit** et **librement consenti** - **Comité donneur vivant** : liberté de décision, bonne compréhension de l'information - **Président du Tribunal de grande instance** : don libre, éclairé et conforme à la loi - Le donneur est libre de revenir sur sa décision à tout moment et par tout moyen
Organisation	**Donneur vivant**	Prélèvement	- Le plus souvent par **coelioscopique**, parfois par **lomboscopie**
Organisation	**Donneur vivant**	Suite	- **Suivi annuel** indispensable : au minimum **PA, créatininémie** et **bilan urinaire**
Règle de répartition	= Selon 4 niveaux de répartition : **international, national, régional** et **local**		
Règle de répartition	Priorité		- **Super-urgence** (pour le cœur et le foie uniquement) - Très faible accès à la greffe : **hyperimmunisé, groupes rares** - **Receveur pédiatrique**
Règle de répartition	Priorité	**Hyper-immunité**	= Ac anti-HLA dirigés contre de très nombreux types HLA : **≥ 85%** de greffons incompatibles - **Taux de greffon incompatible (TGI)** : calculé par l'Agence de biomédecine selon les donneurs des 5 dernières années au niveau national
Règle de répartition	Pour un greffon rénal		➜ En cas de prélèvement rénal, l'un des deux reins est considéré comme greffon local et n'est pas proposé aux patients prioritaires d'échelon régional ou national ➜ En cas de greffe simultanée d'un rein et d'un autre organe, les règles de répartition de l'autre organe s'applique (contraintes de durée d'ischémie plus courtes)
Règle de répartition	Pour un greffon rénal	Receveur pédiatrique	- **Priorité nationale** si donneur pédiatrique - **Priorité régionale** si donneur < 30 ans
Règle de répartition	Pour un greffon rénal	Donneur très marginaux	= **> 66 ans** avec autres critères de donneur de type étendu et DFG entre **30 et 60 ml/min** : **bi-greffe** possible chez un même receveur (**protocole BIGRE**) - Receveur : > 65 ans, non immunisé HLA, consentement
Règle de répartition	Pour un greffon rénal	Donneur décédé après arrêt cardiaque	➜ Greffons rénaux placés sur **machine de perfusion** - Priorité mise sur le délai d'ischémie froide le plus court possible : les 2 greffons peuvent être greffés par la même équipe si le délai ne dépasse pas **18h** - Receveur : > 18 ans, non immunisé HLA, consentement, compatibilité ABO
Principales indications	**Rein**		- **Insuffisance rénale terminale** (DFG < 15 ml/min)
Principales indications	**Foie**		- **Cirrhose** avec **insuffisance hépato-cellulaire de grade Child C** - **Carcinome hépatocellulaire** - **Hépatite fulminante** - Correction d'un déficit enzymatique
Principales indications	**Cœur**		- **Cardiomyopathie sévère** - **Cardiopathie primitive ou ischémique** avec **insuffisance cardiaque stade NYHA 4**
Principales indications	**Pancréas**		- **Diabète de type 1**
Principales indications	**Poumon**		- **Mucoviscidose** - **Fibrose pulmonaire** - **Hypertension pulmonaire primitive** - **Emphysème, BPCO**
Principales indications	**Intestin**		- Insuffisance intestinale : **maladie constitutionnelle, malformation congénitale, syndrome du grêle court, maladies inflammatoires**

<table>
<tr><td rowspan="2">Rejet</td><td colspan="2">- Rejet humoral hyperaigu : thrombose inflammatoire par immunisation préexistante anti-HLA ou anti-ABO → prévenue par le test de cross-match et le respect des règles de compatibilité ABO
- Rejet humoral aigu : immunisation anti-HLA préexistante de bas niveau (non détectée au cross-match) ou apparition d'une immunisation anti-HLA, généralement par diminution du traitement immunosuppresseur
- Rejet humoral aigu infraclinique : possible chez des patients à haut risque immunologique (sujet hyperimmunisé désensibilisé ou patient greffé malgré la présence de DSA (Donor Specific Antibodies), diminue la durée de survie du greffon à relativement court terme (3-5 ans) → recherche par biopsie de contrôle à 1 et 3 mois
- Rejet aigu cellulaire : infiltration du greffon par des cellules activées, essentiellement des lymphocytes T, après un intervalle libre > 5 jours après transplantation, malgré la bonne prise du traitement immunosuppresseur → clinique ou dépistage à la biopsie systématique au 3ème mois
- Rejet chronique humoral : détérioration lente de la fonction du greffon liée à l'apparition d'Ac spécifiques du donneurs, inéluctable malgré le traitement immunosuppresseur</td></tr>
<tr><td>Immuno-suppresseur</td><td>- Donné aussi longtemps que le greffon est fonctionnel, à tous les patients transplantés, quel que soit le niveau de compatibilité avec le receveur
→ Sauf en cas de transplantation entre jumeaux univitellins</td></tr>
</table>

ITEM 198 : BIOTHERAPIES – THERAPIES CIBLEES

BIOTHERAPIE MOLECULAIRE

Ac monoclonaux

= Ig dirigées contre un même épitope, utilisé à des fins thérapeutiques, libre ou conjugué à des molécules cytotoxiques
- Production : chez la **souris** (Ac murins -momab), manipulés génétiquement pour être **chimériques** (-ximab) ou humanisés (-zumab) ou directement d'origine humaine (-mumab)
- Mécanisme :
  . **Effet antitumoral direct pro-apoptotique**
  . **Lyse de la cellule ciblée** : **activation du complément** et formation du **complexe d'attaque membranaire**
  . **Cytotoxicité cellulaire dépendante des Ac (ADCC)** : via les **récepteurs aux Ig** (Fc récepteurs) des **cellules NK** ou des **macrophages**
  . **Phagocytose cellulaire dépendante des anticorps**

Ac anti-CD20	**Rituximab** Mabthera®		= IgG1 chimérique dirigée contre l'Ag CD20 exprimé par les lymphocytes B matures normaux et tumoraux - Indication : - **Lymphomes B, leucémies lymphoïdes chroniques** - Pathologie auto-immune : **AHAI, PTI, polyarthrite rhumatoïde**...
		EI	- **Syndrome de relargage cytokinique** lors de la 1ère perfusion : pseudo-allergie avec **fièvre, frissons, urticaire, hypotension, éruptions cutanées, dyspnée** → Prévention : **antihistaminique, corticothérapie, paracétamol**, administration lente - **Toxicité hématologique** (modérée) - **Infections, hypogammaglobulinémie, risque de réactivation virale**
Ac anti-CD52	**Alemtuzumab** Campath®		= IgG1 humanisée dirigée contre la **glycoprotéine CD52** exprimée à la surface des **lymphocytes B et T,** des **monocytes** et des **macrophages** : IV ou SC 3 fois/semaine - Indication : - **LLC résistante aux chimiothérapies ou avec délétion 17p** - **Sclérose en plaque** - EI : - **Syndrome de relargage cytokinique** lors de la 1ère perfusion - **Toxicité hématologique** avec **risque d'infection opportuniste**
Ac anti-HER2	**Trastuzumab** Herceptin®		= IgG1 humanisée dirigée contre **l'Ag HER2/Neu**, correspondant au récepteur Erb-B2 exprimé dans certains cancers du sein - Indication : cancer du sein surexprimant HER2, en association avec chimiothérapie
Ac anti-VEGF	**Bevacizumab** Avastin®		= IgG2 dirigé contre le VEGF, agissant sur l'angiogenèse tumorale, avec une action sur les lymphocytes T régulateurs du microenvironnement tumoral - Indication : - Cancer métastatique : **rein, ovaire, colon, poumon, glioblastome** - Anti-angiogénique dans la **DMLA**
Ac anti-TNFα	= Inactivation du TNFα, impliqué dans de nombreuses maladies inflammatoires : **polyarthrite rhumatoïde, spondylarthrite ankylosante, maladie de Crohn, arthrite psoriasique, psoriasis**...		
	Etanercept Embrel®		= Protéine recombinante de fusion, composée de la **partie soluble du récepteur de type II au TNFα** et des **domaines constants de chaîne lourde d'IgG1 humaine**
	Infliximab Remicade®		= Ac monoclonal anti-TNFα chimérique, composé d'une partie murine reconnaissant le TNFα et d'une IgG1 humaine
	Autres		- **Certolizumab** (Cimzia®) - **Golimumab** (Simponi®)
Ac agissant sur des fonctions d'inhibition immunitaire	= *Checkpoint inhibitor* : restauration de l'efficacité antitumorale du système immunitaire par blocage des signaux inhibiteurs CTLA-4 ou de la voie PD-1/PD-L1, exprimé fortement par les cellules du microenvironnement tumoral **Complications communes :** pathologies auto-immunes		
	Ac anti-CTLA-4		- **Ipilumumab** (Yervoy®) : mélanome, cancer du poumon
	Ac anti-PD1 et anti-PDL1		- **Nivolumumab** : IgG4 humain anti-PD1 - **Pembrolizumab** : IgG4 humanisé anti-PD1 - Indication : mélanome, cancer du poumon, lymphome de Hodgkin

Ac		**CTLA4 Ig**	= **Blocage des lymphocytes T effecteurs** : indication en pathologie inflammatoire chronique et auto-immune (polyarthrite rhumatoïde, polyarthrite juvénile, lupus) - **Abatacept** : protéine de fusion humanisée CTLA-4 couplée à une IgG
Ac	Ac conjugués		= **Immuno-conjugués** : transporteur délivrant de façon ciblée des molécules toxiques aux cellules tumorales (radio-isotope, toxines ou molécules cytotoxiques) - Radio-immuno-conjugué anti-CD20 : **tositumomab + iode-131** - Conjugué à un cytotoxique : - **Anti-CD33** (LAM) : **gemtuzumab + ozogamicine** - **Anti-CD30** (lymphome) : **brentuximab + vedotine**
Cytokine/interferon	**G-CSF**		= Facteur de croissance hématopoïétique **: G-CSF recombinant humain** (Neupogen) - Indication : . ↘ phase d'aplasie chez les patients traités par chimiothérapie pour hémopathie maligne . Recrutement de cellules souches hématopoïétiques avant autogreffe ou allogreffe
Cytokine/interferon	**IL-2**		**= Cytokine majeure de l'activation des lymphocytes T** - Indication : . A forte dose en cancérologie : mélanome malin, cancer du rein métastatique . A faible dose (effet tolérogène) : pathologie auto-immune (vascularite), contrôle de la maladie du greffon vs hôte après allogreffe
Cytokine/interferon	**Interféron α**		= Inhibition de la réplication virale, inhibition de la prolifération cellulaire, favorise l'activité immunomodulatrice des macrophages, augmente la cytotoxicité spécifique des lymphocytes T - Indication : cancer du rein, leucémie à tricholeucocytes, lymphomes malins non hodgkiniens, lymphome T cutané, mélanome malin
Autres	**Inhibiteur de tyrosine kinase**		- **Imatinib** : inhibition de l'activité tyrosine-kinase liée à la translocation (9;22) dans la LMC - Autres inhibiteurs de tyrosines kinases : LMC résistante à l'imatinib, autres pathologies tumorales associées à une activité tyrosine-kinase anormale (tumeur stromale gastro-intestinale...)
Autres	Inhibiteur des voies MAP-kinases et de BRAF		= Voie MAPK/ERK, cascade de protéines permettant la communication intracellulaire (dont les proto-oncogènes RAS, RAF...), dont l'activation induit un signal mitotique important pour la cellule - **Proto-oncogène K-RAS** : - 60% des cancers du **pancréas** - 30% des cancers **colorectaux** - 20% des cancers **broncho-pulmonaires** - 15% des ADK de **l'endomètre** et **de l'ovaire** - **Proto-oncogène B-RAF** : - **Leucémie à tricholeucocytes** (quasi-systématique) - 80% des **mélanomes** et **cancers colorectaux** - 50% des **histiocytoses langerhansiennes**
Autres	Inhibiteur des voies MAP-kinases et de BRAF	**Inhibiteur de RAS**	- **RAS-farnésyl transférase**
Autres	Inhibiteur des voies MAP-kinases et de BRAF	**Inhibiteur de BRAF**	- **Sorafénib** (Nexavar®) : cancer du poumon primitif, cancer rénal - **Vémurafénib** : mélanomes avancés

THERAPIE GENIQUE

Thérapie génique = modification génétique des cellules d'un patient avec des acides nucléiques (ADN ou ARN) afin de soigner ou prévenir des maladies : apport d'un gène fonctionnel remplaçant un gène défectueux, gène à action thérapeutique, ARN de régulation de l'expression d'un gène altéré...
- Vecteur : **viral, liposome**

Exemples	Cellules souches hématopoïétiques génétiquement modifiées	= **Capacité de prolifération et de différenciation des cellules souches hématopoïétiques**, permettant de reconstituer l'ensemble du système immunitaire : intérêt majeur en thérapie génique - Injection de cellules souches hématopoïétiques génétiquement modifiées, portant un gène déficitaire, dans le traitement de **maladies monogéniques**
Exemples	Modification génique des lymphocytes T	= Combine le transfert adoptif de lymphocytes T et le ciblage antigénique par anticorps : récepteur artificiel CAR combinant la spécificité antigénique d'un anticorps à la fonction effectrice des cellules T - Utilisation en thérapie ciblée, notamment antitumorale, pour le traitement des hémopathies (leucémie aiguë, LLC, lymphome non hodgkinien...) et des cancers solides

BIOTHERAPIE CELLULAIRE			
Cellules souches	**Cellules souches embryonnaires et induites**	Cellules souche : capacité d'auto-renouvellement et de différenciation - **Pluripotente** : permettant de reconstituer un organisme dans son ensemble - **Totipotente** : permettant de reconstituer un organe dans son ensemble - **Multipotente** : permettant de reconstituer un tissu dans son ensemble	
		Origine	- **Cellule souche embryonnaire** : cellules embryonnaire pluripotente, pouvant être différenciée en cellules neuronales, cardiomyocytes, cellules cutanées… - **Cellule souche pluripotente induite (iPSC)** : cellule somatique adulte reprogrammée en cellules pluripotentes par introduction de 4 facteurs de transcription (oct4, sox2, kfl4, c-myc)
	Cellules souches hématopoïétiques	= Fraction des cellules exprimant l'**Ag CD34**, représentant 1 à 3% des cellules de la moelle osseuse - Présente principalement dans la **moelle osseuse** et le **sang de cordon** - Retrouvée en très faible concentration dans le sang périphérique, augmenté par facteur de croissance G-CSF ± chimiothérapie : **cellules souches mobilisées** - Nécessite un conditionnement pré-greffe : induction d'une aplasie profonde	
		Greffe autologue	= A partir des **cellules souches hématopoïétiques du patient** - Principalement dans les lymphomes (de Hodgkin ou non hodgkinien) ou le myélome multiple
		Greffe allogénique	= A partir d'un **donneur, apparenté ou non apparenté** (sur fichier international de donneurs volontaires) - Principalement dans les leucémies aiguës, plus rarement dans les lymphomes agressifs ou de Hodgkin avancés - Risque de maladie du greffon contre l'hôte (GVH) : allo-réactivation de lymphocytes T provenant du greffon contre les cellules de l'hôte, par reconnaissance d'allo-antigènes mineurs
	Cellules souches mésenchymateuses	= **Cellules multipotentes capables de se différencier en cellules cartilagineuses** (chondrocytes), **osseuses** (ostéoblastes), **graisseuses** (adipocytes) ou **musculaires lisses** - Présentes dans la moelle osseuse, les tissus adipeux, la gelée de Wharton et la pulpe dentaire - Transplantation possible d'un patient à l'autre sans risque de rejet immunitaire - Intérêt : reconstitution de tissu, action immunomodulatrice (production de TGF-β et VEGF)	
Lymphocytes T	**Lymphocytes infiltrant les tumeurs**	= Injection de **lymphocytes T autologue infiltrant les tumeurs (TIL)**, présent dans le micro-environnement tumoral, afin d'augmenter la réponse antitumorale - Recueil des lymphocytes T au sein des tumeurs pour mise en culture *in vitro*, en présence de fortes doses d'IL-2, amplifiés pendant plusieurs jours - Transfert des lymphocytes aux patients, en présence d'IL2	
	Infusion de lymphocytes de donneur	= Injection de **lymphocytes T allogénique de donneur** (DLI) en traitement de rechutes leucémiques ou tumorales après allogreffe de cellules souches hématopoïétiques - Risque de maladie du greffon contre l'hôte	
	Lymphocytes T régulateurs	= Induction de **tolérance immunitaire par purification des lymphocytes T régulateurs**, amplification *in vitro* et réinjection - Intérêt : maladie du greffon contre l'hôte, maladie auto-immune sévère, greffe d'organe	
Autres	**Cellules NK**	- Isolement et mise en culture de cellules NK, d'origine sanguine, du patient (NK autologue) ou de donneur (NK allogénique, plus efficace), ou produit à partir de sang placentaire ou de dérivées de cellules iPSC - Utilisation principalement en traitement antitumorale	
	Cellules dendritiques	= Cellules de présentation des Ag peptidiques complexés aux molécules du CMH de type I ou II - Utilisation en vaccin cellulaire : immunothérapie antitumorale	

ITEM 92 : RACHIALGIE

CERVICALGIE

Cervicalgie = douleur du rachis cervical :
- **Cervicalgie commune** (majorité) : **détérioration dégénérative (cervicarthrose)** et/ou **troubles fonctionnels musculo-ligamentaires**
- **Cervicalgie symptomatique** d'une pathologie sous-jacente

Cervicalgie commune dégénérative

→ **Cervicarthrose anatomique** : > 50% des individus > 40 ans ↗ avec l'âge, asymptomatique dans la majorité des cas

Syndrome cervical	C	Syndrome cervical chronique	- **Douleurs de la nuque** pouvant irradier vers l'occiput, l'épaule, la région inter-scapulo-vertébrale ou latérocervicale, d'horaire **mécanique** (avec parfois une recrudescence nocturne), évoluant par poussées successives ± fond douloureux permanent - **Points douloureux** à la palpation de la colonne cervicale et des muscles spinaux - **Douleur** et **contracture** modérée de la **musculature paravertébrale** +/- attitude antalgique (délordose ou flexion latérale et rotation) - **Limitation des mobilités cervicales** (le plus souvent modérée) - **Craquements** à la mobilisation du cou
		Syndrome cervical aigu = Torticolis	- **Douleur et raideur cervicale de survenue brutale,** volontiers le matin au réveil - **Raideur cervicale importante** - **Contracture douloureuse de la musculature paravertébrale**
		Origine discale	- Sujets les plus **jeunes** avec ATCD **traumatiques** - Tableau aigu et intense avec **impulsivité**
		Origine arthrosique	- Sujets les plus **âgés** - Cause la plus **fréquente** - Tableau torpide émaillé d'épisodes plus aigus
		« Drapeaux jaunes »	- **Dépression**, anxiété, catastrophisme - **Conflit** professionnel ou familial - Arrêts de travail prolongé, bénéfices secondaires
		« Drapeaux noirs »	- **Insatisfaction** au travail, conditions difficiles - Conflits avec une assurance, la Sécurité sociale - Excès de **solitude**
	PC		**- Rx standard = face, profil** et **¾ droit** et **gauche** : **ostéophytose antérieure**, **discarthrose** (pincement discal), **uncarthrose** (arthrose intervertébrale), **arthrose interapophysaire postérieure** (déforme le trou de conjugaison), prédominant au rachis cervical moyen ou bas - **Cliché C1-C2 de face** si douleurs cervicales hautes - Parfois complété de **clichés dynamiques** en cas d'antécédents traumatiques → Inutile en cas de simple torticolis ou de cervicalgies chroniques connues et déjà explorées (en absence de drapeau rouge)
Autres			- **Névralgie cervico-brachiale** - **Myélopathie cervico-arthrosique**
TTT	Cervicalgie aiguë		- **Repos, antalgique, AINS** - Traitement physique sédatif : **agents physiques** et **massages** **- Collier cervical antalgique** (sans immobilisation stricte)
	Cervicalgie chronique		- **Antalgiques** (niveau 1 ou 2), **AINS** (lors des poussées douloureuses) - **Psychotrope** en cas de drapeau noir - **Repos relatif** - **Kinésithérapie** : **massages, rééducation proprioceptive, de renforcement des muscles paravertébraux et d'adaptation posturale** - Recherche et correction d'**attitudes prolongées peu ergonomiques** : tête penchée en avant, membres supérieurs en suspension… - **Manipulations** en cas de contracture musculaire rebelle
	Autres formes		- Névralgie cervico-brachiale ou myélopathie cervico-arthrosique : **traitement chirurgical**

Cervicalgie symptomatique	→ rare (< 1%), potentiellement grave, à rechercher systématiquement	
	« Drapeaux rouges »	- Début **insidieux**, **évolution progressivement croissante**, rythme inflammatoire - **Intensité** des douleurs, caractère rebelle aux traitements symptomatiques - **Localisations** multiples ou atypiques, **ATCD** tumoraux ou infectieux - Origine **infectieuse**, **inflammatoire**, **néoplasique** - Immunosuppression, corticothérapie, toxicomanie - **Fièvre**, ADP, sudations nocturnes, AEG
	Étiologies	- Tumorale : **métastase**, **localisation myélomateuse**, **tumeur primitive vertébrale** - Infectieuse : **spondylodiscite** - Inflammatoire : **spondylarthropathie**, **polyarthrite rhumatoïde**, **chondrocalcinose**, rhumatisme à apatite - Neuro : **tumeur intrarachidienne** ou **de la fosse postérieure** - Post-traumatique : **fracture**, **luxation** (→ **clichés Rx dynamiques** à distance) - **Douleurs référées** d'origine ORL ou cervicale antérieur
	CAT	- Tableau clinique et radiographique typique : douleur mécanique, absence de fièvre, d'AEG, d'ADP, radiographie normale ou cervicarthrose isolée → **arrêt du bilan étiologique** - Discordance radio-clinique ou doute diagnostique : **VS, CRP, EPP, calcémie, IRM du rachis +/- scintigraphie osseuse** en cas de douleurs diffuses

DORSALGIE

Diagnostic	C	Examen du rachis	- **Statique** du rachis thoracique et de l'ensemble du squelette axial - **Souplesse rachidienne** en flexion et en extension (rachis thoracique : secteur le moins mobile), mesure de l'ampliation thoracique - **Points douloureux** à la palpation médiane (épineuse et interépineuse) et paravertébrale
		- Examen général : pleuropulmonaire, cardiovasculaire, abdominal, fosses lombaires - Examen neurologique : recherche de bande d'hypoesthésie, de syndrome lésionnel et sous-lésionnel	
	PC	- En 1re intention = systématique devant toute dorsalgie : **Rx face et profil du rachis thoracique debout** - Au moindre doute et selon le contexte : **VS/CRP, NFS, EPP, RP, ECG, EOGD, scintigraphie, scanner, IRM**...	
Dorsalgie secondaire non mécanique	→ à évoquer systématiquement, notamment en cas de dorsalgie aiguë : **Rx du rachis thoracique** systématique		
	Pathologie non rachidienne	- Cardiovasculaire : **insuffisance coronaire** (angor, IDM), **péricardite**, **anévrisme de l'aorte thoracique** - Pleuropulmonaire : **cancer bronchique**, **pleurésie** infectieuse ou néoplasique, **tumeur médiastinale** - Digestive : **ulcère gastrique** ou **duodénal**, **affection hépatobiliaire**, **oesophagite**, **pancréatite**, **gastrite**, **cancer gastrique**, **de l'œsophage** ou **du pancréas**	
	Affection rachidienne	- **Spondylarthropathie** (à évoquer en premier lieu) - **Spondylodiscite infectieuse** - **Fracture ostéoporotique** - Tumeur intrarachidienne : **neurinome**, **épendymome**, **méningiome**... - Tumeur maligne : **métastase**, **myélome** - Tumeur bénigne : **ostéoblastome**, **angiome vertébral**, **ostéome ostéoïde**... - **Maladie de Paget**	
Dorsalgie mécanique	**Étiologies**	- **Scoliose** : souvent asymptomatique, lésions dégénératives avec le vieillissement - **Maladie de Scheuermann** : épiphysite de croissance à l'adolescence, souvent asymptomatique. Risque de dégénérescences discales ultérieures. - **Cyphose sénile de Schmorl** : maladie de Scheuermann compliqué d'arthrose vertébrale - **Hernie discale** : rare, asymptomatique ou syndrome lésionnel et sous-lésionnel - **Arthrose** costovertébrale et zygapophysaire: favorisée par les troubles de la statique vertébrale, souvent asymptomatique. - **Dorsalgies « fonctionnelles » :** localisation atypique de ce type de douleurs	
	TTT	- Traitement **symptomatique**, **kinésithérapie** - **Infiltrations ciblées** (risques +++ au niveau dorsal)	

LOMBALGIE

Diagnostic	SF		**- Douleur** : siège (lombaire basse, lombofessière), irradiations (fesse, face postérieure de la cuisse, membre inférieur, fosse iliaque, hypogastrique, pli inguinal), rythme mécanique ou inflammatoire (possible en cas de lombalgies communes en période aiguë) - **Impulsivité** à la toux ou à la défécation (origine discale) - **Lombalgie commune** : ↗ par le port de charge, l'effort, la station debout ou assise prolongée ↘ par le repos
Diagnostic	SC		- **Trouble de la statique sagittal** (hyperlordose lombaire) ou **frontal** (scoliose) - **Mobilité** du rachis articulaire, **contracture** musculaire paravertébrale, **points douloureux** - Recherche de **signes de souffrance radiculaire ou d'une atteinte de la queue de cheval,** d'un **syndrome cellulomyalgique**, de signes de **souffrance articulaire sacro-iliaque** et **coxo-fémorale**
Diagnostic	PC		**- Rx standard**: statique rachidienne, dégénérescence discale, anomalies morphologiques congénitales ou acquises **- Scanner, IRM, scintigraphie osseuse** : en 2de intention
Lombalgie commune = dégénérative			= Extrêmement fréquente = **70%** de la population adulte, prévalence maximale entre **50** et **65 ans,** affection la plus invalidante au monde - FdR : efforts répétés, antécédents de traumatisme, antécédents familiaux, tabagisme, sédentarité, surpoids, troubles de la statique rachidienne
Lombalgie commune = dégénérative	**Origine discale**		- **Âge 20-60 ans** - Facteur déclenchant, ATCD similaire - Lombalgie **médiane**, **mécanique**, **impulsive** - Contracture musculaire avec attitude antalgique - Risque de radiculalgie ou de compression de la queue de cheval (rare)
Lombalgie commune = dégénérative	**Origine arthrosique**		- **Âge > 50 ans** - Lombalgie médiane ou unilatérale, améliorée par **l'antéflexion**, hyperesthésie au « palper-rouler» - Douleurs référées, sans trajet précis - **Facteurs favorisants** : hyperlordose, surpoids, syndrome trophostatique, scoliose, instabilité discovertébrale - Risque rare de radiculalgie ou de **canal rachidien rétréci**
Lombalgie commune = dégénérative	**Lumbago**		= **Lombalgie aiguë < 7 semaines** : tableau le plus fréquent
Lombalgie commune = dégénérative	**Lumbago**	SF	- **Douleur lombaire basse**, survenant de façon brutale lors d'un effort, avec sensation de blocage - **Impotence fonctionnelle** majeure - Efforts de toux et de défécation souvent à l'origine de paroxysmes douloureux - Antécédents lombalgiques banals, régressifs, peu invalidants
Lombalgie commune = dégénérative	**Lumbago**	SC	- **Attitude antalgique** - **Limitation des mobilités** importante, élective ou largement prédominante dans 1 ou 2 secteurs - Recherche de **signes d'irritation radiculaire** et de **déficit neurologique** des MI ou périnéaux
Lombalgie commune = dégénérative	**Lumbago**	PC	→ Aucun bilan complémentaire en 1re intention devant une lombalgie **< 7 semaines** sauf si : - Suspicion de **fracture vertébrale** = ostéoporose, FdR ostéoporotique, sujet âgé : **Rx standard** - Suspicion de **pathologie tumorale** ou **infectieuse** = antécédent néoplasique, âge **> 50 ans**, immunodépression, AEG, fièvre, horaire inflammatoire ou résistance au traitement : **Rx, CRP, NFS** - Avant TTT par manipulation vertébrale : éliminer formellement toute lombalgie symptomatique
Lombalgie commune = dégénérative	**Lumbago**	TTT	→ Évolution dans la majorité des cas vers la régression en quelques jours - **Repos actif** : essayer de poursuivre les activités ordinaires compatibles avec la douleur - TTT médicamenteux symptomatique : **antalgique, AINS** - Corset lombaire antalgique (sans autre immobilisation stricte) → La kinésithérapie n'a pas de place à la phase aiguë : en cas de douleur persistante **> 4 semaines**
Lombalgie commune = dégénérative	**Lombalgie commune chronique**		= Persistance de **douleurs lombaires invalidantes > 3 mois** : rare = **10%** des cas, invalidante - Généralement chez des sujets aux antécédents de lumbago à répétition, parfois inaugurale
Lombalgie commune = dégénérative	**Lombalgie commune chronique**	C	- **Douleur lombaire basse**, de rythme mécanique, entravant peu les activités, irradiant souvent dans les **fesses**, parfois à la **partie postérieure des cuisses** (sans topographie radiculaire) - **Limitation modérée des mobilités**, souvent élective, **points douloureux** électifs à la palpation

Lombalgie commune = dégénérative	**Lombalgie commune chronique**	PC	- **Rx standards du rachis lombaire** (face et profil) **et du bassin de face** systématique : lésions d'arthrose lombaire, parfois discrète (sans parallélisme radio-clinique), rarement normales - **Rx dynamiques** en cas d'ATCD traumatiques ou si une instabilité vertébrale est suspectée - **IRM** en cas de drapeaux rouges (peut montrer un hyper signal discovertébral, classification Modic 1, seul signe d'imagerie corrélé aux douleurs)
		Évolution	- **Évolution favorable** dans la grande majorité des cas, sans invalidité marquée - **Handicap sévère** dans les professions nécessitant une sollicitation importante du rachis
		TTT	- **Repos** limité et non inutilement poursuivi - TTT médicamenteux : **antalgique de palier I ou II** (opioïdes au long cours contre-indiqués), **AINS** en phase aiguë - **Psychotropes** en cas de drapeaux noirs - **Kinésithérapie de rééducation** essentielle (série initiale de 15 séances) : **gymnastique** de **renforcement des muscles du tronc** et **du segment lombo-pelvien**, **étirements**, **entretien articulaire lombaire**, **correction des troubles statiques** (techniques d'adaptation posturale), techniques d'**ergonomie rachidienne** (verrouillage de la charnière lombo-sacrée...) et autorééducation - **Crénothérapie** en cas de polyarthrose invalidante - **Infiltrations cortisoniques** au niveau zygapophysaire en poussée inflammatoire arthrosique, thermocoagulation voire infiltrations cortisoniques intradiscales (stade Modic 1) - **Correction d'un trouble statique** - **Chirurgie** (exceptionnelle, résultats inconstants) : **arthrodèse intervertébrale, prothèse discale**
Lombalgie	= rare (< 1%), à évoquer systématiquement, notamment si : - Début progressif, insidieux, sans facteur déclenchant - Atypies topographiques de la douleur : lombaire haute ou caractère étendu - Rythme atypique des douleurs : nocturnes ou en 2e partie de la nuit - Intensité, ténacité des douleurs ou aggravation progressive - Absence d'antécédents de lombalgie (surtout chez le sujet âgé) - Raideur globale et intense du rachis lombaire à l'examen clinique - Contexte : antécédent suspect, asthénie, anorexie, amaigrissement, fièvre, lésions cutanées, tumorales...		
	PC	- **Rx standard**, **IRM** en 2e intention - **VS/CRP, EPP, calcémie** - **Scintigraphie osseuse** en cas de douleurs diffuses	
	Tumeur maligne : myélome, MT	- **Rx** : **fracture vertébrale** (« tassement vertébral »), **ostéolyse** (« vertèbre borgne » : disparition d'un pédicule sur le cliché de face), **déminéralisation diffuse** (forme décalcifiante diffuse du myélome), **ostéocondensation vertébrale**, ou possiblement normales - **IRM** : confirmation des lésions, localisation, rapports avec les tissus adjacents. - **Biopsie dirigée** si diagnostic non certain, **biopsie chirurgicale** en cas de tumeur intrarachidienne	
	Tumeur bénigne	- **Ostéome ostéoïde** : douleurs intenses, volontiers nocturnes, évoluant par crises de quelques heures, soulagées par l'aspirine ou les AINS, image d'ostéocondensation intense centrée par une zone claire renfermant un îlot dense (image « en cocarde » du nidus), hyperfixation intense à la scintigraphie - Autres (plus rare) : **neurinome, méningiome, angiome vertébral** (dégénérescence graisseuse associée et rassurante)	
	Infectieuse	- **Spondylodiscite**, ou plus rarement **spondylite pure**	
	Rhumatisme	- **Spondylarthropathie, CCA ou rhumatisme à apatite**	
	Ostéopathie déminéralisante	= **Ostéoporose**, **ostéomalacie** ou autre ostéopathie fragilisante - **Fractures vertébrales** (« tassements vertébraux ») : cause la plus fréquente, fracture du sacrum	
	Cause extrarachidienne	- **Anévrisme de l'aorte abdominale** : lombalgie aiguë très intense (fissuration) ou lombalgie chronique, irradiations abdomino-génito-crurales, par paroxysmes, rythme inflammatoire (syndromes fissuraires) - Pathologie urinaire = **lithiase rénale chronique, hydronéphrose, tumeur rénale** : lombalgie haute, souvent latéralisée (angle costo-lombaire), irradiant dans le flanc, voire aux OGE - Pathologie digestive : **tumeur digestive** (gastrique, colorectale, pancréatique), **pancréatite chronique** - **Tumeur pelvienne, ADP préracidienne, fibrose rétropéritonéale**	

Aix-Marseille-Université MEDECINE ODONTOLOGIE Bibliothèque

ITEM 93 : RADICULALGIE – SYNDROME CANALAIRE

LOMBO-RADICULALGIE

LOMBO-SCIATIQUE

- **Hernie discale asymptomatique** : découverte fortuite chez **20 à 30%** de la population générale asymptomatique
- **Lombosciatique discale** : **conflit disco-radiculaire L4-L5** ou **L5-S1**, plus fréquent entre **30** et **40 ans**
- **Lombosciatique arthrosique** : **arthrose vertébrale**

SF

- **Trajet L5** : fesse → face postéro-externe de la cuisse → externe du genou → externe/antéro-externe de la jambe → malléole externe ou gouttière pré-malléolaire → dos du pied → gros orteils ou 2-3 premiers orteils
- **Trajet S1** : fesse → face postérieure de la cuisse → creux poplité → face postérieure de jambe (mollet) → tendon d'Achille ou rétro-malléolaire externe → talon → plante ou bord externe du pied → 5ème orteil
- Plus imprécis quand l'irradiation n'atteint pas le pied (trajet tronqué) : rechercher des **dysesthésies**
- Parfois de topographie plus étendue : **L5** et **S1** ± **L4** ou **dernières racines sacrées**

En faveur d'une lombosciatique commune	En faveur d'une lombosciatique symptomatique
- Mono-radiculaire (L5 ou S1), de rythme mécanique ± Impulsive à la toux/défécation en cas d'hernie discale - Effort déclenchant, intensité rapidement maximale - Lombalgies associées - Antécédents lombaires	- Pluri-radiculaire, de rythme inflammatoire - S'aggravant - Sans effort déclenchant - Sans lombalgie - Sujet âgé sans antécédents lombaires

SC

- Attitude antalgique : **inflexion latérale irréductible**
- **Signe de Lasègue** : déclenchement de la douleur radiculaire en soulevant le MI en extension pour les racines L4 L5 et S1
- Signes sensitifs : **hypoesthésies, paresthésies**
- **Abolition des réflexes ostéotendineux** : **réflexe achilléen** (S1), aucun réflexe aboli en cas d'atteinte L5 +++
- **Déficit moteur** : - **L5** : **muscles releveurs du pied** et **péroniers latéraux → marche sur les talons**
  - **S1** : **triceps sural → marche sur les pointes**

Signes de gravité

→ Urgences diagnostiques et chirurgicales : pronostic fonctionnel engagé
- **Lombosciatique paralysant** : déficit moteur ≤ **3** ou **≤ 2** avec disparition de la douleur
- **Syndrome de la queue de cheval :** troubles sphinctériens, anesthésie en selle...
- **Compression médullaire** (plus rare) : signes pyramidaux...

PC

IRM = Indiqué si : - Terrain : enfant ou sujet âgé > **65** ans, antécédents d'infection ou de tumeur
- Clinique : fièvre, signes neurologiques déficitaires, tableau clinique atypique
- Douleur persistante après **6 à 8 semaines** de traitement médical ou s'aggravant

- **Rx lombaire** : anomalie de densité osseuse, lésion discarthrosique, tassement discal...

→ Aucun bilan complémentaire initial n'est nécessaire en cas lombosciatique discale typique chez l'adulte jeune

TDM/IRM rachidienne

= Concordance radio-clinique :
- **Type de hernie** : **sous-** ou **extra-ligamentaire**, **migrée** ou **exclue**
- **Niveau** : L4/L5, L5/S1... → la racine sort au niveau vertébral inférieur (L5 entre L5 et S1...)
- **Position** :
  . **Médiane** : compression de la racine sous-jacente, des 2 côtés ou à bascule
  . **Paramédiane** : compression de la racine sous-jacente du côté de la hernie
  . **Foraminale** ou **extra-foraminale** : compression de la racine sortante

TTT

- A la phase aiguë :
  . **Repos au lit, antalgiques, AINS, myorelaxant** pendant **2 à 4 semaines**
  . 2nde intention :
  - **Infiltrations péridurales** et/ou **péri-radiculaires de corticoïdes**
  - **Orthèse lombaire rigide** pendant 4 à 6 semaines, puis **souple**
- **Rééducation** après amélioration des douleurs
- **TTT chirurgical** en dernière intention : améliore les radiculalgies dans 80% des cas, sans action sur les lombalgies

Cause secondaire

Spondylarthropathie	- Contexte : homme < 40 ans, antécédents familiaux de spondylarthropathie, antécédents d'uvéite, talalgie, fessalgie, psoriasis, diarrhée, douleurs inflammatoires - Examen : accentuation de la cyphose dorsale, atteinte des sacro-iliaques
Fracture/tassement vertébral	- Contexte : > 70 ans, antécédents ou facteurs de risque d'ostéoporose - Examen : accentuation de la cyphose dorsale
Métastase Lymphome	- Contexte : > 50 ans, atcd de cancer ostéophile (poumon, rein, prostate, sein, thyroïde), AEG - Lombalgie de début progressif, sans facteur déclenchant, s'aggravant, rythme non mécanique

Cause secondaire	**Spondylodiscite**		- Contexte : immunodépression, diabète, antécédent de geste rachidien (infiltration, chirurgie), infection (dentaire, endocardite), lombalgies inflammatoires - Examen : fièvre, frissons, raideur rachidienne multidirectionnelle
	Tumeur intra-rachidienne		- Douleur nocturne, de décubitus, obligeant à se lever et à marcher pour être soulagé - Raideur multidirectionnelle, signes neurologiques sous-jacents
	Méningoradiculite infectieuse		= **Herpès virus, zona, VIH, maladie de Lyme** : contexte infectieux, morsure de tique - Irradiation pluri-radiculaire, déficit moteur ou sensitif étendu à d'autres territoires
	PC	**Rx standard**	= **Rx lombaire face et profil** + **bassin de face** : - Syndesmophyte et sacro-iliite : spondylarthropathie - Fracture vertébrale : ostéopathie - Lyse vertébrale, « vertèbre borgne », fracture vertébrale asymétrique : métastase - Pincement discal avec érosions des plateaux vertébraux : spondylodiscite
		Bilan bio	- De 1ère intention **: NFS, VS/CRP, EPP**
		Selon l'orientation	**- Scintigraphie, IRM, biopsie osseuse, prélèvements bactériologiques, typage HLA A et B, bilan phosphocalcique, ponction lombaire...**
LOMBO-CRURALGIE			= Affecte une racine du nerf crurale : moins fréquent que la lombosciatique, le plus souvent entre 50 et 60 ans
	SF		- **Douleur d'installation brutale**, intense, avec **dysesthésies** (brûlures, broiement), recrudescence nocturne plus fréquente que pour la lombosciatique (insomnie, asthénie) - **Trajet L3** : face supéro-externe fesse → région trochantérienne → face antérieure de la cuisse au 1/3 moyen → face interne de la cuisse au 1/3 inférieur → face interne du genou → peut descendre jusqu'à la jambe - **Trajet L4** : partie moyenne de la fesse → face externe puis antérieure de la cuisse à sa partie moyenne → face antérieure du genou → face antéro-interne de la jambe (crête tibiale) et du cou-de-pied → bord interne du pied
	SC		- **Signe de Léri** (manœuvre du crural ou « Lasègue inversé ») : patient en décubitus ventral, reproduction de la douleur radiculaire à la flexion du genou à 90° ou à l'extension de la cuisse sur le bassin - **Diminution du réflexe rotulien** (abolition si atteinte L3 et L4) : ne distingue pas une atteinte L3 ou L4 - **Hypoesthésie superficielle à la face antérieure de la cuisse** - **Déficit du quadriceps** - **Amyotrophie** (fréquente, rapide) : pouvant toucher le **psoas** (L3) ou le **jambier antérieur** (L4)
	PC		- **TDM/IRM rachidienne** : centrée sur les étages L2 à L5 (possible hernie foraminale en conflit avec L4)
	DD		**= Cruralgie extrarachidienne tronculaire** : - **Hématome/abcès du psoas** - **Anévrisme de l'aorte** - **Envahissement tumoral** : **digestive, pelvien, rénale, ADP, neurinome, schwannome** - **Névrite** : **zona, maladie de Lyme**... - **Diabète**
CANAL LOMBAIRE ETROIT			**= Sténose rachidienne acquise** par **prolifération ostéophytique, hypertrophie des ligaments jaunes, protrusion discale** : rétrécissement limité ou étendu à plusieurs étages, majoré en **lordose** (position debout) - Plus fréquent chez les sujets masculins, vers **60 ans**
	C		- **Douleur** : **paresthésie des MI** (crampe, striction), souvent bilatérale, de topographie pluri-radiculaire - **Troubles neurologiques** (après l'effort) : hypoesthésie de topographie radiculaire, sensation de peau morte ou d'engourdissement, fatigabilité du MI, troubles génito-sphinctériens, réflexe aboli - **Déclenché à la marche ++**, parfois dès le passage en position debout ou dès le redressement du tronc - Facteur améliorant : - Arrêt de la marche (« claudication intermittente sensitivo-motrice») - Position assise ou accroupie - Flexion antérieure du tronc (appui antérieur lors de la marche = **signe du caddie**)
	PC		- **Rx standard** (signes indirects) : réduction de la distance inter-lamaire, brièveté des pédicules - **IRM/TDM rachidienne** : forme du canal, composante discale ou ostéophytose
	TTT		- **TTT médical** : - Traitement symptomatique : **antalgiques, AINS, infiltrations épidurales de corticoïdes** - **Rééducation en cyphose/délordose** avec **tonification des abdominaux** - **TTT chirurgical** en 2nd intention : libération des structures nerveuses

NEVRALGIE CERVICO-BRACHIALE

Névralgie cervico-brachiale = souffrance d'une racine nerveuse du plexus brachial = **C5, C6, C7, C8** ou **T1**
- **Névralgie cervico-brachiale commune** :
  . **Arthrosique** : sujet > 40 ans, compression par un nodule disco-ostéophytique
  . **Discale** : sujet jeune < 40 ans, compression par une « hernie molle »
- **Névralgie cervico-brachiale symptomatique**

Diagnostic

SF

- **Syndrome cervical** : limitation des mobilités (le plus souvent modérée et élective), douleurs et infiltration cellulalgique (manœuvre du pincé-roulé) de la partie supérieure du dos
- **Trajet douloureux radiculaire**
- **Signes déficitaires moteurs, sensitifs et réflexes**

	Réflexe	Déficit moteur	Territoire sensitif
C5	Bicipital	Abduction du bras, rotateur de l'épaule	Moignon de l'épaule, face externe du bras
C6	Stylo-radial	Flexion du coude, supination, flexion du pouce	Antérieure à l'épaule, face antéro-externe du MS jusqu'au pouce
C7	Tricipital	Extension du coude, du poignet et des doigts et de la pronation	Face postérieure du MS jusqu'au 2ᵉ et 3ᵉ doigts
C8 D1	Cubito-pronateur	Flexion et de l'écartement des doigts	Face interne du MS → 4ᵉ et 5ᵉ doigts

→ Rechercher une **myélopathie cervicarthrosique** associée : atteinte pyramidale, souvent spastique, prédominant sur les troubles sensitifs et sphinctériens, signe de Lhermitte

DD

- Trajet C5 ou C6 : **pathologie de la coiffe des rotateurs**
- Trajet C5 : **syndrome de Parsonage et Turner**
- Trajet C6 : **épicondylalgie** ou **syndrome du canal carpien**
- Trajet C8 : **syndrome de la traversée thoraco-brachiale**

NCB commune

PC

TDM/IRM du rachis cervical si suspicion de névralgie cervico-brachiale symptomatique ou bilan opératoire d'une névralgie cervico-brachiale commune rebelle : foramen réduit par des ostéophytes ou une hernie discale

TTT

→ Guérison dans la plupart des cas en **4 à 6 semaines**
- En 1ère intention :
  . **Repos**
  . **AINS**
  . **Collier d'immobilisation cervical**
  . ± **Corticothérapie orale**
- **TTT chirurgical** en cas d'échec du traitement médical ou de déficit moteur important (rarement indiqué) : **résection des ostéophytes par voie antéro-latérale transdiscale ± arthrodèse intersomatique**

NCB symptomatique

- **Traumatisme cervical** : **fracture, luxation**
- **Spondylodiscite infectieuse**
- **Tumeur maligne** : métastase, myélome
- **Tumeur bénigne** : ostéome ostéoïde, kyste anévrismal
- **Syndrome de Pancoast-Tobias** (envahissement de l'apex pulmonaire) : névralgie C8 rebelle, avec syndrome de Claude-Bernard-Horner homolatéral et envahissement de l'apex pulmonaire
- **Méningoradiculite** : herpès, zona, maladie de Lyme
- Affection neurologique : **syringomyélie, neurinome**

SYNDROMES CANALAIRES

Syndrome canalaire = manifestations neurologiques liées à la **compression d'un nerf périphérique dans un défilé ostéo-ligamento-musculaire** ou **compression posturale** dans une zone anatomique où le nerf est superficiel
- Atteinte sensitivo-motrice en cas de compression chronique (principalement **canalaire**)
- Atteinte à prédominance motrice, indolore en cas de compression aiguë (principalement **posturale**)
- FdR de sensibilité à la compression : **diabète, sensibilité familiale** (neuropathie génétique de susceptibilité : délétion PMP22)

→ Les territoires sensitifs et moteurs des troncs nerveux ne dépassent pas la main ou le pied (≠ racines nerveuses) sauf nerf fibulaire superficiel (face latérale basse de jambe)
→ Une atteinte purement motrice doit remettre en cause le diagnostic

SYNDROME DU CANAL CARPIEN

= **Compression du nerf médian lors de la traversée du canal carpien** : fréquent = concerne **1%** de la population
- 75% des cas chez la femme (post-ménopause ou en fin de grossesse surtout)
- Principalement de la main dominante, ou bilatéral dans **50%** des cas
- Peut être reconnue en tant que maladie professionnelle : principalement nettoyeurs, caissiers, manutentionnaires, maçons, ouvriers du bâtiment, bouchers, ouvriers en chaîne de montage

Physio
- Sensibilité :
  . Face palmaire : des 3 premiers doigts et de la moitié radiale de l'annulaire
  . Face dorsale : des 2e et 3e phalanges de l'index, du majeur et de la moitié radiale de l'annulaire
- Motricité :
  . Eminence thénar : **court abducteur**, **faisceau superficiel du court fléchisseur** et **opposant du pouce**
  . **2 lombricaux externes**

C

Forme sensitive	- **Paresthésies du territoire du médian**, irradiant à l'avant-bras, à recrudescence nocturne, au réveil et lors des activités manuelles, disparaît au secouage ou au réchauffement de la main - Manœuvre reproductive : - **Test de Tinel** : percussion de la face antérieure du poignet - **Test de Phalen** : flexion forcée du poignet - **Hypoesthésie** de la face palmaire des 3 premiers doigts à tous les modes
Forme neurologique déficitaire	- **Paresthésies permanentes** - **Maladresse de la main** : lâchage d'objet, difficulté pour mettre les boutons ou tourner une clé - **Déficit des muscles de la partie latérale de l'éminence thénar** : opposant, court abducteur - **Amyotrophie du versant externe de l'éminence thénar** (tardive)

PC
- **Rx du poignet** = **face, profil** et **incidence du défilé carpien** : recherche d'anomalie osseuse
- **Echographie** : ↗ de la surface du nerf médian (N < 12), recherche de ténosynovite, microcristaux...

EMG	- Parfois normal dans les formes débutantes (10%) - **Atteinte du nerf médian au poignet** : ↘ vitesse de conduction sensitive avec allongement des latences distales (bloc de conduction), puis ↘ de la réponse en aval du site lésionnel, signes de dénervation des fibres musculaires (dégénérescence axonale), respect des autres troncs nerveux

Etiologie
- Mécanique = traumatique : **cal vicieux, séquelle de fracture du radius, activité professionnelle ou sportive répétitive**
- Endocrinienne : **grossesse, hypothyroïdie, diabète, acromégalie**
- Rhumatismale : **ténosynovite inflammatoire** (PR), **infectieuse** (BK), **arthrose, kyste synovial**
- Dépôts intra-canalaires de microcristaux : **goutte, chondrocalcinose, apatite, amylose**

TTT

TTT médical	- **Port nocturne d'une attelle de repos** : immobilisation du poignet et des doigts en position neutre - **Injection corticoïdes** dans le canal carpien (entre les tendons du grand et petit palmaire, en regard du 2nd pli palmaire, aiguille à 30° en bas) : limité à 2 injections, risque d'exacerbation transitoire
TTT chirurgical	= **Neurolyse du nerf médian** après section du ligament transverse du carpe - Indication : - **Déficit moteur** clinique ou à l'EMG, **amyotrophie** ou **forme compressive** - Après échec du traitement médical - **Analyse anatomo-pathologique** systématique des prélèvements
TTT préventif	= En cas d'activité à risque : mouvements répétés du poignet, utilisation d'appareils vibrants - **Attelle de fonction** - **Aménagement de poste**

Autres

Syndrome de la loge de Guyon (rhumato)	= **Compression du nerf cubital au poignet** : le plus souvent idiopathique - **Paresthésies** et **douleurs** du 5ème doigt, reproduite à la percussion du pisiforme - **Signes déficitaires** à l'éminence hypothénar, **amyotrophie des interosseux** (1er ++) et **hypothénar** - TTT : **infiltration de corticoïdes**, **libération chirurgicale** si échec ou forme déficitaire

Autres	Autres syndromes canalaires au MS	- **Compression du nerf ulnaire au coude** : (compression dans la gouttière épitrochléo-olécrânienne) paresthésies des 4e et 5e doigts, déficit moteur des muscles interosseux avec amyotrophie des interosseux et de l'éminence hypothénar. Respect du muscle fléchisseur ulnaire du carpe → immobilisation du coude par attelle de repos dans un 1er temps puis traitement chirurgical par transposition du nerf ulnaire dans la partie antéro-interne de l'avant-bras - **Nerf radial dans la gouttière humérale** : **compression de la branche postérieure du nerf radial sous l'arcade du court supinateur** (fracture, paralysie posturale) : déficit moteur brachioradial et des extenseurs des doigts et du poignet, respect du triceps, symptômes sensitifs peu présents - **Syndrome de la traversée thoracobrachiale** : radiculalgie C8-D1 - **Syndrome du nerf supra-scapulaire** : scapulalgie et amyotrophie de la loge sus-épineuse
	Syndrome canalaire au MI (plus rare)	- **Méralgie paresthésique = compression du nerf cutané latéral sous le ligament inguinal au-dessous de l'EIAS**: hypoesthésie en raquette de la face externe de la cuisse, favorisé par une obésité, le port de ceintures serrées ou la grossesse - **Compression du nerf fibulaire** (paralysie posturale : appui prolongé sur la tête de la fibula, position assise jambes croisées, travail agenouillé, séjour en réanimation) : déficit sensitif du dos du pied, steppage - **Syndrome du canal tarsien** : compression du **nerf tibial postérieur**

AUTRES RADICULALGIES			
MENINGO-RADICULITE	**Maladie de Lyme**		= ***Borrelia burgdorferi*** : spirochète vecteur de la maladie de Lyme, transmis par une tique (Ixode) - A la phase initiale de l'infection : **érythème migrant chronique** - A la phase tardive (après quelques mois, en l'absence de traitement) : bloc auriculo-ventriculaire, arthrite, récidive de l'érythème migrant chronique, méningoradiculite (10 à 20% des cas)
		C	- **Douleurs radiculaires intenses**, diurnes et nocturnes, volontiers **pluri-radiculaires asymétriques** - **Déficit sensitivomoteur** des territoires atteints (à proximité du site de morsure) - **Atteinte faciale**, parfois bilatérale (50% des cas, surtout chez l'enfant) - **Syndrome méningé** (au 2nd plan) : céphalées
		PC	- **PL** : lymphocytorachie, hyperprotéinorachie, glycorachie normale, bandes oligoclonales des protéines à l'électro-iso-focalisation - **ENMG** : tracés neurogènes avec vitesses de conduction normales - **Sérologie** (**sang** et **LCS**) : un résultat positif par test ELISA, confirmé par Western blot
		TTT	- Antibiothérapie parentérale : **ceftriaxone** pendant 15-21 jours régression rapide des manifestations, principalement des douleurs dans un premier temps
	Méningo-radiculite infiltrative		= **Leucémie, lymphome, méningite carcinomateuse** : atteinte radiculaire avec infiltration méningée - Atteinte rapidement progressive et étagée : atteinte radiculaire asymétrique des MI, MS, nerfs crâniens - LCS : cytométrie des cellules, recherche de cellules cancéreuses
PLEXOPATHIE	**Syndrome de Parsonage-Turner**		= **Névralgie amyotrophique** : après un traumatisme, une intervention chirurgicale, une grossesse, une vaccination, une maladie systémique, voire une infection
		C	- **Douleur de l'épaule** au 1er plan : permanente, insomniante, à type de brûlure-arrachement, augmentée à la mobilisation de l'articulation, rebelle aux antalgiques - **Paralysie** dans les jours suivants, rapidement **amyotrophique**, avec sédation des douleurs : deltoïde, dentelé antérieur, infra- et supra-épineux - Sans fasciculation, réflexes normaux (parfois diminués/abolis), troubles sensitifs discrets
		PC	- **EMG** : tracé neurogène, conduction sensitivo-motrice normale des nerfs radial, ulnaire et médian, allongement de latence des nerfs proximaux (axillaire, musculo-cutané, supra-scapulaire) - **LCS** : normal ou parfois discrète hyperprotéinorachie
		TTT	- **Rééducation prolongée** + **corticothérapie courte** à visée antalgique → Evolution non toujours favorable, à évaluer sur une période longue (3 ans)
	Autres		- **Plexopathie infiltrative** : syndrome de Pancoast-Tobias - **Plexopathie post-radique** : plusieurs années après une **irradiation sus-claviculaire** ou **axillaire** (cancer ORL, sein, lymphome), d'évolution lentement progressive, indolore, asymétrique, avec déficit sensitivomoteur et aréflexie ostéotendineuse

ITEM 114 – RHUMATISME PSORIASIQUE

= Touche **5 à 25%** des patients souffrant de psoriasis cutané : généralement entre 30 et 55 ans, sex ratio = 1
- **Prédisposition HLA B27** : moins fréquente que dans les autres spondylarthropathies, associée à l'atteinte axiale
- **Associations avec HLA Cw*0602 et B17** : dépendent de l'atteinte cutané

Diagnostic	C		= Atteinte articulaire hétérogène, évoluant par poussées
		Atteinte des IPD aux doigts/orteils	= 10-15% des patients - Topographie asymétrique évocatrice, souvent très inflammatoire - Souvent isolé et associée à un psoriasis unguéal sus-jacent
		Polyarthrite séronégative	= 20% des patients : présentation similaire à une polyarthrite rhumatoïde, mais - Atteinte asymétrique et prédominante des IPD - Atteinte parfois globale tripolaire d'un ou plusieurs doigts : MCP, IPP et IPD - Absence habituelle de FR et d'ACPA - Aspect des lésions radiologiques évocateur
		Mono- ou oligo-arthrite asymétrique	= 15 à 40% des cas - **Arthrite** touchant les **grosses articulations**, les **orteils** ou les **doigts** (atteinte privilégiée des MCP/MTP, IPP et/ou IPD) - **Dactylite** : **Aspect de doigt ou orteil « en saucisse » = ténosynovite des fléchisseurs** ± associée à une **arthrite de l'IPP et IPD** : très évocateur du rhumatisme psoriasique
		Forme axiale	= **Spondylarthrite psoriasique** : 20% des cas, associée dans 50% des cas à une atteinte périphérique - Rachialgies inflammatoires avec ou sans sacro-illite
		Arthrite mutilante des mains et des pieds	= Exceptionnelle mais gravissime - **Ostéolyse des phalanges**, des **MTP/MCP** - **Aspect possible en « lorgnette »** : aspect rétracté du doigt ou de l'orteil, reprenant sa taille habituelle à l'étirement
		Autres	- **Onycho-pachydermo-périostite** = entité radio-clinique pathognomonique : onychose psoriasique, épaississement douloureux des parties molles et ostéo-périostite, prédominante sur l'hallux, pouvant atteindre les autres orteils - **Orteil de Baueur** : atteinte unguéale de l'orteil + arthrite de l'IPD - **Forme enthésopathique pure** : épicondylite, tendinite achilléenne, calcanéen. Rare
			→ **90%** des patients ont un psoriasis : préexistant dans 75% des cas, synchrone des manifestations articulaires dans 10-15% des cas → Chez 10-15% des malades, les signes articulaires précèdent les signes cutanés : atcds familiaux de psoriasis... → Atteinte à risque : **unguéale** (majorité des cas, aspect en dé à coudre avec ochynolyse distale et hyperkératose sous-unguéale), **cuir chevelu**, **pli interfessier** → **Le type de psoriasis ou la sévérité de celui-ci ne semble pas augmenter le risque de développer un rhumatisme psoriasique** (point débattu) - Autres atteintes extra-articulaires : uvéite, entérocolopathie ... - **Comorbidités CV**s très fréquente et à rechercher systématiquement
	Bio		- **Syndrome inflammatoire biologique** : parfois élevé en cas de poussée évolutive, surtout polyarticulaire - **FR** et **anti-CCP** : généralement absent ou à taux faible - **HLA B27** : présent dans 20 à 50% des cas, plus fréquent dans les formes axiales - **Syndrome métabolique :** dyslipidémie et hyperuricémie
	Rx		= Caractéristiques radiologiques propres au rhumatisme psoriasique, évocatrices : - **Lésions destructrices (précédant l'ankylose)**: **érosion marginale, ostéolyse,** progressant de la périphérie vers le centre, pouvant aboutir à une **image en « pointe de crayon** » (amincissement des têtes métacarpiennes ou métatarsiennes avec cupule de la base de la phalange) ou à une **ostéolyse complète** (**acro-ostéolyse des houppes phalangiennes, arthrite mutilante**) - **Lésions reconstructrices** : **hyperostose**, **appositions périostées**, **périostite**, **enthésophytes « grossiers »** (souvent exubérants, surtout au rachis), **ankylose osseuse**
		Atteinte axiale	- **Sacro-illite** asymétrique, souvent condensante - **Syndesmophytes** grossiers et asymétriques, avec ossification en agrafe, de localisation préférentielle lombaire

<table>
<tr><td rowspan="3"></td><td rowspan="2"></td><td>Atteinte du talon</td><td colspan="2">- Erosion postérieure ou inférieure initialement, puis reconstruction périostée, puis aspect de « pseudo-épine », jusqu'à la périostite engainante et exubérante du calcanéum</td></tr>
<tr><td>Atteinte des orteils et doigts</td><td colspan="2">- Arthrite érosive d'une IPD
- Ostéolyse inter-phalangienne : interligne élargie, surfaces adjacentes très nettement délimitées
- Ankylose d'une articulation inter-phalangienne
- Périostite juxta-articulaire en spicule ou en bande
- Résorption de la houppe phalangienne ou ostéo-périostite de la phalangette</td></tr>
<tr><td>DD</td><td colspan="3">-> Atteinte cutanée : affections mycosiques, dyshidroses et dermite séborrhéique
-> Atteinte rhumatologique : PR et autres spondylarthropathie, arthrose digitale érosive floride (érosions centrales avec aspect en « aile de mouette »)

ATTENTION : ne pas oublier d'évoquer une crise de goutte en cas d'arthrite aiguë des membres inférieurs chez ces patients (le psoriasis est un FDR de goutte)</td></tr>
<tr><td rowspan="5">TTT</td><td colspan="4">→ Stratégie thérapeutique similaire à la polyarthrite rhumatoïde</td></tr>
<tr><td colspan="2">TTT symptomatique</td><td colspan="2">- AINS : en 1ère intention, pas au long cours (peu d'effet sur la dermatose)
- Antalgiques
- Bolus de CTC : exceptionnellement</td></tr>
<tr><td colspan="2">TTT local rhumatologique</td><td colspan="2">- Infiltrations de dérivées cortisoniques
- Dans certains cas : synoviorthèse, chirurgie réparatrice</td></tr>
<tr><td colspan="2" rowspan="2">TTT de fond</td><td>sDMARD</td><td>csDMARD :
- Méthotrexate (15 à 25 mg/semaine) en 1ère intention: efficace sur l'atteinte cutanée et articulaire.
- Léflunomide (2 mg/J): efficace sur l'atteinte articulaire, et partiellement sur l'atteinte cutanée
- Salazopyrine (2 g/J) : rarement utilisé

tsDMARD :
- Aprémilast : inhibiteur de la PD4, per os. Efficace sur les arthrites périphériques et l'atteinte cutanée.
- Inhibiteurs de JAK</td></tr>
<tr><td>bDMARD</td><td>Uniquement en 2ème intention :
- Anti-TNFα : efficace sur l'atteinte articulaire et cutanée, ralentit la progression des lésions radiologiques
- Secukinumab, ixekizumab (anti- IL17) : Efficace sur l'atteinte cutanée, atteinte articulaire périuphérique et axiale.
- Ustékinumab (Anti IL12/IL23) : efficace sur le plan cutané et articulaire
- Anti IL23 : à venir</td></tr>
</table>

ITEM 124 : OSTEOPATHIE FRAGILISANTE

OSTEOPOROSE

Ostéoporose = maladie généralisée du squelette, caractérisée par une **densité osseuse basse** et des **altérations de la micro-architecture osseuse**, responsable d'une **fragilité osseuse exagérée** avec un risque élevé de fracture
- Augmente avec l'âge : après 50 ans, 1 femme sur 2 et 1 homme sur 5 aura une fracture ostéoporotique

Physiopathologie

- **Baisse de la densité minérale osseuse** : facteur majeur de la fragilité osseuse
- **Qualité osseuse** : altération de la microarchitecture osseuse (amincissement des travées osseuses, diminution de leur nombre et de leur connectivité, de leur répartition spatiale...), anomalies du collagène I, de la géométrie osseuse...

Evolution de la densité minérale osseuse	= Diffère selon l'**os cortical** (diaphyse des os longs ++) et l'**os trabéculaire** (vertèbres ++) - Valeur maximale en fin de croissance = **pic de masse osseuse** à 20-30 ans - Perte osseuse à partir de **40 ans** : **↘ progressive linéaire**, avec un **pic de diminution à la ménopause**
Facteurs déterminants	- **Carence oestrogénique** : rôle déterminant dans les 2 sexes - Chez l'homme : **diminution progressive de la sécrétion androgénique** - **Hyperparathyroïdie secondaire** à une **insuffisance en calcium** et/ou **vitamine D** - **Héritabilité** : 80% de la variabilité du pic de masse osseuse est d'origine héréditaire - **Manque d'activité physique** : immobilisation ou alitement prolongé

FdR de fracture ostéoporotique

- DMO basse : principal déterminant du risque de fracture. Cependant, environ 50% des fractures ostéoporotiques surviennent chez des patients ayant simplement une ostéopénie
- Age
- **Tabagisme**
- **Alcool**
- **Corticothérapie systémique** ≥ 7,5 mg/j pendant > 3 mois
- **Immobilisation prolongée**
- **Antécédent personnel de fracture ostéoporotique** : augmentation du risque proportionnelle au nombre de fractures
- Chez la femme ménopausée :
  - **Maigreur : IMC < 19**
  - **Ménopause précoce < 40 ans**
  - **Antécédent familial au 1er degré de fracture de l'extrémité supérieure du fémur**
  - **Corticothérapie systémique passée**
- **FdR de chute : alcoolisme, baisse de l'acuité visuelle, troubles neuromusculaires** et/ou **orthopédiques**

Score FRAX®	= Risque en % de fracture majeure (=/= fractures sévères) dans les **10 ans** (extrémité supérieure du fémur, humérus, poignets et fractures vertébrales cliniques): validé chez la femme ménopausée et l'homme > 40 ans. Non utile si indication de traitement évidente. Calculé par combinaison FdR ostéoporose + DMO col fémoral. Seuil intervention thérapeutique dépend du score FRAX et de l'âge

Ostéoporose 2ndr

= A évoquer systématiquement, surtout chez l'homme (présent dans 50% des cas)
- Endocrinienne : **hypogonadisme, hyperparathyroïdie, hyperthyroïdie, hypercorticisme, acromégalie**
- **Hémochromatose génétique**
- **Maladie digestive : gastrectomie, résection intestinale étendue, MICI, maladie coeliaque, malabsorption**...
- **Maladie inflammatoire chronique** (même sans corticothérapie): **polyarthrite rhumatoïde, spondylarthropathie**...
- Iatrogène : **corticoïdes, anti-aromatase, anti-androgène, analogues LH-RH, héparine, antirétroviraux, IPP**...
- **Anorexie mentale**
- **Mastocytose**

Diagnostic

→ A évoquer en présence de **facteurs de risque cliniques**, lors de la **survenue d'une fracture non traumatique** ou devant la **découverte d'une baisse de DMO** (ostéoporose densitométrique)

Fracture ostéo-porotique	= **Fracture par insuffisance osseuse** : toute fracture survenant en dehors d'un traumatisme violent (simple chute de sa hauteur), sauf pour les fractures du crâne, du rachis cervical, des trois premières vertèbres thoraciques, des doigts et orteils - **Fracture du poignet** (Pouteau-Colles) = survenue vers 60 ans - **Fracture-tassement vertébrale** = survenue vers 70 ans : parfois asymptomatique, à évoquer devant une douleur aiguë (50% des cas), des rachialgies chroniques, ou une diminution de taille ≥ 4 cm - **Fracture de l'extrémité supérieure du fémur** = survenue vers 80 ans : à l'origine d'un excès de morbi-mortalité (surmortalité de 20% dans la 1ère année après la fracture) - Autres fractures ostéoporotiques : **humérus, côtes, bassin, jambe**...

Diagnostic	**Fracture ostéo-porotique**	Fracture sévère	- Fracture du fémur (FESF, diaphyse ou fémur distal) - Fracture de l'extrémité supérieure de l'humérus - Fracture du fémur distal ou du tibia proximal - Fracture vertébrale - Fracture de 3 côtes simultanées - Fracture du bassin/pelvis/sacrum
Diagnostic	**Ostéoporose densito-métrique**		**Ostéodensitométrie** = mesure de la densité minérale osseuse par **absorptiométrie biphotonique aux rayons X** (DXA) : rapide, reproductible, sensible - Réalisé en 2 sites : . Habituellement le rachis lombaire et la hanche . Intéressant au fémur après 65-70 ans (↗ artificielle du DMO rachis par l'arthrose) - DMO (g/cm^2) : . **Z-score** (homme/femme jeune) : nombre d'écarts types entre la valeur du sujet et la valeur moyenne des adultes du même sexe et même âge . **T-score** (homme > 50 ans, femme ménopausée) : nombre d'écarts types entre la valeur du sujet et la valeur moyenne des adultes jeunes (20 à 40 ans) de même sexe
Diagnostic	**Ostéoporose densito-métrique**	Définition densito-métrique	- **Ostéopénie** : -2,5 < T-score **< -1** au site le plus bas - **Ostéoporose** : T-score **≤ -2,5** au site le plus bas - **Ostéoporose sévère** : T-score ≤ -2,5 et ≥ 1 fracture ostéoporotique → Après avoir éliminé une autre ostéopathie : ostéomalacie, affection maligne osseuse
Bilan complémentaire	Rx		= Rx standard de la fracture : **déminéralisation homogène**, sans signe d'ostéolyse - Rachis : en faveur de la nature ostéoporotique : - Fracture située sous **T3** - Absence d'ostéolyse (signe du « puzzle » : corticale continue) - Respect du mur vertébral postérieur et de l'arc postérieur → **IRM/scanner** en cas de doute : éliminer une autre étiologie, notamment tumorale
Bilan complémentaire	Bio		- 1ère intention : **NFS, EPP, CRP/VS, calcémie, phosphatémie, créatininémie, 25-OH-vitamine D** - 2nd intention : - Cause endocrinienne : **PTH, TSH, cortisolurie/24h, CST ± testostéronémie** chez l'homme - Malabsorption intestinale : Ac anti-endomysium et anti-transglutaminase - Mastocytose (Tryptase)
Bilan complémentaire	Bio	Autres (peu utilisé)	**Marqueurs biologiques du remodelage osseux :** peu utile au diagnostic et au bilan initial, utilisé lors des traitements anti-résorbeurs pour mieux estimer le risque fracturaire et le suivi à court terme - Formation osseuse : **ostéocalcine, phosphatase alcaline osseuse, procollagène 1/P1NP** - Résorption osseuse : **télopeptides du collagène (CTX, NTX)** **Biopsie osseuse avec double marquage à la tétracycline** (rare) : indiqué en cas d'ostéoporose fracturaire avec DMO peu abaissée, en l'absence de cause retrouvée, chez un sujet jeune → si incertitude diagnostique ou suspicion d'ostéomalacie
Bilan complémentaire	DD		- **Myélome multiple** : peut mimer une ostéoporose commune dans sa forme décalcifiante diffuse - **Fracture sur métastase vertébrale** : à évoquer si antécédent de cancer, douleur inflammatoire ou AEG - **Ostéomalacie** : dépister une carence en vitamine D (hypocalcémie, hypophosphatémie, hypocalciurie), voire biopsie osseuse avec double marquage à la tétracycline en cas de doute diagnostique
TTT	*Mesures générales*		- **Apports calciques alimentaires satisfaisants** (1-1.2 g/j) et **taux sérique de vitamine D normal (> 30 g/ml)** : prescription si nécessaire d'une **supplémentation en vitamine D (800 UI/jour)** et/ou **en calcium** - **Activité physique régulière en charge** - **Sevrage éthylique** et **tabagique** - **Prévention du risque de chute**
TTT	*TTT médicamenteux*		= Freine la résorption osseuse et/ou stimule la formation osseuse : ↘ le risque de fracture vertébrale **de 40 à 70%** et de fracture périphérique de **30 à 40%** (selon les médicaments) - Durée : **3 à 5 ans** ± poursuivi si fracture sous traitement, FdR persistant, T-score < -3 ou ↘ DMO > 0,03 g/cm^2
TTT	*TTT médicamenteux*	Traitement hormonal (↘ résorption osseuse)	**- Traitement hormonal substitutif de la ménopause** : seulement indiqué en cas de troubles climatériques invalidants (non indiqué si ostéoporose seule), limitée dans le temps
TTT	*TTT médicamenteux*	Traitement hormonal (↘ résorption osseuse) – **Raloxifène**	= **Modulateur sélectif du récepteur aux œstrogènes (SERM)** - Efficace uniquement sur les fractures vertébrales : aucune action sur les fractures périphériques - Contre-indiqué en cas d'**antécédent ou FdR thrombo-embolique**

TTT	↘ *Résorption osseuse*	**Bisphosphonate**	= **Anti-ostéoclastique**, ↘ remodelage osseux, ↗ la densité osseuse : diminue l'incidence des fractures vertébrales et périphériques, efficace en 6 mois		
			EI	- **Risque d'ostéonécrose de la mâchoire** (rare) : consultation odontologique avec panoramique dentaire, remise en état bucco-dentaire, suivi annuel - **Fracture fémorale atypique** (rare) : trait de fracture transversal	
			CI	- **IRC sévère** : **DFG < 30 ml/min** (< 35 ml/min pour le zolédronate) - **Hypocalcémie** ou **carence en vitamine D non corrigée**	
			Alendronate	10 mg/jour 70 mg/semaine	- CI : antécédent d'œsophagite - Prise le matin, à jeun, avec un grand verre d'eau non minéralisée (du robinet), sans se coucher dans les 30 minutes suivantes - A distance d'une prise de calcium (chélate)
			Risédronate	5 mg/jour 35 mg/semaine	
			Acide zolédronique	= 5 mg IV en 20 minutes 1 fois/an - EI : syndrome pseudogrippal (surtout à la 1ère administration)	
		Dénosumab	= **Ac anti-RANK ligand** : 60 mg par voie SC tous les 6 mois		
			Indica	- Ostéoporose post-ménopausique sévère en 2nd intention : en cas d'échec, intolérance ou CI aux bisphosphonates	
			EI	- **Ostéonécrose de la mâchoire**, hypocalcémie	
	↗ *Formation osseuse*	**Tériparatide**	= Fragment recombinant de la **1-34 parathormone** : 20 µg/j SC pendant **18 à 24 mois** - Réservé aux formes sévères : ≥ 2 fractures vertébrales prévalentes		
			CI	- **Hypercalcémie** - Maladie métabolique osseuse autre que l'ostéoporose post-ménopausique : **hyperparathyroïdie primitive, maladie de Paget** - Autre : ↗ **PAL**, **antécédent de radiothérapie, tumeur ou métastase osseuse**	
	→ Chez l'homme : seul **l'alendronate**, le **risédronate**, le **zolédronate** et le **tériparétide** ont une AMM. Le dénosumab peut être prescrit mais n'est pas remboursé → Le **ranélate de strontium** n'est plus indiqué : suspension d'AMM				
Stratégie thérapeutique	En cas de fracture	Fracture sévère	= Traitement impératif (si T-score > -1 --> avis d'un spécialiste et FRAX) - **Bisphosphonate** : **zolédronate** (en 1ère intention si fracture de l'extrémité supérieure du fémur), **alendronate** ou **risédronate** - **Dénosumab** en 2nd intention - **Raloxifène** : chez le sujet < 70 ans, en l'absence de FdR de fracture périphérique (≥ 2 critères : T-score fémoral < -3, FdR de chute, antécédent de fracture non vertébrale) - **Tériparétide** : réservé aux formes graves (≥ 2 fractures vertébrales) → **Ostéodensitométrie** indiquée pour vérifier que le T-score est < -1 et le suivi		
		Fracture périphérique non sévère	= TTT si **T-score < -2** ou selon le score **FRAX®** en fonction de l'âge si T-score **< -1** - **Bisphosphonates** - **Dénosumab** en 2nd intention - **Raloxifène** : chez le sujet < 70 ans, en l'absence de FdR de fracture périphérique - **THS** : suffisant si indiqué pour syndrome climatérique		
	En l'absence de fracture	= Evaluation du risque de fracture ostéoporotique si FdR d'ostéoporose et/ou chute < 1 an - Traitement indiqué si **T-score ≤ -3** ou selon avis de spécialiste et le score **FRAX®** en fonction de l'âge si T-score **< - 2** - Ostéopénie (T-score entre -2 et -1) : mesures générales suffisantes			

Résumé

En fonction de la diminution du T score (au site le plus bas)	Fractures sévères (fémur, vertèbres humérus, bassin, tibia proximal)	Fractures non sévères	Absence de fracture et facteurs de risque d'ostéoporose et/ou de chutes multiples)
T> -1	Avis du spécialiste	Pas de traitement	Pas de traitement
T≤-1 et >-2	Traitement	Avis du spécialiste	Pas de traitement
T≤-2 et >-3	Traitement	Traitement	Avis du spécialiste
T≤-3	Traitement	Traitement	Traitement

GRIO

= En cas de **corticothérapie > 3 mois** chez la femme ménopausée ou l'homme > 50 ans
- TTT si dose ≥ **7,5 mg/j**, atcd de fracture de faible traumatisme, âge **> 70 ans** ou T-score ≤ **-2,5**
- Calcul du **score de FRAX®** dans les autres cas : indication selon le score et l'âge
- En l'absence de traitement : réévaluation par **ostéodensitométrie** à **1 an**

→ Chez la femme non ménopausée et l'homme < 50 ans : évaluation individuelle du risque

OSTEOMALACIE

Ostéomalacie = ostéopathie diffuse fragilisante du tissu osseux avec trouble de la minéralisation osseuse et excès de tissu ostéoïde → **os mou, avec diminution de sa résistance**

- Etiologies :

* **carence en vitamine D** : défaut apport (FdR personnes âgées > 65 ans, institutionnalisées, exposition faible au soleil, pathologie chronique (BPCO, insuffisance organique, cancer évolutif, diabète, obésité), femme enceinte), malabsorption digestive (maladie cœliaque, résection grêle ...), troubles du métabolisme (défaut synthèse d'origine génétique, résistance à son action)

* **Hypophosphatémie** chronique (le plus souvent fuite tubulaire de Ph)

* Autres : hypophosphatasie, intoxication fluor

Physio

- Origine de la vitamine D : **alimentaire** et **synthèse cutanée**
- Métabolisme **hépatique** : hydroxylation en 25-OH-vitamine D par la 25-α-hydroxylase → non régulée
- Métabolisme **rénal** : hydroxylation en 1-25-OH_2-vitamine D par la 1-α-hydroxylase → régulation stricte par PTH, Ph, FGF 23

Diagnostic

C

- **Douleurs osseuses** : diffuses, mécaniques, prédominant au rachis et aux ceintures
- **Pseudo-myopathie** : marche dandinante, myalgie, faiblesse musculaire, sans déficit neurologique
- **Fracture** par **fragilité osseuse**

Bio — **Carence en vitamine D**

- **Hypocalcémie**, **hypocalciurie**, **hypophosphatémie, augmentation des PAL et hyperparathyroïdie secondaire**
- Carence en **vitamine D < 10 ng/ml**

→ Seul le dosage de la **25-OH-vitamine D** permet d'apprécier la **réserve de l'organisme**

→ Le dosage de la **1-25-OH-vitamine D** n'est indiqué que dans des situations particulières→ Indications restreintes du dosage de vitamine D : seulement si suspicion de rachitisme ou d'ostéomalacie, utilisation de médicaments de l'ostéoporose, personne âgée avec chute à répétition

Rx

- **Hypertransparence osseuse** : aspect flou, cotonneux
- **Fissures = stries de Losser-Milkman** (pathognomonique) : bande radiotransparente perpendiculaire à la corticale, au niveau du bassin, du col fémoral, des omoplates, des clavicules et des côtes

PC

- **Ostéodensitométrie osseuse** : masse osseuse diminuée avec **T-score < -2,5**
- **Scintigraphie osseuse** : **hyperfixation des fissures**
- **Biopsie osseuse** (crête iliaque) **avec double marquage à la tétracycline** : confirmation diagnostique montrant un excès de tissu ostéoïde, un défaut de minéralisation et des signes d'hyperparathyroïdie

TTT

- **Vitamine D2 si carence d'apport : ergocalciférol**
- **25-OH Vit D si malabsorption**
- **Supplémentation calcique** (pour apports à 1-2 g/j)

ITEM 125 : ARTHROSE

Arthrose = maladie articulaire la plus fréquente, touchant le cartilage, la membrane synoviale et l'os sous-chondral : cause de morbidité majeure dans les pays développés, prévalence = **10%** des adultes, coût = 1 milliard d'euros/an
- Cartilage : Tissu avasculaire, non innervé, fait de chondrocytes et matrice extracellulaire (80% eau, protéoglycanes, collagène)
- Physiopathologie : déséquilibre entre synthèse de la matrice défaillante, et destruction accrue de la matrice. Inflammation locale de bas grade qui produit des médiateurs pro-inflammatoires → production enzymes protéolytiques (Métalloprotéases ++), et modifications chondrocytes (hypertrophiques, apoptose) avec synthèse matrice de moins bonne qualité.
- Arthrose : pas isolée au cartilage : remaniements os sous chondral (ostéophytes, ostéosclérose, géodes) et membrane synoviale (épanchement liquidien avec médiateurs pro-inflammatoires et enzymes aggravant la dégradation du cartilage)

FdR	- **Age** : rare < 40 ans, augmente fortement > 60 ans - **Surpoids/obésité et syndrome métabolique** : sur articulation portante (**rachis**, **genou**) ou non portante (**arthrose digitale**) - **Hérédité** : antécédents familiaux d'arthrose - **Statut hormonal** : **prédominance féminine**, surtout après la ménopause - Facteurs biomécaniques : **port de charges lourdes, microtraumatismes répétés**, **antécédent de lésions** ou **chirurgie** - Trouble de l'architecture du membre (congénital ou acquis) : ***genu varum*** ou ***valgum***...
Phénotypes	**Arthrose primitive :** - Arthrose liée au vieillissement - Arthrose métabolique (obésité et syndrome **métabolique**) - Arthrose post-traumatique **Arthrose secondaire** (arthrite microcristallines, septiques, inflammatoires ou malformations de l'articulation) **Arthrose des maladies monogéniques** (chondrodysplasie)

COXARTHROSE

= **Arthrose de l'articulation coxo-fémorale** : prévalence = **1-5%** entre 40 et 75 ans, légère prédominance féminine
- Favorisée dans > 50% des cas par une anomalie (vice architectural de la hanche…)

Diagnostic	SF	**Douleur de hanche**	- Localisée au pli de l'aine, pouvant irradier à la face antérieure ou antéro-interne de la cuisse (mimant une cruralgie), voire projetée en regard du genou. Association avec une tendino-bursite du moyen glutéal) - **Horaire mécanique** : augmentée à l'effort, améliorée au repos, ne réveillant pas le malade la nuit, possible sensation de raideur matinale, mais avec dérouillage < 15 minutes - Retentissement fonctionnel : **↘ périmètre de marche, boiterie d'esquive, ↘ vitesse de marche**
		Raideur	- **Limitation des amplitudes articulaires** - **Retentissement fonctionnel** : difficulté à mettre des chaussettes, s'accroupir, sortir de voiture…
		Indice fonctionnel de Lequesne	= Selon : **douleur**, **marche maximale** et **difficultés fonctionnelle** dans différentes situations (enfiler une chaussette, ramasser un objet à terre, monter/descendre un étage, sortir d'une voiture…) → indication chirurgicale dès **10-12 points/26**
	SC		- En position debout et à la marche : **attitude vicieuse** en **flessum** ou en **rotation externe** - A la marche : **boiterie d'esquive** (douleur) ou **de Trendelenburg** (insuffisance du moyen glutéal) - En position couchée : . **Douleur** et/ou **limitation douloureuse** : initialement sur la rotation interne et l'extension . **Amyotrophie du muscle quadriceps ± du psoas** . **Clinostatisme** : impossibilité de relever la jambe du plan du lit, lié à l'atteinte de la cotyle . Signe de la clef (RI et RE de hanche douloureux) . Salut coxal : en décubitus dorsal, douleur à l'élévation jambe tendue contre résistance
	Rx		**= Cliché de bassin : debout de face avec MI en rotation interne à 20° + faux profil de Lequesne** - **Pincement de l'interligne articulaire** : généralement supéro-externe de face et antérieur de profil → L'interligne articulaire normal croît d'arrière en avant et de bas en haut - **Ostéophytose marginale** : de l'avant-toit, péri-céphalique, péri-fovéale, céphalique postéro-inférieur ou en « hamac » sous le col fémoral - **Ostéosclérose condensante de l'os sous-chondral** : pôle supérieur de la tête et/ou toit du cotyle - **Géodes :** lacunes cerclées au sein de l'ostéo-condensation, en regard du pincement articulaire - Forme avancée : **déformation** de la tête fémorale avec **perte de sphéricité** - Sévérité radiologique : **classification de Kellgren et Lawrence** ou **mesure du pincement articulaire** → Dissociation anatomo-clinique : l'importance de l'atteinte radiologique n'est pas corrélée à la clinique
		Coxo-métrie	- **Angle VCE** (couverture externe du cotyle) : N > 25° - **Angle HTE** (obliquité du toit du cotyle) : N < 10° - **Angle céphalo-cervico-diaphysaire** : N < 135° - **Angle VCA** (couverture antérieure de la tête fémorale) sur le faux profil de Lequesne : N > 25°
		DD	- **Coxite**: pincement articulaire diffus, déminéralisation et géodes sous-chondrale, encoches périchondrales, pas d'ostéophytes
	Bio		- **Absence de syndrome inflammatoire** : diagnostic différentiel avec une coxite - **Ponction articulaire** inutile dans une forme classique (sauf si doute diagnostique) : liquide mécanique
	DD		- **Cruralgie** : tonalité neurogène de la douleur, diminution/abolition du réflexe rotulien, hypoesthésie - **Ostéonécrose aseptique de la tête fémorale** - **Tendinopathie du moyen fessier** : douleur externe, en regard du grand trochanter - **Fissure ostéoporotique du bassin** (sacrum ou branche) - Algodystrophie de hanche (T3 grossesse) - Calcification tendineuse muscle droit fémoral (insertion sur cotyle)
	Pronostic		= Grandes variations interindividuelles : **pincement moyen = 0,2 à 0,3 mm/an** - De l'**évolution nulle** (< 10%, surtout formes supéro-internes) à la **chondrolyse rapide**
Formes cliniques	*Anomalie architecturale*	**Dysplasie supéro-externe**	= **Maladie luxante** : 40% des coxarthroses, souvent bilatérale et asymétrique - **Anomalie de l'extrémité supérieure du fémur** : col trop vertical = ***coxa valga*** (angle cervico-diaphysaire > 140°), trop antéversé = ***coxa antetorsa***, voire **perte du cintre cervico-obturateur** - **Dysplasie du toit du cotyle** : angle VCE et VCA < 20° ± obliquité excessive (angle HTE > 12°)
		Dysplasie interne	= **Protusion acétabulaire** : 5% des coxarthroses, plus fréquent chez la femme, volontiers bilatérale - **Coxarthrose postéro-interne** : début tardif et évolution plus lente qu'une forme supéro-externe - **Protrusion importante** (*coxa profunda*), ou **col trop horizontal** (*coxa vara*), **cotyle trop profond** : angle VCE > 35°, angle HTE = 0-5°, ligne acétabulaire débordant en dedans la ligne ilio-ischiatique
		Coxa plana	= **Séquelle d'ostéochondrite** de l'enfance : fréquente chez le garçon de 5-10 ans, parfois bilatérale - Fragmentation du noyau céphalique, avec déformation de la tête fémorale en « béret basque »

Formes cliniques		***Coxa retorsa***	= **Séquelle d'épiphysiolyse** : volontiers bilatérale, entre 10-16 ans chez l'enfant obèse - Glissement de la tête fémorale en bas et en arrière : évident ou minime - Signe évocateur : ostéophytose du col fémoral supérieur
Formes cliniques	**Coxarthrose rapidement destructrice (CDR)**		= **Pincement > 50%** ou **> 2 mm de l'interligne en 1 an** (ou semi-rapide > 1 mm en 1 an) - Préférentiellement chez la femme de 65 ans, volontiers obèse - Souvent déclenchée par un **traumatisme articulaire** ou un **surmenage physique** - **Douleur** de début brutal, très intense, à recrudescence nocturne - Parfois associé à un **syndrome inflammatoire biologique** modéré - Evolution très rapide vers un pincement global de l'interligne sans ostéophytose : seule des clichés répétés à 3 mois minimum mettent en évidence la chondrolyse - **Ponction articulaire** systématique : éliminer une **coxite** ou une **chondrocalcinose articulaire** associée - Complication : risque **d'ostéolyse de la tête fémorale**
Formes cliniques	Autres coxarthroses secondaires		- **Fracture du cotyle** ou **du toit cotyloïdien** - **Ostéonécrose de la tête fémorale** - **Coxite évoluée** : spondylarthropathie, polyarthrite rhumatoïde… - **Inégalité de longueur des MI > 3 cm** - **Maladie de Paget**
TTT médical	Ménagement de l'articulation douloureuse		- **Eviter la marche** dans les périodes douloureuses - **Favoriser l'activité physique** en dehors des poussées : marche, vélo, piscine - Eviter la **station debout prolongée** et le **port de charges lourdes** - **Canne** du côté opposé à la hanche touchée, - **Repos quotidien** en position allongée, hanches en extension - Corriger un **excès de poids**
TTT médical	Kinésithérapie		- **Rééducation douce** de la hanche : maintien de la **mobilité articulaire** et de la **trophicité musculaire, lutte contre le flessum, balnéothérapie**
TTT médical	TTT médicamenteux		- **Antalgique simple** à la demande et au long cours (**paracétamol**, jusqu'à 4g/j) palier II, exceptionnellement palier III - **AINS** au cours des poussées douloureuses - **Anti-arthrosique d'action lente** (cure de 3 mois x 2/an) : Pas de preuve d'efficacité.
TTT médical	**Injection intra-articulaire**		= Articulation profonde d'abord difficile : à distance d'une chirurgie de la hanche - **Injection intra-articulaire d'acide hyaluronique** (**visco-supplémentation**) : pas de preuve d'efficacité.
TTT chirurgical	TTT chirurgical conservateur		= **Chirurgie préventive**, systématiquement discutée : correction de la malformation subluxante - *Coxa valga* : **ostéotomie fémorale supérieure de varisation** - Insuffisance de couverture de la tête : **butée cotyloïdienne** ou **ostéotomie du bassin de Chiari**
TTT chirurgical	**Prothèse totale de hanche**		= Mise en place d'une **pièce fémorale en alliage métallique** et d'une **cupule cotyloïdienne** fixée par un ciment acrylique dans la cavité cotyloïdienne - Durée de vie de 20 ans : discutée chez le sujet jeune (nécessité de réintervention)
TTT chirurgical	**Prothèse totale de hanche**	Indication	→ Seul le retentissement clinique (douleur et handicap) justifie l'intervention - Sujet **> 60 ans** avec **handicap important malgré un traitement médical bien conduit** - Discutée au cas par cas chez le sujet de 40 à 60 ans avec handicap majeur
TTT chirurgical	**Prothèse totale de hanche**	Complications	= Aïgues : Hématome, phlébite, arthrite septique précoce, retard de cicatrisation (rechercher une infection) = Tardives : Infection de prothèse, usure du cotyle, descellement mécanique, fissure péri-prothétique, ossification péri-prothétique, luxation (éviter les mouvements de flexion, rotation interne et adduction).

GONARTHROSE

= Arthrose la plus fréquente des membres inférieurs = **2-10%** des hommes et **3-15%** des femmes entre 40 et 75 ans, surtout après la ménopause
- Atteinte **fémoro-patellaire** (35%), **fémoro-tibiale interne** ou **externe** (45-50% des cas) ou **uni-**, **bi-** ou **tricompartimentale** (15-20%)

<table>
<tr><td rowspan="9">ARTHROSE FEMORO-TIBIALE</td><td colspan="3">= Très fréquente chez les femmes (2/3) après la ménopause : 2% des hommes et 6% des femmes > 65 ans</td></tr>
<tr><td>SF</td><td colspan="2">- Douleur diffuse du genou (ou plus volontiers localisée au compartiment interne en cas d'atteinte fémoro-tibiale interne) : de rythme mécanique, ↗ à la marche et à la montée/descence des escaliers, ↘ au repos
- Poussées inflammatoires : intensification de la douleur avec recrudescence nocturne, épanchement articulaire
- Raideur du genou d'apparition secondaire
- Retentissement fonctionnel : indice algo-fonctionnel = KOOS, WOMAC, Lequesne</td></tr>
<tr><td>SC</td><td colspan="2">- En position debout : déviation axiale des membres inférieurs (genu varum, genu valgum voire genu recurvatum)
- En positon couchée :
. Flexion du genou (distance talon-fesse) : longtemps conservée
. Arthrose évoluée : flessum, aspect globuleux du genou
. Stabilité antéro-postérieure (généralement conservée) et latérales
. Epanchement liquidien : (signe du flot, choc rotulien)
- Kyste poplité associé : risque de rupture dans le mollet (douleur brutal = tableau de « pseudo-phlébite »)
- Souvent amyotrophie du quadriceps associée</td></tr>
<tr><td>Rx</td><td colspan="2">Indicence :
. De face en appui bipodal, rotation nulle, genoux en extension
. Profil des genoux
. Défilé fémoro-patellaire à 30° de flexion
. En « schuss » = face, en charge, à 30° ou 60° de flexion, cliché postéro-antérieur : compartiment postérieur
- Pincement de l'interligne : localisé à 1 ou 2 compartiments fémoro-tibials
- Ostéophytose : marginale externe et interne (cliché de face), des épines tibiales (cliché en « schuss ») et en avant et en arrière du tibia, sur la face postérieure du condyle et au-dessus de la trochlée (cliché de profil)
- Ostéosclérose sous-chondrale avec géodes
- Goniométrie : étude des déviations axiales du genou</td></tr>
<tr><td>DD</td><td colspan="2">- Atteinte méniscale isolée
- Arthropathie micro-cristalline évoluant à bas bruit : ponction en cas d'épanchement important
- Ostéonécrose d'un condyle fémoral
- Fissure plateau tibial
- Douleur projetée atteinte coxoféorale</td></tr>
<tr><td>Pronostic</td><td colspan="2">= Evolution très variable : alternance de périodes douloureuses et d'accalmie
- Gêne fonctionnelle généralement non majeure, avec seulement une réduction des activités très sollicitantes (accroupi, course, saut...) et un périmètre de marche suffisant pour les activités quotidiennes
- Facteurs prédictifs d'évolutivité : épanchements synoviaux, chondrocalcinose, obésité, <s>arthrose digitale,</s> antécédents traumatiques ou chirurgicaux ménisco-ligamentaires</td></tr>
<tr><td>Formes cliniques</td><td colspan="2">- Déviation de l'axe mécanique du MI (genou en extension : droite passant par le centre de la tête fémorale et le milieu de l'interligne tibio-astragalien) : genu varum (arthrose interne) ou genu valgum (externe)
- Gonarthrose secondaire : arthrite (PR, SPA), chondrocalcinose, ostéonécrose, hyperostose, maladie de Paget
→ Forme rapidement destructrice : rechercher une chondrocalcinose articulaire associée
- A un stade évolué : méniscopathie dégénérative fréquemment associée</td></tr>
<tr><td>TTT médical</td><td colspan="2">- Ménagement du genou : éviter les marches et station debout prolongée en période douloureuse, favoriser la marche quotidienne en dehors des poussées, corriger un excès de poids...
- Kinésithérapie : antalgique, rééducation et renforcement du quadriceps, lutte contre le flessum
- Antalgie :
. Antalgique simple : paracétamol, palier II, exceptionnellement palier III
. AINS (topique et systémique) lors des poussées douloureuses
. Anti-arthrosique à action lente : Non remboursés.
- Infiltration locale de corticoïdes : recommandées au cours des poussées en cas d'épanchement intra-articulaire
- Infiltration d'acide hyaluronique : en l'absence d'épanchement abondant, maximum 1 fois/an. Non remboursé
- Orthèse de décharge (genouillère) : limite les phénomènes douloureux
- Crénothérapie (cure thermale)</td></tr>
<tr><td>TTT chirurgical</td><td>TTT conservateur</td><td>= Ostéotomie de valgisation ou de varisation : retarde de 12 ans la pose d'une PTG
- Envisageable seulement chez le patient < 65 ans, sur un genou stable, sans laxité</td></tr>
</table>

		Prothèse de genou	= **Prothèse non contrainte à glissement** ± conservation du système ligamentaire - **Prothèse totale** : si arthrose globale ou arthrose uni-compartementale sévère, avec destructions étendues - **Prothèse unicompartimentale** : si arthrose uni-compartimentale, chez un sujet âgé, sans défaut d'axe majeur, sans hyperlaxité

ARTHROSE FEMORO-PATELLAIRE			
	= Atteinte plus fréquente chez les femmes > 40 ans : souvent bilatérale et symétrique, généralement du compartiment externe de l'articulation, moins symptomatique que l'arthrose fémoro-tibiale - FDR : dysplasie fémoropatellaire, chondromalacie rotulienne et luxations de rotule		
SF	= **Syndrome douloureux rotulien** : dans les situations de mise en tension de la rotule **- Douleur de la face antérieure du genou** : volontiers déclenchée lors de la **mise en extension du genou** (**descente d'escalier, station assise prolongée, agenouillement**), modeste en terrain plat - Signes d'accompagnement possibles : - **Accrochage douloureux** (à la marche) - **Episodes d'épanchement** (au décours des poussées douloureuses)		
SC	- **Douleur** : . A **l'extension contrariée de la jambe** et à la **pression de la rotule sur le genou fléchi** . Au **toucher rotulien** : palpation des faces rotuliennes latérales et médiales . A la **manœuvre du rabot** : douleur au frottement de la rotule contre la trochlée . A la **manœuvre de Zohlen** : **douleur vive** et **opposition** à l'ascension de la rotule lors de la contraction du quadriceps - Parfois associé : **amyotrophie du quadriceps, épanchement articulaire**, parfois avec **kyste poplité**		
Rx	= Incidences **: axiales à 30° ou 60° + face et profil des genoux en charges + schuss** - **Atteinte externe** : . **Amincissement/disparition de l'interligne externe** . **Ostéophytose rotulienne trochléenne externe** . **Rotule translatée en dehors** par usure du cartilage - **Dyslasie trochléopatellaire** : **angle trochléen > 140°** sur les incidences à 60° de flexion		
TTT	**- Evolution capricieuse** : douleur intermittente, puis gênante à la pratique de la marche et de l'activité sportive		
	TTT médical	- **Ménagement du genou** : limiter la pratique du ski, du **vélo** et de la **marche prolongée** - **Kinésithérapie : rééducation isométrique du muscle vaste interne ++** (réaxation de la rotule) - **Infiltrations corticoïdes** lors des poussées inflammatoires → L'efficacité des injections d'acide hyaluronique est modeste dans cette indication	
	TTT chirurgical	= Si impotence sévère et rebelle au traitement médical : - **Arthroplastie totale de la rotule** en cas d'arthrose fémoro-patellaire isolée - **Patellectomie** dans les formes très évoluées - **Transposition de la tubérosité tibiale**	

ARTHROSE DIGITALE

Athrose digitale = de la **base du pouce, interphalangienne distale** ou plus rarement **proximale** : localisation la plus fréquente d'arthrose = **65%** des femmes et **50%** des hommes, dont **20%** symptomatique, volontiers associée à l'arthrose de genou
- **Arthrose des interphalangiennes** : forme la plus fréquente, touche surtout la femme, avec un terrain familial
- **Arthrose trapézométacarpienne (= rhizarthrose)** : souvent bilatérale, favorisée par des microtraumatismes répétés ou par un vice de la statique du 1er métacarpien

Diagnostic	C	**Atteinte des IPD**	- **Nodules d'Heberden** : tuméfactions nodulaires, parfois douloureuses, entraînant des déformations importantes en flessum ou latéralement
		Atteinte des IPP	- **Nodules de Bouchard** (moins fréquents)
		Rhizarthrose	- **Douleurs de la racine du pouce** et **de la partie externe du poignet** - **Articulation hypertrophiée** ± épanchement discret - **Douleur à la mobilisation de l'articulation trapézo-métacarpienne** - Forme évoluée : **pouce adductus** avec **amyotrophie de la loge thénar**
	PC		→ Le diagnostic est clinique : **les radiographies sont inutiles devant des déformations typiques** - Signes habituels d'arthrose : pincement de l'interligne (souvent global), ostéophytose latérale (responsable des nodosités), géodes sous-chondrales
	Arthropathie érosive des doigts		= **Poussées congestives des IPD ou IPP** : quasi-exclusivement chez la femme, début à la ménopause - **Douleurs intenses, inflammatoires** (avec réveil nocturne), évoluant sur plusieurs semaines - Rx : **érosions importantes**, **géodes** et **pincement totale de l'interligne avec aspect en « aile de mouette »** → Diagnostic différentiel : rhumatisme psoriasique
TTT			- Evolution : régression et diminution des douleurs dans le temps, installation des nodules - Parfois invalidante par les douleurs et la gêne fonctionnelle → **indices algofonctionnels de Dreiser et score de AUSCAN**
	TTT médical		- **Antalgique** (paracétamol) - **AINS en topiques locaux** ou **par voie orale** lors des poussées - **Port d'orthèse** (notamment la nuit au moment des poussées) : éviter les déformations, antalgique - **Infiltrations cortisoniques** : au cours des poussées très douloureuses résistantes au traitement
	TTT chirurgical		- Arthrose des IP = exceptionnelle : **réaxation, arthrodèse, remplacement prothétique** - Rhizarthrose évoluée : **trapèzectomie** avec ou sans interposition ligamentaire, **prothèse trapézo-métacarpienne** ou **arthrodèse** (surtout si post-traumatique)
AUTRES LOCALISATIONS			= Localisations rares → rechercher systématiquement une cause associée (traumatisme, arthropathie microcristalline...)
	Arthrose de l'épaule		= **Omarthrose** : touche essentiellement **l'articulation scapulo-humérale** **- Omarthrose excentrée** = 2ndr à une rupture de coiffe transfixiante (ascension et subluxation postérieure de la tête humérale, avec néoarticulation acromiohumérale) : arthropathie gléno-humérale avec ostéophyte huméral, puis pincement gléno-huméral à prédominance supérieure **- Omarthrose centrée** = séquelles de pathologie inflammatoire, microcristalline ou chondromatose **- Omarthrose primitive** : exceptionnelle
		C	- **Douleur de l'épaule** : mécanique, longtemps bien tolérée - Evoluant vers un **enraidissement progressif** : potentiellement handicapant, avec limitation des amplitudes articulaires
		Rx	- **Pincement de l'interligne** (souvent global) - **Condensation de l'os sous-chondral** - **Ostéophytose** : surtout dans la partie inférieure de la glène (en « battant de cloche »)
		TTT	- **Antalgique, AINS, infiltration corticoïde**, voire **infiltration d'acide hyaluronique** - Chirurgie : . Omarthrose excentrée : **prothèse inversée type Grammont** . Omarthrose centrée (respect de la coiffe des rotateurs) : **prothèse totale d'épaule**
	Arthrose de la cheville		= Quasi-toujours 2ndr : **post-traumatique, nécrose de l'astragale, chondrocalcinose, hémochromatose** → Recherche systématique **d'hémochromatose génétique** devant toute arthrose de cheville - **Douleur mécanique** en orthostatisme et à la marche - **Déficit d'extension de la cheville,** voire **équinisme** - TTT : . **Mesures orthopédiques** . **Infiltration cortisonique** . **Arthrodèse** réservée aux cas invalidants . **Prothèse** (en service spécialisé)

ITEM 153 : INFECTION OSTEO-ARTICULAIRE

Infection ostéoarticulaire : Classifications selon plusieurs critères :
- **Délai d'évolution** : **aiguë** (< 4 semaines) ou **chronique**
- **Sur os natif** : **arthrite, spondylodiscite, ostéo-arthrite, ostéite, pseudarthrose septique**
- **Sur matériel** : - **Ostéosynthèse** (clous, vis, plaques, fixateurs externes) : membres, rachis
  - **Prothèse articulaire** : hanche, genou, épaule, doigt...
  - **Précoce** < 3 mois (origine post-opératoire), retardée (3 – 12 mois) ou **tardive** > 12 mois (origine hématogène)
- **Mode de contamination** : **Hématogène** (localisation secondaire à bactériémie), par **inoculation** (chirurgie, ponction, traumatisme ouvert), par **contiguité** (foyer adjacent)

Physio

- **Réaction inflammatoire** : destruction de la synoviale puis du cartilage au niveau articulaire, ostéolyse au niveau osseux
- Infection sur matériel :
  . **Adhérence** des bactéries au matériel, avec formation d'un **biofilm**, indissociable du matériel
  . Au sein du biofilm, bactéries en phase de croissance lente (moins sensibles aux antibiotiques)

Microbiologie

Principaux agents responsables :
Os ou articulations naïfs : Staphylocoque aureus (SASM++)
Prothèses articulaires : Staphylocoques coagulase négative (SARM ++)

Site	Infection communautaire		Infection nosocomiale
	Hématogène	**Inoculation directe**	
Arthrite	- Mono-articulaire : ***S. aureus*** (66%), **streptocoque** (20%), **entérobactérie** (10%) - Polyarticulaire : ***S. aureus*, gonocoque**	- Morsure animale : ***Pasteurella multocida, Capnocytophaga canimorsus*** - Plaie articulaire ***:*** ***Staphylococcus aureus*, BGN**	- ***S. aureus*** - **Staphylocoque coagulase négative** - ***Cutibacterium acnes*** (ex. *Propionobacterium)*
Spondylodiscite	- ***S. aureus*** (40%), **streptocoque** (20%), **entérobactérie** (10%), **entérocoque** (< 10%) - ***Mycobacterium tuberculosis*** = mal de Pott		- **Staphylocoque coagulase négative** - ***Cutibacterium acnes*** **Corynébactéries** - **BGN**
Sur prothèse articulaire	- ***S. aureus*** - **Streptocoque** - **Entérobactérie**		- **Staphylocoque** : **coagulase négative** > ***S. aureus*** - **Streptocoque, entérocoque, entérobactéries** - **Infection polymicrobienne**
Terrains particuliers	- Nouveau-né/enfant : ***S. aureus*, entérobactérie, *Haemophilus influenzae*** - Immunodépression, toxicomanie IV : ***S. aureus*, anaérobie, BGN** (dont *Pseudomonas*), ***Candida*** - Drépanocytose : ***Salmonella, Haemophilus influenzae*** - Contact avec les animaux **: pasteurellose**, **brucellose**, **staphylocoque**, **anaérobie**, **maladie de Lyme**		

Diagnostic

	Infection aiguë	**Infection chronique**
C	- **Fièvre** - Signes locaux : **douleur, état inflammatoire** - Au niveau d'une cicatrice : **désunion, écoulement**	- Généralement sans fièvre - Signes locaux : **douleur, fistulisation**
Bio	- **CRP augmentée, hyperleucocytose**	- **CRP normale** ou modérément augmentée
PC	- **Rx osseuse** = indiqué systématiquement au début de la prise en charge, puis selon l'évolution (sauf en cas de spondylodiscite) : signes retardés de **15 à 21 jours** - **Echographie articulaire** = recherche **d'épanchement intra-articulaire** ou **guide la ponction articulaire :** bilan des parties molles (abcès) et de l'état articulaire - **IRM** = indiqué en cas de spondylodiscite ou d'infection osseuse chronique **:** visualisation précoce (< 15 jours après le début de l'infection), gênée en cas de matériel - **TDM =** indiqué en cas d'infection osseuse chronique : visualisation tardive des lésions, gênée en cas de matériel - **Scintigraphie osseuse** = indiqué en 2e intention en cas de spondylodiscite : anomalies précoces non spécifiques	

	Examen bactériologique	- **Prélèvements locaux** : **unique** en cas d'arthrite, **multiples** en cas d'ostéite ou d'infection sur matériel (biopsies ou prélèvements osseux perop) - Réalisés à distance de toute antibiothérapie, **> 2 semaines après arrêt** **- Hémocultures (au moins 2) :** toute suspicion d'IOA, y compris sans fièvre, ainsi qu'au décours d'une biopsie
TTT	**Antibio-thérapie**	**Toujours débutée après avoir réalisé les prélèvements microbiologistes, y compris si ceux-ci doivent être réalisé durant une intervention chirurgicale** - Arthrite septique, suspicion de bactériémie ou sepsis /choc septique : **antibiothérapie probabiliste** par **β-lactamine ± gentamicine ± glycopeptide** - Autres situations : **antibiothérapie** systématiquement après documentation bactériologique - Adaptée au site : - Pénétration articulaire bonne pour tous les antibiotiques à posologie élevée - **Antibiotiques à bonne pénétration osseuse** : **rifampicine, fluoroquinolone, acide fusidique, clindamycine, triméthoprime, métronidazole** - **Durée prolongée** : de 4 **à 12 semaines**
	Mesures associées	- **Traitement chirurgical** : à associer au traitement médical dans la plupart des cas (sauf spondylodiscite sans complication neurologique et arthrite aigue d'évolution favorable après ponction et antibiothérapie adaptée) → Une infection sur matériel étranger ne guérit jamais sous antibiothérapie seule - **Traitement de la porte d'entrée** si infection par voie hématogène - **Immobilisation antalgique**, puis **immobilisation passive** avec **remise en charge progressive** - Prévention des complications du décubitus - Suivi prolongé des infections ostéoarticulaires sur prothèse (2 ans) : risque de **rechute tardive** - Demande de prise en charge en ALD si IOA chroniques

ARTHRITE SEPTIQUE

Arthrite septique aiguë = prolifération intra-articulaire d'un agent infectieux → **urgence thérapeutique (toute arthrite est septique jusqu'à preuve du contraire)**
- Généralement par **voie hématogène** au décours d'une bactériémie : **mono-arthrite** le plus souvent
- Parfois par **inoculation directe : morsure, plaie pénétrante, infection cutanée, geste médical (infiltration** ++)
- FdR : âge > 60 ans, diabète, immunodépression, polyarthrite rhumatoïde ou autre arthropathie

Diagnostic

C

= Généralement mono-arthrite, plus fréquent au **genou** (50%) ou à **l'épaule** chez l 'adulte et à la **hanche** chez l'enfant
- **Fièvre, frissons ± ADP satellite**
- **Douleur articulaire intense** de siège articulaire, de survenue **brutale**, avec **impotence fonctionnelle totale**
- **Signes inflammatoires locaux** : **œdème, tuméfaction locale, rougeur**
- **Attitude antalgique**, le plus souvent en flexion
- **Mobilisation passive et active douloureuse**
- Evocatrice d'arthrite à **gonocoque** : **éruption vésiculo-pustuleuse périarticulaire, ténosynovite des mains**

Recherche systématique	- Porte d'entrée : infection ou plaie cutanée, souffle d'endocardite, infection urinaire, ORL... - Localisations secondaires
Complication	- **Bactériémie** : autre localisation secondaire, choc septique - Articulaire : **destruction du cartilage articulaire, ostéite de contiguïté**

Bio

- **Syndrome inflammatoire biologique** : hyperleucocytose, ↗ CRP
- **Prélèvements bactériologiques** :
. **Hémocultures** systématiques avant toute antibiothérapie
. **Porte d'entrée** (ECBU, ETT si suspicion d'EI...) ou **localisation secondaire**

Ponction articulaire	= Systématique : **en urgence avant toute antibiothérapie** - **Caractère inflammatoire** : liquide trouble, **> 2000** éléments/mm³, riche en PNN (> 90%) altérés - Bactériologie : **examen direct** (sensibilité < **100%), Gram, culture ± biologie moléculaire**

PC

Echographie articulaire	= En 1ère intention, rapidement : notamment pour les articulations profondes (hanche...) - **Epanchement liquidien, prolifération synoviale** + guide la ponction articulaire
Rx articulaire	= Non indispensable en urgence, systématique pour avoir un **cliché initial** Normale au début (reste normale en cas de traitement précoce et adapté) Signes tardifs : - 10 à 15 jours : **Déminéralisation épiphysaire** - 21 à 28 jours : . **Pincement diffus de l'interligne** (destruction cartilagineuse) . **Erosions osseuses sous-chondrales** (déminéralisation osseuse)
IRM/TDM	- Etude de localisations spécifiques : **sterno-claviculaire, sacro-iliaque, symphyse pubienne** - Apprécient l'importance de l'atteinte osseuse et des tissus mous associée

DD

- **Arthrite infectieuse non purulente** = culture difficile ou non réalisée en pratique : ***Borrelia***, ***Mycoplasma***, **VHB**, **parvovirus B19, rubéole...** → diagnostic à la **sérologie** ou par **PCR**
- **Arthrite réactionnelle** : après une infection à ***Shigella, Salmonella, Chlamydia, Campylobacter, Yersinia...***
- **Arthrite microcristalline** (cause la plus fréquente de mono-arthrite) : recherche systématique de cristaux de pyrophosphate de calcium dihydraté (chondrocalcinose) ou d'urate de sodium (goutte) dans le liquide articulaire
- **Arthrite inflammatoire d'une maladie systémique** : polyarthrite rhumatoïde...
- **Bursite infectieuse ou inflammatoire**

TTT

→ Toute arthrite est septique jusqu'à preuve du contraire : urgence diagnostique et thérapeutique

Ponction articulaire	- Ponction **évacuatrice** : diminue au maximum l'inoculum bactérien, part intégrante du traitement. - **Répétées** en cas de reconstitution secondaire de l'épanchement pour les articulations facilement accessibles.
Antibiothérapie	= **Bi-antibiothérapie probabiliste IV ,** débutée en urgence après les prélèvements (ponction et HAA), Chez l'adulte, sauf orientation particulière, les cocci G+ doivent être ciblés et notamment ***S. aureus* méti-S :** - **Pénicilline M** ou **céfazoline IV** +- **gentamicine** (1 à 3 jours) si signes de gravité (sepsis, choc septique) - Adaptation secondaire aux données de l'antibiogramme - Relais per os envisageable après 2 semaines, en cas d'évolution favorable. - Durée : **4-6 semaines chez l'adulte**

	Lavage articulaire ± synovectomie	= **Avis chirurgical** systématique : évaluation de la nécessité d'un geste chirurgical - **Lavage articulaire (**+ souvent **sous arthroscopie),** non systématique, **indications :** . Sepsis/choc septique : contrôle rapide de la source d'infection . Épanchement majeur des grosses articulations . Evolution défavorable après 5 – 7 jours de traitement médical bien conduit et malgré ponctions articulaires itératives - **Synovectomie** : parfois nécessaire en l'absence d'amélioration
	Mesures associées	- **Mise au repos de l'articulation** : **mise en décharge** en cas d'atteinte du MI à la phase initiale - **Immobilisation antalgique en position de fonction** : non prolongée (risque d'enraidissement) - Prévention de la maladie thrombo-embolique : **HBPM préventif** - **Rééducation** à débuter dès amélioration des douleurs et des signes locaux
	→ En cas de bactériémie associée : bilan de la porte d'entrée, recherche et traitement de localisations secondaires	

SPONDYLODISCITE

Spondylodiscite = **discospondylite** = infection d'un disque intervertébrale et des corps vertébraux adjacents : **20%** des IOA
- Par voie **hématogène** (plus fréquemment) ou **iatrogène** (chirurgie ou ponction discale)
- Surtout chez l'adulte > 50 ans, le plus souvent au niveau **lombaire** (50% des cas), généralement de **1 seul étage** (80%)
- Germes : ***S. aureus*** (> 50%), **entérobactérie** (15%), **streptocoque** (10%), **entérocoque**, **BK** (mal de Pott), **fongique**, **brucellose**

Diagnostic	C		- **Fièvre** : inconstante, présente dans seulement **50%** des cas - **Rachialgie inflammatoire** : de survenue brutale, permanente, mal calmée par le repos - **Raideur rachidienne segmentaire :** majeure, globale, avec **contracture invincible des muscles paravertébraux**
		Recherche systématique	- Porte d'entrée : cutanée, digestive, urinaire… - Intervention sur le rachis : **chirurgie discale, chimio-nucléolyse…** - Signes orientant vers un agent infectieux particulier : tuberculose, *Brucella* - Localisations secondaires → Recherche d'une **endocardite infectieuse** (associée dans **10 à 20% des cas**) en cas de : bactérie à risque (*S. aureus*, streptocoque, entérocoque), de prothèse valvulaire ou matériel de stimulation intracardiaque, de bactériémie ou d'apparition d'un souffle de régurgitation
		Complication	- **Signes neurologiques radiculaires : sciatalgie, cruralgie** - **Signes neurologiques médullaires** : **paraparésie des MI, rétention aiguë d'urine** → **IRM rachidienne** en urgence < 6h ± **chirurgie de décompression** urgente
	Bio		- **Syndrome inflammatoire biologique** : inconstant (selon le contexte et la bactérie), généralement modéré ou absent en cas de bactérie commensale de la peau, franc en cas de pyogène (*S. aureus*…) - **Hémocultures** systématiques et répétées : souvent positive dans les spondylodiscites hématogènes (**30%**) - Recherche d'une porte d'entrée ou autre localisation : **ECBU** systématique, prélèvement d'une porte d'entrée…
		Ponction-biopsie disco-vertébrale	= **Programmée d'emblée** devant toute spondylodiscite (annulée si hémocultures positives) - **Radio interventionnelle sous contrôle scanographique**, plus rarement **chirurgicale** - **Bactériologie** : isole le germe dans **70 à 80%** des cas - **Anatomopathologie** pour le diagnostic différentiel : ostéite non spécifique NB : Hémocultures au décours de la biopsie (translocation)
	PC	**IRM rachidienne**	= Examen de référence, en 1ère intention : - **Signes précoces** (3 jours) : . Hypersignal T2 **discal** et des **2 vertèbres adjacentes** . Hyposignal T1, réhaussé après injection de gadolinium . **Epaississement des parties molles paravertébrales** - **Complications : épidurite** (épaississement intracanalaire), **abcès paravertébral** Pas d'IRM de contrôle en cas d'évolution clinique favorable
		Scintigraphie osseuse	= Alternative en cas de contre-indication ou d'indisponibilité de l'IRM : - Signes précoces, non spécifiques : **foyer d'hyperfixation** au niveau des plateaux vertébraux - Possiblement complétée par une **TDM** centrée sur la zone de fixation
		TDM injectée	- Alternative en cas de contre-indication ou d'indisponibilité de l'IRM - **Couplée à la scintigraphie** - Utile à distance du traitement pour l'évaluation de la **statique vertébrale** dans les formes évoluées
		Rx standard	Signes tardifs (3-4 semaines) : - **Effacement du liseré cortical** - **Pincement global ou partiel du disque atteint** - **Erosion des plateaux ou des coins antérieurs des 2 vertèbres** - Parfois **géodes sous-chondrales** - **Tuméfaction des parties molles** (fuseau paravertébral) A un stade évolué : **réaction ostéophytique condensante**
DD			- **Tassement vertébral, spondylarthropathie inflammatoire, myélome, métastase vertébrale** → **Aucune atteinte du disque intervertébral** dans les néoplasies

TTT	**Antibiothérapie**	*Début*	- En cas de sepsis/choc septique : **antibiothérapie probabiliste urgente** après hémocultures, sans attendre les résultats - En cas d'indication chirurgicale urgente : **antibiothérapie probabiliste** débuté après hémocultures et **prélèvements per-opératoires** - En l'absence de signe de gravité : . Si hémocultures positives : **antibiothérapie adaptée** . Si hémocultures stériles : **antibiothérapie** débutée qu'**après** ponction-biopsie disco-vertébrale (probabiliste), voire à réception des 1ers résultats (adaptée)
		Modalités	= **Bi-antibiothérapie parentérale à large spectre**, puis relai oral après apyrexie Choix : - **Pénicilline M à forte dose** + **aminoside** : surtout en cas de septicémie **Rifampicine** + **fluoroquinolone** - Contamination ou inoculation directe : **bi-antibiothérapie active sur le SARM** Durée : **6 semaines**
	Chirurgie	= Exceptionnelle : - **En urgence** : compression médullaire ou radiculaire - **A distance** : déformation cyphotique avec compression médullaire ou radiculaire	
	Mesures associées	- **Immobilisation = repos au lit antalgique** : . **Décubitus strict** jusqu'à sédation (1 à 3 semaines) . Suivi d'une **verticalisation** et **mise en charge progressive** - **Corset rigide sur mesure** (en début de traitement) : effet antalgique, verticalisation plus rapide - **Antalgiques** adaptés à la phase aiguë - Prévention de la maladie thrombo-embolique : **HBPM préventive** - **Kinésithérapie** : mobilisation articulaire à distance de la phase douloureuse, travail cardio-pulmonaire lors de l'alitement, renforcement de la tonicité musculaire notamment rachidienne	
	Evolution	→ Le pronostic dépend de la précocité de l'antibiothérapie - **Rapidement favorable sous antibiothérapie efficace** : atténuation de la douleur et des raideurs dès les premiers jours, puis disparition progressive - Complication à long terme : **bloc vertébral** (fusion des corps vertébraux) avec angulation en cyphose	

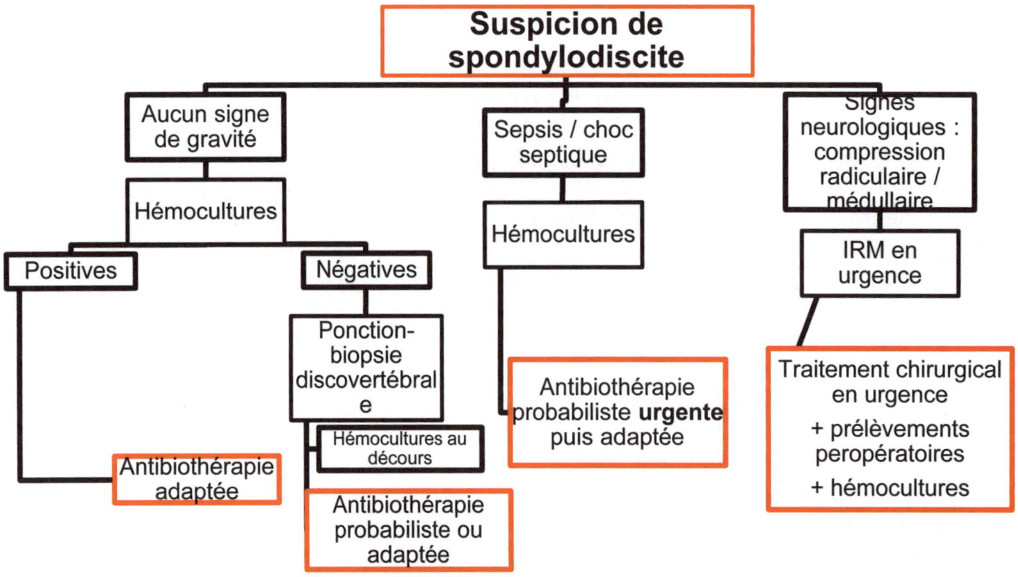

OSTEITE

Ostéite = infection aiguë ou chronique de l'os
- Mécanisme : - **Inoculation directe : plaie chronique, ulcère, mal perforant, traumatisme ouvert**
  - **Post-opératoire** : **chirurgie osseuse, ostéosynthèse**
  - Exceptionnellement par **voie hématogène**

→ **Ostéomyélite** = infections osseuses par voie hématogène : principalement chez l'enfant

Diagnostic	C		= Tableau souvent **torpide** : - **Fièvre** et **signes généraux** inconstant - **Douleur osseuse localisée** : fluctuante, par poussées dans les formes chroniques - Signes locaux : - **Fistule ± productive** = pathognomonique - **Tuméfaction inflammatoire** et **douloureuse** - **Abcès des parties molles**
	Bio		- **Syndrome inflammatoire biologique** : inconstant (le plus souvent absent) - **Hémocultures** : souvent stériles
		Prélèvements locaux	- **Ponction-biopsie osseuse percutanée** en peau saine, avant toute antibiothérapie : étude bactériologique (après broyage du prélèvement) et histologique - **Prélèvements per-opératoires** → Analyse histologique (diagnostic différentiel : ostéosarcome ++) : infiltrat inflammatoire à polynucléaires plus ou moins altérés - Autres : . **Ponction d'abcès profond** . **Ponction d'épanchement articulaire** : valeur diagnostique en cas d'ostéo-arthrite, **épanchement aseptique réactionnel**
	PC	**IRM**	= Examen clé : en l'absence de matériel d'ostéosynthèse - Signe précoce : **signal inflammatoire de la médullaire osseuse** - Recherche d'**abcès des parties molles**
		Rx standard	- Signes retardés (en 3 à 4 semaines) : - **Géodes** - **Ostéolyse métaphysaire mal limitée** - **Appositions périostées pluri-lamellaires** - **Séquestres osseux** - Complication : **abcès intra-osseux de Brodie**
		TDM	- Visualisation fine de la **corticale osseuse** et des **séquestres**
		Scintigraphie	- **Hyperfixation intense** aspécifique : constante, précoce
TTT	→ Prise en charge médico-chirurgicale indispensable		
	Chirurgical		= Indispensable, avec prélèvements per-opératoires - **Nettoyage** et **excision chirurgicale** du foyer d'ostéite - **Ablation du matériel d'ostéosynthèse** : - D'emblée si consolidation osseuse acquise - Si infection chronique (>4 semaines) : si non consolidée, immobilisation plâtrée ou fixateur externe - Si infection aiguë : lavage du matériel, voire changement en 1 temps
	Médical	**Antibiothérapie**	= **Bi-antibiothérapie** - Débutée après les prélèvements, secondairement adaptée aux résultats - De bonne diffusion osseuse : **rifampicine, fluoroquinolone, acide fusidique, clindamycine, triméthoprime, métronidazole** - Durée prolongée : **6 à 12 semaines**
		Mesures générales	- **Antalgie**, prévention thrombo-embolique - **Contention** adaptée au siège et au type de lésion
Prévention			- En cas de fracture ouverte : intervention rapide, nettoyage complet, antibioprophylaxie

INFECTION DE PROTHESE OSTEO-ARTICULAIRE

- Infection complexe, requérant une approche multidisciplinaire dans un centre de prise en charge adapté
- FdR : - Terrain : âge, corticothérapie au long cours, diabète, immunosuppresseur, néoplasie, foyer dentaire ou urinaire
  - Geste opératoire : hématome post-opératoire, reprises multiples, absence d'antibioprophylaxie

Classification selon le **moment de survenue depuis l'opération** :
- **Précoce** (< 3 mois) : inoculation per/post-opératoire, à pyogènes (S. aureus, streptocoques, BGN)
- **Retardée** (3-12 mois) : inoculation per/post-opératoire de bactéries à croissance lentes (staph coag. Nég, Cutibacterium acnes, corynébactéries) OU formes aiguës hématogènes
- **Tardive** (> 12 mois) : formes aiguës hématogènes

Classification selon la **durée d'évolution** :
- **Aigue** (<= 4 semaines) : multiplication bactérienne intense
- **Chronique** : croissance bactérienne ralentie, biofilm, séquestration

INFECTION POST-OPERATOIRE PRECOCE	C		= **< 1 mois** suivant l'intervention : tableau aigu - **Incident cicatriciel : écoulement**, **aspect inflammatoire**, **désunion de cicatrice** - **Douleur, impotence fonctionnelle** - **Fièvre** inconstante
	Bio		- **Syndrome inflammatoire biologique** - **Hémoculture** systématique - Documentation microbiologique : Pré-opératoire : **Ponction articulaire ± radioguidée** (asepsie chirurgicale), avant toute antibiothérapie (sauf en cas d'infection évidente) Per-opératoire (+ souvent) : **prélèvements** multiples (**≥ 5**) en l'absence d'antibiothérapie (fenêtre ≥ 15 jours) → Les prélèvements d'un orifice fistuleux ou d'un écoulement cicatriciel sont inutiles (germes différents)
	PC		→ Aucun examen d'imagerie n'est utile (hors échographie articulaire pour guider une ponction articulaire)
	TTT	Chirurgical	= **Arthrotomie** pour **synovectomie** et **lavage articulaire** → prothèse laissée en place, seul changement des pièces mobiles - **En urgence** en cas de sepsis/choc septique ou d'abcès - Précède ou accompagne le traitement antibiotique
		Médical	- **Antibiothérapie probabiliste** débutée après chirurgie, adaptée secondairement - Prolongée : **3 mois** dont **2 semaines IV** puis relai par voie orale
INFECTION POST-OPERATOIRE CHRONIQUE	C		= **> 1 mois** après l'intervention : tableau torpide, prolongé, de diagnostic difficile - **Signes généraux** rares - **Douleur persistante** depuis l'intervention, **sans intervalle libre** - **Cicatrice normale** ou **inflammatoire** - **Fistule ± productive**
	Bio		- **Syndrome inflammatoire** rare - Prélèvements bactériologiques : - **Hémoculture** inutile en l'absence de signe aigu - **Préopératoire : ponction articulaire radioguidé**, avant toute antibiothérapie - **Prélèvements per-opératoire** multiples (≥ 5), à distance de toute antibiothérapie (interruption depuis ≥ 15 jours)
	PC		- **Rx articulaire** : **séquestre osseux**, **liseré péri-prothétique évolutif**, **zones d'ostéolyse** - **Echographie** (peu artefactée par la présence de matériel) : recherche **d'épanchement articulaire** et de trajet fistuleux + guide la ponction - **TDM/IRM** : artefacts induits par la prothèse → utile pour **l'étude des parties molles** (abcès) - **Imagerie nucléaire** = **scintigraphie osseuse** ou **TEP-scan** : - Bonne sensibilité (> 90%) - Peu spécifique - Non contributif dans l'année suivant la pose
	TTT	Chirurgical	- **Ablation de prothèse** systématique : **repose immédiate** (en 1 temps) ou **différée** (en 2 temps) - **Antibiothérapie locale** possible : **ciment imprégné d'antibiotiques**
		Médical	- **Antibiothérapie probabiliste**, adaptée secondairement - Interrompu depuis **≥ 2 semaines** avant chirurgie

INFECTION AIGUË HEMATOGENE			
	C		= **Tableau d'arthrite aiguë** sur une **articulation prothétique** : genou et hanche surtout - **Douleur brutale** de l'articulation avec **impotence fonctionnelle**, après un **intervalle libre** indolore - **Fièvre, frissons** - Porte d'entrée : **cutanée, dentaire, urinaire, ORL, endocardite**
	Bio		- **Syndrome inflammatoire biologique** - Prélèvement bactériologique : - **Hémoculture** systématique - **Préopératoire : ponction articulaire radioguidé**, avant toute antibiothérapie - **Prélèvements per-opératoire** multiples (≥ 5), avant toute antibiothérapie
	PC		- **Rx standard** : recherche de signes de **descellement de prothèse** - **Echographie articulaire** : guide la ponction articulaire
	TTT	Chirurgical	= **Arthrotomie-lavage** : le plus précocement possible, dès confirmation diagnostique - **En urgence** en cas de sepsis/choc septique ou d'abcès - **Changement de prothèse** en cas de **descellement**
		Médical	- **Antibiothérapie probabiliste** débuté après chirurgie, adaptée secondairement

INFECTION DU PIED DIABETIQUE

Plaie chronique du pied : touche **15 à 25%** des patients diabétiques, surinfectée dans **40 à 80%** des cas
- Conséquence d'un diabète mal équilibré et de soins incorrects des plaies du pied.
→ **2nd cause d'amputation** chez le diabétique (après l'artérite)

Physio

Favorisé par : - **Neuropathie diabétique** : insensibilité du pied et de la plaie, négligée
- **Vasculopathie** : diminue les capacités de défense et de cicatrisation
- **Immunodépression** (altération fonctionnelle des PNN par l'hyperglycémie)

- Traumatisme cutané inaperçu → ulcération, cicatrisant mal → peut évoluer vers une **infection sous-cutanée** (jusqu'à la gangrène, nécessitant l'amputation) ou en profondeur vers le système ostéo-articulaire (**ostéo-arthrite**)

Microbiologie

→ ***S. aureus*** est la bactérie la plus fréquente
→ Infection souvent **polymicrobienne**
- Plaie superficielle récente sans antibiothérapie : ***S. aureus*****, streptocoque A (B-hémolytiques)**
- Plaie chronique > 1 mois ou traitée par antibiothérapie : ***S. aureus*****, streptocoque A, entérobactérie**
- Plaie traitée par céphalosporines, d'évolution défavorable : **entérocoque**
- Lésion macérée : ***Pseudomonas aeruginosa***, en association à d'autres agents infectieux

Diagnostic

- Surinfection = **mal perforant plantaire infecté, abcès, phlegmon, gangrène humide ou gazeuse, fasciite nécrosante, infection ostéo-articulaire** → toute plaie infectée du diabétique nécessite un avis spécialisé en hospitalier
- Evaluation : - De l'extension en surface et en profondeur : **clinique, Rx ± TDM/IRM**
  - Du retentissement systémique
  - De la qualité de l'état artériel : **pouls pédieux et tibial postérieur, IPS ± écho-Doppler**

Ostéite du pied diabétique

= Fréquente lors de l'infection du pied diabétique, notamment en cas d'atteinte de l'avant-pied
- FdR : - Plaie à proximité d'un os
  - Taille > 2 cm² et profondeur > 3 mm
  - Antécédent d'ostéite au même endroit
- **Contact osseux** = sensation de sucre mouillé au contact de la corticale osseuse par curette métallique à bout mousse :
  . **Bonne VPP** en cas d'infection cutanée et des tissus mous
  . **Bonne VPN** en l'absence d'infection cutanée et des tissus mous
- Bilan lésionnel : **TDM/IRM du pied**
- **Biopsie osseuse transcutanée** ou **chirurgicale** : diagnostic microbiologique

→ La présence d'une ostéite est un facteur d'une évolution péjorative (non-cicatrisation,récidive) : augmente le risque d'amputation

Bio

- **Syndrome inflammatoire biologique**
- Etat du diabète : **HbA1c, glycémie, créatininémie**
- Prélèvement bactériologique : - **Prélèvement à la curette du fond de la plaie**, débridée et nettoyée
  - En cas de collection : **ponction à l'aiguille**
  - En cas d'ostéite : **biopsie osseuse transcutanée** (en zone saine)

→ **L'écouvillonnage simple superficiel** de la plaie est non pertinent (flore commensale)

PC

- **Echo-Doppler artériel** si abolition des pouls distaux ou IPS < 0,9
- **Rx** : signes retardés de 2 à 4 semaines
- **TDM/IRM** : bilan lésionnel (atteinte osseuse et/ou articulaire)

TTT

Prise en charge de l'ostéite de pied diabétique multidisciplinaire :
- Contrôle du diabète
- **Mise en décharge** de la plaie pour favoriser la cicatrisation (+++)
- **Soins locaux, parage (débridement)**
- **SAT-VAT**
- **Bilan vasculaire** et **soins adaptés** (revascularisation si nécessaire)
- **Antibiothérapie** adaptée :
  - **2 semaines** en cas infection des parties molles
  - En cas **d'ostéite** :
    . **Quelques jours** si exérèse complète de l'os infecté
    . **6 à 12 semaines** en l'absence d'exérèse osseuse
- **Amputation** à discuter

Prévention

Education thérapeutique :
- Inspection quotidienne des pieds
- Port de chaussures adaptées, vérification corps étrangers avant chaussage
- Marche pieds-nus proscrite
- Prudence avec la pédicure (plaies chroniques)
- Signalement de toute lésion suspecte au médecin

ITEM 192 : POLYARTHRITE RHUMATOÏDE

Polyarthrite rhumatoïde = plus fréquent des rhumatismes inflammatoires chroniques, prévalence = **0,3 à 0,8%**
- Age moyen de début = **50 ans** (juvénile < 16 ans, tardive > 65 ans), prédominance féminine (↘ avec l'âge)
- FdR : atcds familiaux, facteurs génétiques, tabac, influencée par les hormones sexuelles (prédominance féminine, ↘ pendant grossesse), exposition à la poussière de silice

<table>
<tr><td rowspan="5">Physiopathologie</td><td colspan="3">- Synovite inflammatoire = lésion élémentaire, responsable de la destruction articulaire</td></tr>
<tr><td colspan="2">Phase d'initiation</td><td>= Réponse inflammatoire à un stimulus non spécifique (inconnu) → accumulation locale de monocytes-macrophages → production de cytokines pro-inflammatoires (IL1, TNFα, IL6)</td></tr>
<tr><td colspan="2">Phase de recrutement et inflammation</td><td>= Recrutement non spécifiques de LT et polynucléaires → inflammation locale → destruction tissulaire
- Déséquilibre entre cytokines pro- et anti-inflammatoire (IL4-10-13, récepteur soluble au TNFα, IL1-RA)
- Production de cytokines favorisant l'angiogenèse et la prolifération: TGFβ, VEGF, PDGF, FGF-1 et 2
- Rôle des LB (activés par les LT CD4+) : production d'Ig polyclonales (dont ACPA) et du facteur rhumatoïde (FR)
- Rôle des PNN : infiltration des PNN dans la synoviale → production de médiateurs de l'inflammation
- Pannus = tissu synovial inflammatoire et prolifératif : recouvre le cartilage articulaire et produit des enzymes responsables de la destruction du cartilage et de l'os</td></tr>
<tr><td colspan="2">Réparation</td><td>= Formation de fibrose articulaire parallèle à la phase de destruction (mais sans la compenser)</td></tr>
<tr><td colspan="3"></td></tr>
<tr><td rowspan="11">POLYARTHRITE RHUMATOÏDE DEBUTANTE</td><td colspan="3">→Le diagnostic de PR doit être le plus précoce possible (bénéfice thérapeutique)</td></tr>
<tr><td rowspan="3">C</td><td colspan="2">- Arthrite ou synovite : gonflement articulaire lié à un épaississement synovial ou à un épanchement articulaire</td></tr>
<tr><td>Polyarthrite bilatérale symétrique et nue</td><td>= 70% à 80% des PR débutantes : bilatérale, symétrique et nue (sans signe extra-articulaire ou systémique)
- Localisation: poignet, MCP (2 et 3e ++) et IPP surtout, MTP, genou, épaule, cheville, hanche
- Douleur de rythme inflammatoire : réveil nocturne, dérouillage matinal > 30 min
- Synovite = gonflement articulaire rénitent, parfois tendu : aspect de « fuseau » au doigt, tuméfaction au poignet (syndrome du canal carpien possible), parfois ténosynovite de l'extenseur ulnaire du carpe
- Douleur à la compression latérale des MTP ou des MCP – squeeze test
→ Orienter le patient en rhumatologie si : ≥ 3 articulations gonflées, douleur à la compression latérale des MTP ou MCP ou raideur matinale > 30 minutes</td></tr>
<tr><td>Autres formes de PR débutante</td><td>- Polyarthrite aiguë fébrile dans 10 à 15% des cas : AEG, fièvre > 38,5°C
- Autres (10%) :
. Atteinte rhizomélique (ceinture scapulaire et bassin), notamment > 65 ans, évoquant une PPR
. Mono-arthrite du poignet ou du genou, ou ténosynovite isolée
. Rhumatisme intermittent (= forme palindromique) avec poussée mono ou oligo-articulaire, très inflammatoire, spontanément régressif en 2-3 jours, sans séquelle
. Forme arthralgique sans gonflement articulaire</td></tr>
<tr><td>PC</td><td colspan="2">- Radiographies bilatérales des mains et poignets de face, pieds de face + ¾,-et des articulations douloureuses face et profil : recherche d'érosions caractéristiques ou pincement des interlignes (exceptionnelle au début, de mauvais pronostic)
- Echographie : Epaississement synovial, épanchement articulaire, hyperhémie synoviale au Doppler, présence d'érosions actives (signal Doppler au sein de l'érosion), suivi évolutif des synovites.
- IRM : quantification de la réaction inflammatoire synoviale, tendineuse et osseuse (œdème osseux)</td></tr>
<tr><td rowspan="4">Bio</td><td colspan="2">- Syndrome inflammatoire biologique : ↗ VS/CRP, hyperleucocytose, thrombocytose, anémie inflammatoire.
- Ponction articulaire à visée antalgique et d'orientation diagnostique : liquide inflammatoire non spécifique, hypercellulaire, à majorité de PNN (parfois lymphocytaire)</td></tr>
<tr><td>Facteur rhumatoïde</td><td>= Immunoglobuline anti-IgG humaine ou animale, de type IgM le plus souvent
- Détection par néphélométrie laser (IgM) ou ELISA (IgG et IgM, sensible), anciennement par réaction de Waaler-Rose ou test au latex (IgM)
- Positif dans 60 à 80% des PR
→ Le FR n'est ni indispensable ni suffisant pour le diagnostic (Sp = 75%, Se = 70%), retrouvé possiblement chez des sujets sains ou plus fréquemment en cas d'autres affections rhumatologiques (cryoglobuline, Gougerot-Sjögren, lupus)</td></tr>
<tr><td>Ac anti-peptide citrulliné (Anti-CCP)</td><td>= ACPA : utile au diagnostic précoce → positif dans 60 à 75% des cas et spécificité = 90-95%
- De mauvais pronostic : prédictif d'une PR persistante et érosive</td></tr>
<tr><td>Ac anti-nucléaires</td><td>- Ac anti-SSA, parfois anti-SSB : retrouvé dans 15 à 30% des PR, à titre généralement faible, évocateurs de Gougerot-Sjögren secondaire associé à la PR
- Ac anti-ADN natif : non retrouvé dans la PR → évocateur de lupus érythémateux disséminé</td></tr>
</table>

Score diagnostique

Score EULAR/ACR

→ Diagnostic de PR si ≥ 1 articulation gonflée + **érosion radiographique** ou **score EULAR/ACR ≥ 6/10**

Atteinte articulaire	- 1 grosse articulation - 2 à 10 grosses articulations - 1 à 3 petites articulations - 4 à 10 petites articulations - > 10 articulations dont 1 petite	+0 +1 +2 +3 +5	Sérologie	- **FR-** et **anti-CCP-** - **FR** ou **anti-CCP = 1-3N** - **FR** ou **anti-CCP > 3N**	+0 +2 +3
Durée des symptômes	- **< 6 semaines** - **≥ 6 semaines**	+0 +1	Syndrome inflammatoire	- **VS/CRP** normales - **VS/CRP ↗**	+0 +1

Diagnostic différentiel

Polyarthrite infectieuse	- **Virale = parvovirus B19, rubéole, oreillons, rougeole, VHB, VHC, VIH** : arthralgie, guérison rapide - **Endocardite infectieuse** : terrain à risque, souffle cardiaque, - **Polyarthrite gonococcique** : facteur de risque d'IST, urétrite, pustulose - **Syndrome de Fiessinger-Leroy-Reiter** : facteur de risque d'IST, urétrite, conjonctivite aiguë, pustulose - **Rhumatisme post-streptococcique** - **Maladie de Lyme** : polyarthrite atypique persistante, atteinte cardiaque (BAV...), érythème migrant - **Maladie de Whipple** : polyarthrite atypique persistante, diarrhée
Polyarthrite micro-cristalline	- **Chondrocalcinose** (surtout > 60 ans) : possible polyarthrite chronique, Rx = liseré de chondrocalcinose articulaire, ponction articulaire = microcristaux - **Goutte** (surtout vue tardivement ou traitée par corticothérapie) : possible polyarthrite chronique, tophus goutteux, hyperuricémie chronique, ponction articulaire = microcristaux
Rhumatisme inflammatoire chronique	- **Spondylarthropathie** : atteinte des grosses articulations des membres, caractère asymétrique, atteinte des IPD, atteinte en rayon (MCP, IPP et IPD d'un même doigt, avec aspect « en saucisse), signes axiaux (lombalgie inflammatoire ou fessalgie, sacro-iliite radiologique), manifestations extra-articulaires (diarrhée, psoriasis, uvéite...), contexte familial - **Sarcoïdose** : érythème noueux, signes respiratoires, ADP médiastinale, uvéite... - **Vascularites** : signes cutanés, atteinte rénale, pulmonaire, ORL, sclérite... - **Syndrome de Gougerot**: arthralgies migratrices, synovites, sans érosion, FR+/anti-CCP-, syndrome sec - **Lupus érythémateux disséminé** ++ : à évoquer surtout chez la femme jeune, en cas d'arthralgies migratrices, signes cutanés (verspertilio, lupus discoïde...), sérite, atteinte rénale... - **Maladie de Behçet** : aphtose bipolaire, pustulose, érythème noueux, uvéite...

Manifestations de PR évoluée

- Généralement : **aggravation** et **extension par poussées évolutives**
- Maladie hétérogène : - **Formes sévères d'emblée** (10-20%) : destruction articulaire rapide
  - **Polyarthrite bénigne** : peu/pas de gêne fonctionnelle, ⌀ lésion radiographique ni déformation

C	Main	= Atteinte la plus caractéristique, souvent inaugurale : - **Déviation ulnaire des doigts** en « coup de vent » - **Déformation en « col de cygne », « boutonnière** » (flessum irréductible), « **maillet** » ou « **marteau** » - **Atteinte du pouce** (fréquente et invalidante) : **pouce en « Z »** par arthrite de la MCP
	Poignet	- Atteinte précoce de **l'articulation radio-ulnaire inférieure** à l'origine de la **Luxation de la styloïde** ulnaire (aspect en « touche de piano ») - **Arthrite radio-carpienne** (aggravant le « coup de vent ») - **Arthrite médio carpienne** évoluant vers une carpite fusionnante
	Pied	- Très invalidantes : risque **d'hyperkératose, durillon, bursite** ou ulcérations cutanées - **Atteinte des MTP** : **avant-pied triangulaire** puis **rond**, avec **luxation dorsale des MTP** - **Pied plat *valgus*, orteils en griffe**
	Rachis cervical	- **Atteinte érosive de la charnière cervico-occipitale** avec arthrite occipito-atloïdienne et atloïdo-axoïdienne (diastasis C1, C2), rupture du ligament transverse de l'atlas provoquant une subluxation atloïdo-axoïdienne et risque de compression médullaire cervicale haute, surtout en cas de lésion instable → Toute manifestation douloureuse cervicale ou atypique au niveau des membres supérieurs doit faire pratiquer une **Rx du rachis cervical de face bouche ouverte** et **de profil avec clichés dynamiques, TDM** pour les lésions osseuses ou **IRM** pour rechercher une compression médullaire
	Autres	- **Atteinte des épaules** : arthrite scapulo-humérale et bursite sous-acromio-deltoïdienne - **Atteinte des coudes** : aboutissant rapidement à une attitude vicieuse en flessum - **Atteinte des genoux** : genu valgum, flessum, kyste poplité - **Coxite rhumatoïde** : retentissement fonctionnel important → attitude vicieuse en flessum - **Ténosynovite** (main++) : favorise les déformations, risque de rupture tendineuse → **Toutes les articulations synoviales peuvent être touchées (temporo-mandibulaire...)** → **Les articulations du rachis dorsal et lombaire et sacro-iliaque ne sont jamais touchées**

PR évoluée	Rx		- Signes radiologiques le plus souvent > 6 mois-1 an : une Rx normale n'élimine pas le diagnostic au stade précoce - Lésions initialement : aux **pieds** (tête du 5e métatarsien ++), **mains** (jusqu'à la **carpite fusionnante**) et **poignet** → L'association **érosion-géode** et **pincement articulaire** fait le pronostic de la PR (destruction articulaire)
		Signe élémentaire	- **Erosions péri-articulaires** au niveau des zones de réflexion de la synoviale - **Géodes intra-osseuses** juxta-articulaires - Secondairement : apparition d'un **pincement articulaire** (destruction cartilagineuse) - **Ostéoporose en bande épiphysaire** : augmentation de la transparence radiologique épiphysaire
		Suivi	- **Rx mains, poignets, pieds + articulation douloureuse** : au diagnostic puis de façon régulière
Manifestations extra-articulaires	**AEG**		= **Fébricule, asthénie, amaigrissement** : surtout au moment des poussées
	Nodule rhumatoïde		= **Nodosités sous-cutanées** : nodules fermes, mobiles et indolores, situé au niveau des crêtes ulnaires, des tendons extenseurs des doigts et des tendons d'Achille ou dans une bursite olécrânienne, localisations viscérales possibles (pleuropulmonaires ++) - Rare au début, évolution indépendante de l'activité de la PR - Histologie : **nécrose fibrinoïde centrale**, entourée d'histiocytes en palissade et d'une couronne périphérique de cellules lympho-plasmocytaires **- Nodulite rhumatoïde** : efflorescence de nodules rhumatoïdes au niveau des mains associée à de volumineuses géodes intra-épiphysaires des mains ou des pieds, parfois observé sous méthotrexate
	ADP		= **ADP superficielles** : mobiles, généralement infra-centimétrique, retrouvées dans 20-30% des cas
	Vascularite rhumatoïde		= Rare (< 1%), principalement dans les formes évoluées - Lésions cutanées : **purpura vasculaire, nécroses digitales ou des orteils** (possible aspect de micro-infarctus), **ulcères profondes « à l'emporte-pièce »** d'apparition brutale, **livedo réticulaire** - Histologie : **vascularite leucocytoclasique** ou **angéite nécrosante sans micro-anévrisme** - **Neuropathie périphérique** : traduit une vascularite sévère → traitement en urgence
	Syndrome sec		= **Syndrome de Gougerot-Sjögren secondaire** dans 20-25% des cas : **xérophtalmie, xérostomie** - Diagnostic à la BGSA, parfois associé à des **signes neurologiques**, **pulmonaires** ou une **myosite**
	Atteinte cardiaque		Atteinte possible des 3 tuniques : **- Péricardite** : généralement échographique, sans traduction clinique **- Myocardite, endocardite, trouble du rythme ou de la conduction** **Sur-risque de maladie coronarienne et d'AVC d'environ 50%**
	Atteinte rénale		→ Apparition de signes rénaux : évoquer une **amylose AA** par inflammation chronique, une atteinte **iatrogène** prise d'AINS
	Atteinte pulmonaire		**- Infection pleuro-pulmonaire** (bronchiolite et pneumonie) : immunodépression (maladie, TTT de fond, corticothérapie) - Autres : - **Pleurésie rhumatoïde** - **Pneumopathie interstitielle diffuse** - **Nodule rhumatoïde pulmonaire** - **Syndrome de Caplan-Colinet : association PR et pneumoconiose**
	Oculaire		**- Sclérite** et **épisclérite** : rare (1-5%), de mauvais pronostic → risque de **scléromalacie perforante** **- Syndrome de Gougerot-Sjögren secondaire avec xérophtalmie**
	Atteinte hématologique		**- Anémie** : fréquente, généralement corrélée à l'intensité du syndrome inflammatoire **- Syndrome de Felty** (au cours d'une PR ancienne, érosive, nodulaire, fortement séropositive avec facteurs anti-nucléaires) : **splénomégalie isolée** et **leuconeutropénie** → risque d'infection grave **- Leucémie à grands lymphocytes granuleux** (= pseudo-syndrome de Felty) : prolifération médullaire et sanguine de LT monoclonaux associée à une **neutropénie**, une **splénomégalie**, une **thrombopénie**, une **hépatomégalie** et des **infections récidivantes**, de pronostic favorable - Risque majoré de **lymphome malin non hodgkinien**
Pronostic			- **Rémissions cliniques** : surtout au début de la maladie, dure de quelques mois à quelques années - Cause de mortalité : **cardiovasculaire** ++, **infectieuse**, **néoplasique** (↗ fréquence des **lymphomes malins non hodgkiniens**), iatrogène, vascularite rhumatoïde, amylose AA, atteinte neurologique de l'atteinte C1-C2 **- Polyarthrite rhumatoïde sévère** : indice de qualité de vie HAQ > 0,5, lésions structurales, manifestations systémiques
	Facteurs de mauvais pronostique		- Existence d'atteinte extra-articulaire ou systémique - Apparition précoce d'érosions radiologiques - Syndrome inflammatoire élevé (CRP surtout) - Positivité FR ou ACPA - DAS 28 > 3.2 de façon persistante - HAQ > 0.5 (handicap fonctionnel) - Comorbidités CV, tumorales ou infectieuses

Surveillance	Suivi clinique			**= Suivi rhumatologique régulier** : 1/mois si PR débutante, tous les 6 mois à 1 an pour une PR contrôlée - Evaluation : éléments cliniques d'activité (nombre d'articulations douloureuses, asthénie), retentissement fonctionnel, tolérance/efficacité des TTT, recherche de manifestations extra-articulaires - **Indice DAS 28** (*Disease Activity Score*) : score de suivi, selon le nombre d'articulations douloureuses (sur 28), le nombre d'articulations gonflées (sur 28), l'appréciation globale du malade et la VS/CRP → PR en rémission : DAS < 2,6 → PR en faible niveau d'activité : 2,6 < DAS 28 < 3,2 → PR modérément active : 3,2 < DAS 28 < 5,1 → PR très active : DAS 28 > 5,1
Surveillance	Suivi paraclinique			**- CRP, NFS** régulières **- Rx des mains, poignets et pieds** : **2 fois** la 1ère année, **1 fois/an** pendant 3 ans puis tous les **2 à 4 ans**
TTT	*TTT des poussées*			- **Repos** uniquement lors des poussées inflammatoires - **Antalgiques de palier I (paracétamol)** ou **II (codéine, tramadol),** exceptionnellement de **palier III** - **AINS** (à éviter > 65 ans) : sous surveillance de la toxicité digestive et rénale - **Corticothérapie** (0,1 mg/kg/j, soit 5-10 mg/j) : en cas de PR active invalidante, insuffisamment soulagée par les AINS ou > 65 ans, en attente de l'effet du traitement de fond (3 à 6 mois) ou injection IV/IM en administration ponctuelle
TTT	*TTT de fond*			- But = ↘ la fréquence, la durée, l'intensité des poussées et l'activité du rhumatisme - Choix selon : sévérité potentielle, rapport bénéfice/risque, rapidité d'action, effet sur les signes radiologiques, comorbidités
TTT	*TTT de fond*	*En 1ère intention*	**Méthotrexate**	= 15 à 25 mg/semaine (0,3 mg/kg/semaine) : ***per os*** en 1ère intention, **SC** en 2nd intention (meilleure biodisponibilité et tolérance) - Suivi d'une prise unique d'**acide folique** (5 à 10 mg/semaine) à 24/48h - CI : IRC < 30 ml/min, IHC ou insuffisance respiratoire sévère, grossesse, allaitement - Bilan pré-MTX : **sérologie VHB/VHC**, **NFS, bilan hépatique, créatininémie, β-hCG + RP** → Quantiféron et sérologie VIH ne sont pas particulièrement recommandés - Surveillance (/2 semaines pendant 3 mois puis /2 mois) : **NFS, créat, bilan hépatique**
TTT	*TTT de fond*	*En 1ère intention*	**Méthotrexate** – EI	- **Nausées, stomatite** - **Infections** : **zona, herpès, pneumocystose**... - **Hépatite cytolytique** (↗ transaminases > 2N) : arrêt provisoire, reprise à dose identique ou diminuée, discuter une biopsie hépatique si hépatite persistante - **Cytopénie** (toxique ou allergique) - **Pneumopathie d'hypersensibilité** : rare, possiblement grave - **Tératogène** : contraception systématique, arrêt **3 mois** avant procréation chez l'homme, suivi d'une contraception efficace pendant **1 mois** chez la femme
TTT	*TTT de fond*	*En 1ère intention*	**Léflunomide**	= **Inhibiteur métabolique de la voie des bases pyrimidiques** : 20 mg/j *po* - EI : **diarrhée, dyspepsie, cytolyse hépatique**, **HTA**, **aphtes, céphalées, leucopénie, neuropathies périphériques** - Surveillance : **TA, NFS, bilan hépatique**
TTT	*TTT de fond*	*En 1ère intention*	**Sulfasalazine**	= **Salazopyrine®** 1-3 g/j *po* : si CI ou en en combinaison aux traitements de 1ère intention - EI : **cytopénie, éosinophilie, troubles digestifs, toxidermie, Ac antinucléaire**
TTT	*TTT de fond*	*En 2e intention*	**Anti-TNFα**	= Indiqué en 2nd intention si échec de traitement →En **association avec le méthotrexate** - **Infliximab** (Remicade®) - **Etanercept** (Enbrel®) - **Adalimumab** (Humira®) - **Certolizumab** (Cimzia®) - **Golimumab** (Simponi®) - CI : antécédent de cancer **< 5 ans**, infection active, SEP, insuffisance cardiaque sévère - Bilan pré-anti-TNFα : **NFS, créat, bilan hépatique**, **Quantiféron**, **sérologie VIH**, **VHB, VHC**, **RP**, **ECBU**, **β-hCG** ± **TDM des sinus**, **panoramique dentaire** ± **AAN** (lupus induit)
TTT	*TTT de fond*	*En 2e intention*	Autres biothérapies	- **Rituximab** (Mabthera®) = Ac anti-CD20 - **Abatacept** (Orencia®) = **Ac modifié CTLA4 + Ig**, inhibant la stimulation des LT via CD80-86 - **Tocilizumab** (RoActerma®) = **Ac anti-récepteur de l'IL6** - **Sarilumab = anti-ILR6** - **Tofacitinib = inhibiteur de JAK 1 et 3** - **Baricitinib = inhibiteur JAK 1/2**

TTT	*TTT de fond*	Stratégie thérapeutique	1er palier	**- Méthotrexate** : début à dose de 10-15 mg, puis ↗ de posologie si inefficace - Si contre-indiqué : **léflunomide** ou **sulfasalazine** → Evaluation **à 3-6 mois** : poursuite si efficace, 2e palier si non efficace
			2e palier	- En l'absence de FdR de mauvais pronostic : essai d'un autre traitement de 1ère intention (méthotrexate, léflunomide ou sulfasalazine) seule ou en association - En cas de FdR de mauvais pronostic ou si échec d'une association à 6 mois : **biothérapie** par **anti-TNFα, abatacept, tocilizumab, anti-JAK** → Evaluation à 6 mois : poursuite si efficace, 3e palier si non efficace
			3e palier	- **Changement de biothérapie**
	TTT locaux			= **Infiltration locale** : surtout si 1 ou 2 articulations actives et inflammatoires sous TTT de fond efficace - **Infiltration cortisonique** : de préférence corticoïde retard - **Synoviorthèse isotopique** : en cas d'échec d'infiltration cortisonique
	Kinési-thérapie			- Phase inflammatoire : - **Physiothérapie antalgique** : **glace** - Prévention d'attitude vicieuse par **attèle de repos** - A distance des poussées : **renforcement musculaire par technique isométrique** (économie articulaire)
	Chirurgie			- **Synovectomie ou ténosynovectomie arthroscopique** ou **chirurgicale** : en cas de synovite persistante sous TTT général et local - **Prothèse** (généralement totale) **de hanche, genou** ou **épaule :** en cas de destruction articulaire majeure - **Arthrodèse arthroscopique** ou **chirurgicale** si arthroplastie difficile (poignet, cheville, arrière-pied)
	Mesures associées			- **Mise à jour des vaccinations** - **Sevrage tabagique** - **Prise en charge des facteurs de risque cardio-vasculaires** - **Poursuite des activités physiques** (en dehors des poussés) - Lors de la **grossesse** : amélioration dans **60%** des cas, reprise après l'accouchement - **Orthèse d'ergothérapie** (limite la déformation articulaire, notamment des mains
	→ Un traitement de fond précoce initié dans les 3 mois suivant le début de la maladie permet l'obtention d'une rémission chez **50%** des patients, pour **10%** de rémission en cas de traitement initié après 6 mois			

ITEM 193 : SPONDYLARTHROPATHIE

Spondylarthropathie = rhumatisme inflammatoire chronique partageant des manifestations cliniques et radiologiques et un terrain génétique : **spondylarthrite ankylosante**, **rhumatisme psoriasique**, **arthrites réactionnelles**, **arthrites associées aux MICI** et **spondylarthropathies indifférenciées**

- Lésion élémentaire = **atteinte des enthèses** : zone d'insertion des tendons, ligaments, capsules et fascias sur l'os, située au voisinage des articulations synoviales, des amphiarthroses (symphyse pubienne, articulation manubrio-sternale, disque intervertébral) et des diarthroses fibreuses (sacro-iliaque, sterno-claviculaire ou acromio-claviculaire)
- Prévalence globale = **0,35%** en France, prédominance masculine (1,5/1), majorité des cas débute < **35-40 ans**
- Classification phénotypique:
  - **Spondyloarthrite axiale** : radiographique (sacro-iliite radiographique) ou non radiographique
  - **Spondyloarthrite périphérique articulaire** : érosive ou non érosive
  - **Spondyloarthrite périphérique enthésitique**

Manifestations cliniques	Syndrome axial pelvi-rachidien	Dorso-lombalgie	= **Rachialgies inflammatoires chroniques > 3 mois** : - Débute à la charnière thoraco-lombaire, puis extension descendante ou ascendante - Forme évoluée : . **Raideur axiale** : ↘ indice de Schöber ou inflexion latérale lombaire . **Ankylose rachidienne** : disparition de la lordose lombaire (↘ de la distance L3-mur)
		Sacro-iliite	= **Pygalgie** ou **fessalgie** : d'horaire inflammatoire, unilatérale, bilatérale ou à bascule - Pouvant mimer une sciatalgie tronquée : sans caractère neurogène (ø dysesthésie, ø paroxysme douloureux), sans trajet radiculaire - **Test de Patrick** : douleur déclenchée par manœuvres de cisaillement des sacro-iliaques (maintenues 20 secondes, ≥ 3 manœuvres positives)
		- Atteinte de la paroi thoracique antérieure par atteinte des **articulations sterno-claviculaires** et **manubrio-sternale** : ↘ ampliation thoracique (périmètre thoracique en expiration et inspiration)	
	Syndrome articulaire périphérique	**- Oligoarthrite des grosses articulations,** notamment des **membres inférieurs (genou ++, cheville)** **- Atteinte coxo-fémorale** : fréquente, redoutable **- Arthrites des IP distales** : évocateur de rhumatisme psoriasique ++ - **Dactylites** ou **doigts/orteils en « saucisse »** = atteinte inflammatoire de l'ensemble d'un doigt/orteil (MTP, IPP et IPD) ± associée à une **enthésite** : tuméfaction globale de l'orteil ou du doigt. Le plus souvent dans les rhumatismes psoriasiques (signe clinique retenu dans les critères CASPAR).	
	Syndrome enthésitique	→ Toutes les enthèses peuvent être atteintes, avec une localisation préférentielle aux MI **Talalgie** (plus fréquente et la plus caractéristique) : d'horaire inflammatoire, survenant le matin au lever dès le 1er pas et ↘ dans la journée → très évocatrice si sujet jeune, bilatérale ou à bascule - Palpation : **- Talalgie plantaire inférieure** : aponévrosite plantaire inférieure (sous le calcanéus) **- Talalgie postérieure** : enthésite du tendon achilléen ou bursite pré- ou rétro-achilléenne Autres enthésites : **tubérosité tibiale antérieure, grand trochanter, crêtes iliaques, coudes**	
	Syndrome extra-articulaire	Uvéite aiguë	= Survient dans **20%** des cas, parfois inaugurale, uni- ou bilatérale, ou à bascule - Généralement antérieure, non granulomateuse, pauci-symptomatique, parfois sévère - Risque de **synéchies** en cas de répétition sans traitement efficace
		MICI	- **Diarrhée** ± glairo-sanglante, **amaigrissement** ou **douleurs abdominales** → doit faire rechercher un **Crohn** ou une **RCH** chez un patient suspect de spondylarthropathie
		Psoriasis	- Localisation typique : **unguéal** ++, **cuir chevelu**, **ombilic**, **plis** (psoriasis inversé) Précède le + souvent de 10 ans la survenue du rhumatisme psoriasique.
		Cardiaque	- **Trouble du rythme/conduction** lors des poussées (rare) - **Insuffisance aortique** (tardive)

Critères diagnostiques	Critères ASAS	= Chez les patients avec rachialgies > 3 mois et âge < 45 ans : - Diagnostic si : - **Sacro-iliite à l'imagerie + ≥ 1 signe de spondylarthropathie** - **HLA B27 positif + ≥ 2 signes de spondylarthropathie**			
		Sacro-iliite à l'imagerie	- Inflammation active à l'IRM fortement suggestive de sacro-iliite - Sacro-iliite radiologique stade ≥ 3 unilatéral ou ≥ 2 bilatéral selon les critères de New York		
		Signes de spondyl-arthropathie	- **Rachialgie inflammatoire** - **Arthrite** - **Enthésite** (talon) - **Uvéite**	- **Dactylite** - **Psoriasis** - **MICI** - **Bonne réponse aux AINS**	- **Antécédent familial de spondylarthropathie** - **HLA B27** - **CRP élevée**
	Autres scores diagnostiques		- **Critères d'Amor** : diagnostic si > 6 - **Critères ESSG** : diagnostic si 1 critère majeur + 1 critère mineur		

Types de spondylarthropathies	**Spondylarthrite ankylosante**		= **Atteinte axiale** conduisant à une **ankylose** : forme typique, la plus sévère, évoluant par poussées - **Syndrome pelvi-rachidien prédominant** (douleur lombaire/dorsale, sacro-iliite), évoluant vers une **ankylose rachidienne complète** (ossification des enthèses) dans les formes sévères - **Atteinte rhumatismale périphérique** dans 50% des cas - Atteinte extra-articulaire : **uvéite antérieure aiguë** (10-30% des cas), parfois révélatrice, d'évolution indépendante de l'atteinte rhumatismale
Types de spondylarthropathies	**Rhumatisme psoriasique**		- Principalement **périphérique** : atteinte des IPD ++, sans association HLA - Parfois **axiale** : associée à HLA B27
Types de spondylarthropathies	**Arthrite réactionnelle**		= **Arthrite aseptique**, parfois associée à une **conjonctivite**, une **urétrite** (homme)/**cervicite** (femme) ou une **diarrhée**, survenant quelques semaines après une infection génitale ou digestive - **Syndrome urétrite-conjonctivite-arthrite de Fiessinger-Leroy-Reiter** = forme complète - Germe : ***Chlamydia trachomatis, Shigella*** *flexnerii*, ***Yersinia*** *pseudotuberculosis*, ***Salmonella*** *enteritidis et typhimurium*, ***Campylobacter*** *jejuni* - Association à **HLA-B27** dans 50-95% des cas - **Evolution chronique de l'atteinte articulaire** dans 10 à 20% des cas : vers une spondylarthrite ankylosante
Types de spondylarthropathies	**Associée aux MICI**		**- Atteintes périphériques** ou **sacro-iliite radiologique** (le plus souvent asymptomatique) dans 10 à 20% des cas MICI (maladie de Crohn ou RCH) : évolution parallèle à l'atteinte digestive **- Atteinte axiale complète** plus rare (< 5%) : évolution indépendante de l'atteinte digestive - Association possible à une **maladie de Verneuil**
Types de spondylarthropathies	**Indifférenciée**		= Spondylarthropathie répondant aux critères ESSG, d'Amor ou ASAS, sans association autre - Forme bénigne, d'évolution possible vers une forme différenciée **- Enthésite périphérique** : manifestation clinique la plus fréquente (90% des patients)
Bilan complémentaire	Bio		- **VS/CRP** : ↗ chez 60% des patients en phase de spondylarthropathie non traitée, avec syndrome inflammatoire plus modeste que dans les autres rhumatismes inflammatoires
Bilan complémentaire	**Rx standard**		= Clichés : - **Rachis cervical, thoracique et lombaire** de face et de profil - **Cliché de De Sèze** = rachis lombaire + bassin de face - Au rachis cervical = **cliché de face bouche ouverte**, **profil** et **profil flexion** et **extension** : atteinte identique à la PR, surtout en cas de rhumatisme psoriasique
Bilan complémentaire	**Rx standard**	Stades d'enthésopathie	- 0 : infra-radiologique - 1 : **érosion** ou **irrégularité** du cortex, **ostéopénie sous-chondrale** à l'insertion de l'enthèse - 2 : **érosion** avec **ébauche d'apposition périostée** - 3 : **enthésophyte** = ossification cicatricielle le long de l'enthèse - 4 : **ankylose**
Bilan complémentaire	**Rx standard**	Charnière thoraco-lombaire	- **Signe de Romanus** (atteinte précoce) : « coin brillant » par inflammation de l'enthèse - **Erosion de l'angle antérieur de la vertèbre** (en « timbre-poste », « mise au carrée ») - **Ossification sous-ligamentaire** : **syndesmophytes** ascendant ou descendant - **Colonne « bambou »** ou **aspect en « rail de chemin de fer »** dans les formes ankylosantes : constitution d'ossifications des ligaments intervertébraux le long du rachis
Bilan complémentaire	**Rx standard**	Sacro-iliaque	= Enthésopathie prédominante à la partie basse de l'articulation et sur le versant iliaque - Atteinte radiologique visible après une évolution de **7 ans en** moyenne - **Critères de New York** modifiés : diagnostic de sacro-iliite radiologique si grade ≥ 2 bilatéral ou grade ≥ 3 unilatéral
Bilan complémentaire	**IRM**		= Diagnostic précoce en 2nd intention si Rx normales : remaniements inflammatoires - Atteinte sacro-iliaque : **œdème osseux** en hyposignal T1/hypersignal T2 et STIR des berges sacro-iliaques
Bilan complémentaire	Autre imagerie		- **Echographie-Doppler des enthésopathies périphériques** (talon…) - **Scintigraphie osseuse au ^{99m}Tc** : diagnostic positif d'enthésite avec une grande sensibilité, étude simultanée de l'ensemble du squelette, faible spécificité
Bilan complémentaire	**HLA B27**		= Très fortement associé à la spondylarthrite ankylosante : **risque relatif = 200** - Prévalence : 6-8% dans la population générale, **90%** dans la spondylarthrite ankylosante, 70% dans l'arthrite réactionnelle et 60% dans le rhumatisme psoriasique ou la spondylarthropathie associée aux MICI - N'écarte pas le diagnostic si négatif (10% de spondylarthrites ankylosantes HLA B27-) - Conforte le diagnostic sans l'affirmer si positif (97% des HLA-B27+ n'ont pas de spondylarthropathie) → Utile seulement en cas de doute diagnostique
Bilan complémentaire	Autres		- Manifestations extra-articulaires : **ECG, EFR…**

TTT	Antalgique	**AINS**		= TTT de référence : efficace dans **> 70%** des cas sur la lombalgie au début de la maladie - Efficacité rapide en **< 48h**, rechute douloureuse rapide < 48h à l'arrêt - A dose optimale, si possible avec une prise **le soir** d'une **forme à libération prolongée** - Essai d'autres AINS si échec à 4 semaines → **échec des AINS** si résistant à 2 AINS
		- Antalgique et **myorelaxant** : en complément des AINS, surtout si enthésopathie ou atteinte rachidienne		
	Locaux	**- Geste local** (si non réponse au TTT) : - Arthrite : **infiltration corticoïde, synoviorthèse isotopique** - Enthésite : **infiltration cortisonique** **- Rééducation** : **physiothérapie, ergothérapie** et **techniques d'appareillage**		
	TTT de fond	- Indication : patient ne répondant pas ou partiellement aux AINS et aux gestes locaux		
	DMARD	**Sulfasalazine**		- Surtout efficace dans les formes périphériques et dans les uvéites récidivantes - Action modeste/inexistante dans les formes axiales
		Méthotrexate		- Surtout efficace dans les formes périphériques, en cas de rhumatisme psoriasique ++ - Action non démontrée sur l'atteinte axiale
		Léflunomide		- Surtout utilisé en cas de rhumatisme psoriasique périphérique
		Aprémilast		- Inhibiteur de la PDE4 utilisé dans le rhumatisme psoriasique
	Bio médicaments	**Anti-TNFα**		- Prescription initiale hospitalière, après avis d'expert, sur ordonnance spéciale après obtention de l'ALD **- Etanercept, adalimumab, certolizumab, golimumab** (SC) : AMM pour le rhumatisme psoriasique et la spondylarthrite axiale **- Infliximab** (IV): AMM pour la spondylarthrite ankylosante, le rhumatisme psoriasique
			Indication	**- Echec de ≥ 2 AINS pendant ≥ 2 mois** - En présence de **signes objectifs d'inflammation** : synovite, CRP, imagerie
			Forme axiale	**- BASDAI ≥ 4** ou **ASDAS ≥ 2,1**
			Forme périphérique	- Echec de ≥ 1 DMARD (sulfasalazine, méthotrexate, léflunomide) - Nombres d'articulations gonflées et douloureuses **≥ 3**
			Enthésite	- Douleur ≥ 4 (**BASDAI**) avec signes objectifs d'inflammation
		Anti IL 17		**- Sécukinumab** : Rhumatisme psoriasique et spondylarthrite ankylosante. Injection SC
		Anti IL 23/12		**- Ustékinumab** : Rhumatisme psoriasique périphérique. Pas d'efficacité sur forme axiale. Injection SC
	Chirurgie	**- Remplacement prothétique articulaire** (coxite en particulier...) **- Libération articulaire** (articulation temporo-maxillaire ankylosée...) **- Ostéotomie rachidienne de correction** en cas de cyphose dorsale majeure		
	Mesures associées	**- Kinésithérapie** avec extension rachidienne et travail de l'amplitude respiratoire - Activité physique **- Sevrage tabagique** - Spondylarthrite sévère = ALD 30, PEC à 100%		
Suivi	Suivi clinique	= Consultations régulières : tous les 3 à 6 mois selon l'évolutivité de la maladie **- Atteinte axiale** : EVA rachidienne, nombre de réveils nocturnes, taille, courbures physiologiques (indice de Schöber, lordose lombaire, cyphose dorsale et cervicale), ampliation thoracique **- Atteinte périphérique** : nombre d'articulations douloureuses et gonflées **- Enthésopathie** : nombre d'enthèses douloureuses (spontanée et à la palpation et mise en tension)		
	Score de suivi	**- Index d'activité BASDAI** (*Disease Activity*) = auto-questionnaire de 6 questions, score de 0 à 10 : selon la douleur, la fatigue, le dérouillage matinal lors de la semaine précédant l'évaluation. Maladie active > 4 **- ASDAS :** CRP/VS, trois questions du BASDAI et EVA. Maladie inactive si < 1,3 et très active si > 3,5 - BASFI : retentissement fonctionnel de la spondyloarthrite		
	Suivi	**- Surveillance régulière de la VS/CRP** en cas de syndrome inflammatoire biologique **- Rx du rachis cervical, lombaire et bassin** tous les 2 à 3 ans dans les formes évolutives uniquement		
Pronostic	- Facteurs de mauvais pronostic : coxite, dactylite, début précoce < 16 ans, syndrome inflammatoire important, résistance aux AINS, tabagisme actif, présence de syndesmophytes au diagnostic → Tabagisme : facteur de progression radiologique vers l'ankylose et de moindre réponse aux anti-TNFα			
	Complications	**- Amylose AA** : en cas de spondylarthrite non traitée - Atteinte pulmonaire : **syndrome restrictif, fibrose pulmonaire, dysplasie bulleuse kystique des apex** - Atteinte cardiaque : **insuffisance aortique, trouble de conduction (BAV)** - Atteinte osseuse : **ostéoporose** avec **risque fracturaire** (surtout sur colonne en bambou, avec risque de fracture trans-corporéales et trans-discales instable et de complications neurologiques) - Dilatation du cul-de-sac dural dans les formes anciennes de spondylarthrite ankylosante : troubles neurologiques sensitivomoteurs des MI, troubles génito-sphinctériens		

ITEM 194 : ARTHROPATHIE MICROCRISTALLINE

Rhumatismes microcristallins = dépôts intra-articulaires ou périarticulaires de microcristaux
- 3 types de cristaux : - **Urate de sodium** : goutte
  - Calciques : - **Pyrophosphate de calcium dihydraté** : rhumatisme associé (ex-**chondrocalcinose)**
    - **Phosphate de calcium : apatite,** généralement péri-articulaires
- Manifestation : asymptomatique, accès inflammatoire aigu ou arthropathie chronique

C		- **Douleur** et **inflammation articulaire intense :** début brutal, acmé rapide des symptômes, résolution spontanée en quelques jours/semaines sans séquelle - **Facteurs déclenchant** : traumatisme, post-opératoire, IDM, infection, médicament, aliments/boissons - **Syndrome inflammatoire** possible : **fièvre** voire **frissons**, ↗ **VS/CRP**, **hyperleucocytose** → Doit faire suspecter une **arthrite septique**
C	Terrain	- Goutte : homme mûr, souvent pléthorique - Rhumatisme à PP : sujet âgé - Tendinite calcique apatitique : femme jeune
C	Localisation	- Goutte : **métatarso-phalangienne du gros orteil ++**, autre articulation du pied - Accès aigu à pyrophosphate de calcium : **genou, bassin, poignet** - Apatite : **épaule** (tendinite calcifiante du supraspinatus)
PC	**Ponction articulaire**	- **Liquide inflammatoire** > 2000 GB/mL à **prédominance de polynucléaires,** stérile - Microcristaux : - **Urate de sodium** : fins allongés, pointus, fortement biréfringents en en lumière polarisée - **PPCD** : courts, carrés/rectangulaires, non ou faiblement biréfringents
PC	**Rx standard**	- **Dépôts calciques périarticulaires** (apatite) ou **intra-articulaire** (chondrocalcinose) - Dépôts d'urate de sodium : **tophus goutteux intra-articulaire** ou **périarticulaire**
PC	**Echographie**	- Pour le diagnostic de goutte (classification EULAR/ACR 2015)
TTT	Mesures associées	- **Mise au repos de l'articulation** : **orthèse** au poignet, **repos** pour le MI - **Glaçage** de la zone articulaire ou péri-articulaire (↘ la durée de l'épisode) - **Ponction evacuatrice à visée antalgique** en cas d'épanchement important
TTT	**Colchicine**	
TTT	**AINS**	
TTT	**Corticoïdes**	- **Injection intra-articulaire** (après avoir éliminé une infection) : très efficace - **Corticothérapie systémique** : 30 mg/j si autres traitements (AINS, Colchicine) contre-indiqués (insuffisance rénale ++), après avis spécialisé

GOUTTE

= Résulte d'une hyperuricémie chronique **> 420 µmol/L** (**70 mg/L** = seuil de saturation à **37°**) ou **> 360 µmol/L** (**60 mg/L** = seuil de saturation à 35°C, température des extrémités) : rhumatisme inflammatoire le plus fréquent, prévalence = **1%**
- En milieu de pH neutre (articulation) : formation très lente d'**urate de sodium** → accès articulaires aigus (goutte aiguë), dépôts tissulaires (intra- et péri-articulaire, osseux, cutanés = tophus goutteux)
- En milieu acide (urine) : formation rapide d'**acide urique** → **lithiase**

Manifestations	**Accès goutteux**	- Début habituellement au **MI** : **métatarso-phalangienne du gros orteil**, **cheville** puis **genou** - **Extension possible aux membres supérieurs** après plusieurs années - Touche exceptionnellement le rachis, la hanche ou l'épaule - Articulations normales entre les crises
Manifestations	**Arthropathie chronique**	= En cas de goutte non traitée - **Douleur mécanique** chronique - **Tophus goutteux** visible : pavillon de l'oreille, coudes (bursite olécrânienne), tendons d'Achille, articulations interphalangiennes distales (ou pulpe digitale chez sujet sous diurétique)
Manifestations	**Atteinte rénale**	- **Lithiase urique radiotransparente** = **colique néphrétique** : favorisée par un pH urinaire acide, une hyperuricurie/24h et un faible volume urinaire - **Anurie calculeuse** : précipitation rénale massive lors d'une lyse cellulaire par chimiothérapie - **Néphropathie uratique** en cas de goutte sévère négligée (rare) : **IRC**, aggravée par les AINS

Diagnostic	- Terrain : - Homme **> 35 ans** ou femme ménopausée, antécédents personnels et familiaux de goutte - **Excès d'alcool** (ou **bière avec ou sans alcool**) ou de **boissons riches en fructose (sodas)** - **Alimentation trop calorique** et **riche en protéines animales** - **Syndrome métabolique** - Présence de tophus - **Sensibilité rapide à la colchicine** - **Ponction articulaire ++** : mise en évidence de cristaux d'urate de sodium - **Uricémie > 360 µmol/L** : possiblement normale lors des accès (répéter le dosage à distance) ou élevée sans atteinte goutteuse (hyperuricémie asymptomatique fréquente) → Seuls **10-15%** des sujets hyperuricémiques développent une goutte symptomatique - **Rx** : **arthropathie uratique** (tardive) = **géodes**, **encoches épiphysaires** avec **conservation prolongée de l'interligne**, **ostéophytose marginale** - **Echographie articulaire** : dépôts uratiques en surface du cartilage donnant un aspect en « double contour »

Etiologie	Primitive		- **Antécédents familiaux, prédominance masculine**, souvent associé à un **syndrome métabolique**
Etiologie	Secondaire		- **Insuffisance rénale chronique** - **Médicament** : **diurétique thiazidique**, **furosémide**, acide étacrynique, acétazolamide, ciclosporine, tacrolimus, aspirine à faible dose, pyrazinamide, éthambutol, chimiothérapie - **Hémopathie chronique** : **polyglobulie**, **leucémie chronique**
Etiologie	Secondaire	**Enzymopathie**	= **Déficit en hypoxanthine guanine phosphoribosyl transférase** : < 1% des cas - **Déficit partiel** : goutte sévère, précoce, lithiase rénale - **Déficit complet** = **syndrome de Lesh et Nyhan** : encéphalopathie sévère

TTT de crise	**Colchicine**	= Efficacité rapide **en quelques heures** - Posologie : 1 mg tout de suite, puis 0,5 mg 1h après, puis 0,5 mg x2 à 3/j pendant 5 jours. Puis dose entretien de 0,5 à 1 mg/j (évite récidive) - Posologie réduite en cas d'insuffisance rénale - EI : **diarrhée ++, douleur abdominale, nausées, vomissements**, **éruption cutanée**, **cytopénie** (surdosage), **interactions** (macrolides, AVK, ciclosporine, inhibiteur de protéase, statine...) - CI : **grossesse**, **insuffisance rénale sévère < 30 ml/min**, **association aux macrolides ou pristinamycine**
TTT de crise	**AINS**	- En 2nd intention (contre-indication ou intolérance à la colchicine) ± associée à la colchicine - Durée limitée à 1-2 semaines

TTT de fond	→ Une hyperuricémie isolée asymptomatique n'est pas une indication de traitement médicamenteux (mais de RHD)			
TTT de fond	**RHD**			- **Amaigrissement**, **arrêt des boissons alcoolisées** (bière ++), ↘ **consommation de viande** et **poissons** - **Encourager la consommation de lait écrémé** (effet uricosurique) - **Arrêt d'un traitement diurétique** si possible
TTT de fond	**Hypo-uricémiant**			= En cas d'accès de goutte récidivant ou compliquée (atteinte rénale, tophus, arthropathie uratique) - Débuté en dehors d'une crise aiguë - Objectif : **abaissement de l'uricémie < 60 mg/L** (soit **< 360 µmol/L**) ou < 50 mg/L (si tophus, arthropathies, IRC, < 35 ans) - Risque de crise de goutte les 1ers mois par mobilisation des dépôts d'urate de sodium : associé à la **colchicine** 1 mg/j (ou AINS à faible dose) pour une durée de **3 à 6 mois** (ou plus si tophus goutteux)
TTT de fond	**Hypo-uricémiant**	Inhibiteur de la xanthine oxydase	**Allopurinol**	- Début à posologie faible (**100 mg/j**) et augmentation progressive par palier de 50-100 mg avec vérification de l'uricémie - Adaptation à la fonction rénale - EI : **réaction allergique** ++ (**éruption, toxidermie, syndrome de Lyell, DRESS**) → arrêt immédiat et contre-indication à la reprise. FdR : insuffisance rénale, HLA B58*01 (Chinois Han, Afrique) - Association contre-indiquée : **azathioprine**, **vidarabine**, **mercaptopurine**, **chlorpropramide** - Association à prendre en compte : **anticoagulants oraux**
TTT de fond	**Hypo-uricémiant**	Inhibiteur de la xanthine oxydase	**Fébuxostat**	= **Inhibiteur non purinique de la xanthine oxydase** - Sans adaptation à la fonction rénale si clairance > 30 ml/min - EI : **troubles digestifs** (nausées, dyspepsie, diarrhée, constipation), **céphalées, anomalie du bilan hépatique, allergie cutanée** - CI : **cardiopathie ischémique**, **insuffisance cardiaque congestive**, patient sous azathioprine ou mercaptopurine
TTT de fond	**Hypo-uricémiant**	Uricosurique		= **Probénécide** ou **benzbromarone** (en ATU nominative) - Indiqué en cas d'échec ou d'intolérance, sur avis de spécialiste - Risque de **lithiase urinaire** : - Nécessite une uricurie < 600 mg/24h en régime libre - Contre-indiqué en cas d'antécédent de lithiase urinaire

RHUMATISME à PP (ex-Chondrocalcinose)

= Dépôt dans les tissus articulaires (surtout le **cartilage hyalin** et le **fibrocartilage**) de **cristaux de PPC**
- Prévalence ↗ avec l'âge : **10-15%** dans la population de 65-75 ans, **30%** chez les sujets âgés> 75 ans
- Prédominance féminine (↘ avec l'âge)

Diagnostic	C	- **Asymptomatique** dans **75%** des cas : découverte radiologique fortuite - **Arthrite aiguë** : - **Genou**, poignet ++, mono- ou oligoarticulaire, volontiers récidivante, chez un sujet > 60 ans - Pouvant s'accompagner d'une **hémarthrose** - **Polyarthrite subaiguë** ou **chronique**, touchant de façon additive et successive diverses articulations - **Forme arthrosique** : **hanche, genou** ou **articulation rarement touchée par l'arthrose primitive (poignet, métacarpo-phalangienne, cheville, épaule)** - **Arthropathie destructive** : souvent multiple, touche la femme âgée, avec destruction de l'os sous-chondral ; possiblement rapide (notamment pour la hanche et l'épaule = **épaule de Milwaukee**) - **Atteinte rachidienne = calcifications discales** : **accès aigus**, **discopathie destructrice**
	PC	- **Ponction articulaire** : mise en évidence de cristaux de PPC - **Rx** : - Dépôts dans les cartilages articulaires : opacités linéaires, à distance et parallèles à l'os sous-chondral - Dépôts fibrocartilagineux : - Dessinant les **ménisques** aux **genoux** : opacités triangulaires à base externe - Dessinant les **ligaments** aux **poignets** : ligament triangulaire du carpe - A la **symphyse pubienne** : calcification linéaire verticale → Retrouvé principalement au **genou** (dans **90%** des cas), ou au **poignet**, aux **espaces inter-carpiens,** à la **symphyse pubienne** et aux **épaules,** et moins souvent aux autres articulations - **Echographie articulaire** : fine bande hyperéchogène au sein du cartilage, points « scintillants » dans les fibrocartilages, calcifications méniscales hyperéchogènes
Etiologie	Primitive	= Majoritaire : ↗ avec l'âge - **Forme familiale** : diffuse, sévère, précoce < 50 ans → **Rx des genoux** chez les parents au 1er degré
	Secondaire	- **Hémochromatose** : évocateur si associée à une arthropathie spécifique au 2 et 3ème métacarpo-phalangienne (pincement articulaire avec microgéodes et condensation osseuse sous-chondrales) - **Hyperparathyroïdie primitive asymptomatique** (20% des cas) : **bilan phospho-calcique + PTH** - Autre (rare) : **hypomagnésémie (syndrome de Gitelman)**, **hypophosphatasie, alcaptonurie (ochronose)**, **maladie de Wilson**

RHUMATISME APATIQUE

= Dépôts de cristaux d'apatite, essentiellement **péri-articulaires**, au niveau des **tendons** et **bourses séreuses**
- Possiblement multiples = **maladie des calcifications tendineuses multiples**
- Localisations préférentielles : - **Epaule** : **tendon du sus-épineux**
- **Hanche** : **région trochantérienne** ou **para-acétabulaire**

Manifestations	- **Asymptomatique** : découverte radiologique (épaule ++) - **Tendinopathie calcifiante** : inflammation aiguë, ou plus rarement chronique - Exceptionnellement : - **Erosions osseux** aux voisinages des calcifications - **Arthrite aiguë** (de diagnostic difficile) : cristaux petits, **non visibles** en microscopie optique, pouvant être révélés par la coloration histochimique au **rouge alizarine**		
	Crise aiguë		= Peut toucher n'importe quelle articulation, atteint préférentiellement **l'épaule** - Volontiers **hyperalgique** (patient inexaminable, attitude du traumatisé du MS), **fièvre** possible - Anamnèse : crises récidivantes - **Rx** : opacité calcique dans le tendon du supra-épineux ou dans la bourse sous-acromio-deltoïdienne → La calcification peut se résorber lors de la crise aiguë (surtout en cas de Rx tardive) : rechercher des calcifications sur l'épaule controlatérale ou les hanches
		TTT	- **Repos, glace, AINS** voire **corticothérapie orale** en cure courte (3 à 5 jours) - **Injections cortisoniques** : efficace, mais à éviter en cas de crise aiguë hyperalgique (possible majoration transitoire de la douleur)
	Douleurs chroniques		= Principalement à l'épaule : traitement spécifique en cas de calcifications du supra-épineux sans signe de rupture de coiffe, surtout si douleur résistante aux antalgiques - **Ponction-aspiration radioguidée des calcifications causales** - **Exérèse sous arthroscopie** - **Fragmentation par choc** = **lithotritie**

ITEM 195 : SYNDROME DOULOUREUX REGIONAL COMPLEXE

Syndrome douloureux régional complexe de type 1 = anciennement **algodystrophie ou algoneurodystrophie** : dysfonctionnement du système nerveux central et autonome, entrainant un dérèglement vasomoteur et une intégration anormale de la douleur, localisé autour d'une ou plusieurs articulations, sans atteinte nerveuse (ne correspondant pas à un territoire radiculaire ou tronculaire)

- **Douleur continue**, avec : - **Hyperesthésie** : sensibilité exagérée à un stimulus douloureux
  - **Allodynie** : sensation douloureuse à un stimulus non douloureux
- **Enraidissement progressif**
- **Troubles vasomoteurs** : hypersudation, œdème, troubles cutanés (peau rouge, lisse, luisante) et des phanères
- Evolution : - **Spontanément favorable** dans **90%** des cas, possiblement prolongée sur **12 à 24 mois**
  - **D'évolution lente** dans 10% des cas : persistance pendant plusieurs années des douleurs, troubles trophiques et rétractions aponévrotiques
- Prédominance féminine (3/1), possible à tout âge, mais exceptionnelle chez l'enfant et l'adolescent
- Critères diagnostiques = Critères de Budapest

Etiologie	Post-traumatique	= **Fracture**, **entorse**, **luxation**, **traumatisme**, **immobilisation plâtrée, chirurgie orthopédique** ou **rééducation intensive et douloureuse** : > 50% des cas, sans relation avec la sévérité du traumatisme - Délai d'apparition variable : quelques jours à quelques semaines
	Non traumatique	- Ostéo-articulaire : **rhumatisme inflammatoire**, **syndrome du canal carpien** - Neurologique : **AVC**, **sclérose en plaque** - Cancérologique : **tumeur cérébrale**, **pleuro-pulmonaire**, **mammaire** - Vasculaire : **phlébite** - Loco-régionale : **IDM**, **péricardite**, **pleurésie**, **zona**, **panaris** - Endocrinologique : **diabète**, **dysthyroïdie** - Médicament (bilatéral, prédominant aux MS) : **phénobarbital**, **isionazide**, **inhibiteur de protéase** - Obstétricale : **algodystrophie de la hanche** lors de la grossesse - **Idiopathique** dans **30%** des cas
	- **Symptomatologie anxiodépressive** souvent associée : facteur de risque et conséquence du retentissement psychologique de la maladie (douloureuse et invalidante), et non facteur déclenchant	

Diagnostic	C	**Phase chaude**	= Début progressif, durée de quelques semaines à 6 mois - **Tableau d' « arthrite sans arthrite » : douleur articulaire** et **péri-articulaire**, **tuméfaction**, **œdème des parties molles**, **raideur**, **chaleur locale** avec **retentissement fonctionnel majeur** - **Signes vasomoteurs** et **trophiques** : **hyperhidrose**, **hypertrichose** → Non objectivable sur les articulations profondes (épaule, hanche) - Signes négatifs : absence d'épanchement intra-articulaire, absence de fièvre
		Phase froide	= Inconstante, survenant quelques semaines après : dure de 12 à 24 mois, jusqu'à guérison - **Troubles trophiques** : **froideur, peau pâle, lisse et atrophique, dépilation, acrocyanose** - **Rétractions capsulo-ligamentaire et tendino-aponévrotique** : limitation articulaire active et passive - **Douleurs modérées** d'horaire mécanique
		→ Multiples présentations possibles : **phase froide d'emblée** (chez l'enfant ++), **alternance phase froide-chaude**…	
	Bio	= Aucune anomalie biologique : absence de syndrome inflammatoire	
	PC	**Rx standard**	→ Rx normale au début : retard clinique de 2 à 4 semaines **Déminéralisation osseuse** : des 2 versants de l'articulation, respect de l'interligne articulaire - D'abord modérée, avec amincissement des lames sous-chondrales - Puis hétérogène et mouchetée - Parfois jusqu'à disparition quasi-complète de la trame et des corticales
		Scintigraphie osseuse	**= Hyperfixation locorégionale** en phase chaude puis **normo- ou hypofixation** en phase froide: caractéristique, non spécifique, précède les signes radiologiques - Présente aux temps précoce (vasculaire), intermédiaire (tissulaire) et tardif (osseux)
		IRM	**= Œdème régional** : hyposignal T1, rehaussé au gadolinium, hypersignal T2/STIR - D'apparition aussi précoce que les signes scintigraphique - Notamment ostéomédullaire, touchant plusieurs pièces osseuses (mais seulement l'épiphyse fémorale supérieure à la hanche) → Une IRM normale n'élimine pas le diagnostic, notamment dans les formes froides d'emblée
		- Autres : **ponction articulaire** (liquide mécanique, réactionnel), **ostéodensitométrie** (perte de densité minérale rapide) → **Diagnostic clinique** si anamnèse et tableau clinique typiques : **bilan biologique + Rx** (diagnostic différentiel) → En cas de doute persistant : **scintigraphie osseuse** ou **IRM** (notamment de hanche)	

<table>
<tr><td rowspan="4">Formes cliniques</td><td colspan="2">Atteinte du membre inférieur (plus fréquente)</td><td colspan="2">- Atteinte distale préférentiellement : cheville et pied
- Atteinte de hanche : tableau de « hanche douloureuse à Rx normale initialement », de diagnostic difficile au stade précoce (DD : ostéonécrose aseptique, fracture trabéculaire)</td></tr>
<tr><td colspan="2" rowspan="3">Atteinte du membre supérieur</td><td colspan="2">= Atteinte de la main et du poignet (la plus fréquente), parfois associée à une atteinte de l'épaule</td></tr>
<tr><td>Syndrome épaule-main</td><td>= Après une pathologie intra-thoracique, prise de barbituriques ou un traumatisme
- Atteinte de l'épaule en 1er : douleur profonde, irradiant au MS et au cou, puis capsulite rétractile à l'origine d'une raideur d'épaule
- Scintigraphie (non indispensable) : hyperfixation bifocale de la main et de l'épaule</td></tr>
<tr><td>Capsulite rétractile</td><td>= SDRC I de l'épaule limité à la capsule articulaire : souvent idiopathique
- Douleur mécanique, limitation active et passive des amplitudes articulaires
- Sans signe inflammatoire local, avec radiographie normale</td></tr>
<tr><td rowspan="7">TTT</td><td colspan="4">→ Evolution favorable avec guérison spontanée sans séquelle dans 90% des cas, sur une longue durée (18-24 mois)
- Complication : douleur persistante, trouble vasomoteur et trophique, atrophie des parties molles, rétraction capsulo-ligamentaire avec raideur articulaire → jamais de destruction articulaire</td></tr>
<tr><td>Repos</td><td colspan="3">= Indiqué en phase chaude
- MI : suppression de la position déclive et de l'appui, port de bas de contention, béquilles, attelle
- Immobilisation stricte proscrite</td></tr>
<tr><td>Rééducation</td><td colspan="3">= Indispensable : doit être précoce, progressive et indolore
- Phase chaude : physiothérapie, balnéothérapie (bains écossais chaud-froid), drainage circulatoire
- Phase froide : limitation des rétractions capsulo-ligamentaires et lutte contre l'enraidissement</td></tr>
<tr><td>TTT médicamenteux</td><td colspan="3">→ Aucun médicament n'a l'AMM dans cette indication en France
- Antalgique (palier I, II voire III) et anti-inflammatoire (AINS et corticoïdes) peu efficaces
- Bisphosphonates, kétamine, anti dépresseurs, antiépileptiques, patch de capsaïcine
- En cas de capsulite : capsulo-distension avec kinésithérapie au décours
- Autres (discutés) : bloc anesthésique régional, neurostimulation transcutanée ou médullaire …</td></tr>
<tr><td>Anti-ostéoclastique</td><td colspan="3">- Bisphosphonates IV sur 3 jours (pamidronate) : hors AMM dans l'algodystrophie sévère > 6 mois</td></tr>
<tr><td>TTT préventif</td><td colspan="3">- Limitation de l'immobilisation platrée, éviter les plâtres trop serrés
- Prise en charge optimale de la douleur post-opératoire
- Rééducation douce
- Vitamine C : possible efficacité en prévention de l'algodystrophie en post-traumatique (discutée)</td></tr>
<tr><td colspan="4"></td></tr>
<tr><td colspan="2">SDRC de type 2</td><td colspan="3">= Causalgie : trouble vasculo-nerveux survenant après une lésion nerveuse identifiée
- Traumatisme causal : responsable obligatoirement d'une lésion d'un nerf périphérique
- Examen neurologique : trouble de sensibilité dans le territoire douloureux</td></tr>
</table>

ITEM 196 : ARTHRALGIE – EPANCHEMENT ARTICULAIRE – ARTHRITE

ARTHRALGIE

Démarche diagnostique	*Douleur*	Durée	- Douleur **récente** ou **chronique** (> 3 mois), début brutal ou progressif
		Localisation	- Nombre d'articulations : **mono**- (1 articulation), **oligo-** (2 ou 3) ou **polyarticulaire** (≥ 4) - Topographie caractéristique : **IPD** (arthrose, rhumatisme psoriasique), **1ère MTP** (goutte), sterno-claviculaire (**SAPHO**), ceintures (**PPR**), MCP IPP sans IPD (PR) - Signes rachidiens associés : - **Arthrose rachidienne** (cervicale ou lombaire surtout) - **Spondylarthropathie** (rachialgie inflammatoire)
		Rythme	**Douleur inflammatoire** - Apparaît ou s'aggrave en **fin de nuit, avec réveils nocturnes** - Amélioration partielle au cours de l'activité - Enraidissement matinal **>30 minutes** **Douleur mécanique** - Aggravée par l'activité ou au décours de l'activité - Amélioration complète ou partielle au repos - Sans enraidissement matinal ou non durable - Pas de réveils nocturnes
	Examen		**- Epanchement articulaire** : - Avec signes inflammatoires locaux: arthrite (septique, microcristalline), hémarthrose - Isolée : arthropathie mécanique (surtout chronique) **- Déformation ostéo-articulaire** : rhumatisme destructeur (PR...), arthrose évoluée **- Limitation des amplitudes** : - Due à la douleur : limitation active - Destruction ostéo-articulaire ou atteinte de la capsule : limitation active et passive **- Amyotrophie de proximité** : traduit de façon objective la souffrance articulaire
	Signes extra-articulaires	Cutané	- **Signes de maladie systémique** : lupus, SAPL, sclérodermie, vascularite, sarcoïdose... - **Erythème noueux** : sarcoïdose, MICI, arthrite réactionnelle, maladie de Behçet - Autres : **nodule rhumatoïde, psoriasis, maladie de Lyme** (érythème migrant), **érythème viral**...
		ORL	- **Atteinte des glandes salivaires** : Gougerot-Sjögren - **Foyer infectieux** : rhumatisme post-streptococcique, endocardite - **Tophus goutteux** - **Aphtose buccale** : Behçet
		Oculaire	- **Sclérite** : PR, vascularite - **Conjonctivite** : syndrome de Fiessinger-Leroy-Reiter - **Uvéite** : spondylarthropathie, MICI, maladie de Behçet, sarcoïdose
		Cardiaque	- **Valvulopathie** : RAA, endocardite, lupus, spondylarthropathie - **Péricardite** : lupus, PR
		Vasculaire	- **TVP** : maladie de Behçet, SAPL - **Syndrome de Raynaud** : sclérodermie, autre connectivite
		Pulmonaire	- **Pneumopathie interstitielle diffuse** : pneumopathie infectieuse, connectivite, vascularite - **Lésion parenchymateuse** : tuberculose, sarcoïdose, cancer, Wegener - **Pleurésie** : lupus, PR, cancer, tuberculose - **ADP médiastinale** : sarcoïdose, lymphome, tuberculose, cancer
		Digestive	- **Diarrhée** : arthrite réactionnelle, MICI, maladie de Whipple - **Douleurs abdominales** : maladie périodique
		Hépatique	- **Ictère** ou **anomalie du bilan hépatique** : hépatite virale, hépatite auto-immune
		Lymphatique	- **Splénomégalie** : infection chronique (endocardite), lymphome - **ADP** : infection, lymphome, sarcoïdose, lupus, vascularite, PR
		Uro-rénale	- **Atteinte rénale** : lupus, vascularite - **Urétrite/balanite** : gonococcie, arthrite réactionnelle - **Aphtose** : Behçet, maladie de Crohn - **Colique néphrétique** : goutte
		Neurologique	- **Neuropathie périphérique** : Gougerot-Sjögren, vascularite, PR - **Atteinte centrale** : lupus, vascularite, SAPL, Behçet, Lyme, Gougerot-Sjögren
	PC		- **Rx standard de l'articulation douloureuse** avec **cliché bilatéral comparatif** : indispensable - **Rx d'autres articulations** : - Spondylarthropathie : **rachis cervico-thoraco-lombaire, bassin (sacro-iliaques)** - Polyarthrite rhumatoïde : **mains, pieds, colonne cervicale** (clichés dynamiques) - Chondrocalcinose : **poignets, genoux, symphyse pubienne** - **Echographie** : recherche d'épanchement profond (hanche, épaule...), de synovite, exploration des parties molles - En 2nd intention si Rx normale : - Pathologie inflammatoire : **échographie articulaire, IRM** - Pathologie mécanique : **IRM, arthroscanner** - **Biopsie synoviale** : en cas d'infection chronique à germe difficile à identifier, antibiothérapie préalable ou suspicion d'arthrite tuberculeuse
D...	Myalgie		- **Courbature** : **virale, médicamenteuse** (**statine, fluoroquinolone**...) ou **inflammatoire** (**myosite**)

	Fibromyalgie		= Fréquente, surtout chez les femmes jeunes - Douleurs **bilatérales** et **étendues**, **chroniques** (> 3 mois) - **Douleur à la palpation de points** (≥ 11/18) : occiput, rachis cervical inférieur, trapèze, sus-épineux, 2ème articulation chondro-sternale, épicondyle, point ilio-lombaire, grand trochanter, genou
	Douleur osseuse		- Fissure : **ostéomalacie, corticothérapie** - **Ostéite infectieuse** - **Métastase osseuse, myélome** - **Infarctus osseux** (ostéonécrose de hanche...) - **Maladie de Paget** - **Algodystrophie** : ostéoporose « mouchetée »
Etiologie	**Affection rhumatismale inflammatoire**		**- Polyarthrite rhumatoïde** : arthrite (poly- ou oligo-arthrite), à prédominance distale, épanchement et synovite associée et atteinte extra-articulaire **- Spondylarthrite ankylosante** : arthrite + arthralgie (mono-, oligo- ou polyarthrite), épanchement associé ± atteinte rachidienne, enthésopathie et extra-articulaire **- Connectivite/vascularite** : arthralgie et arthrite (poly- ou oligoarthrite), sans localisation spécifique, signes extra-articulaires associés ± épanchement, synovite
	Arthropathie microcristalline		- Possible **fièvre** associée - **Chondrocalcinose** : sans prodrome, calcifications - **Goutte** : prodrome, hyperuricémie, tophus goutteux - Signes articulaires : chaleur, rougeur et épanchement - Liquide articulaire inflammatoire, avec **présence de cristaux**
	Arthropathie infectieuse	**Infection aiguë**	- Généralement **mono-arthrite** avec **fièvre** associée - **Douleur intense, signes inflammatoires, épanchement** et parfois **synovite** - Diagnostic : hémoculture, germe à la ponction articulaire, autres prélèvements
		Infection chronique	- **Mono-arthrite**, **fièvre** inconstante - Epanchement associé, généralement sans signes inflammatoires locaux
	Arthropathie mécanique		**- Déclenchée par un traumatisme** : arthralgie et arthropathie avec signes locaux **- Arthrose**

Orientation		Mono-arthrite	Oligoarthrite	Polyarthrite
	Sujet jeune	Arthrite septique	Spondylarthropathie	Polyarthrite rhumatoïde Connectivite
	Sujet âgé	Arthrite microcristalline Arthrite septique	Toute cause	Pseudo-polyarthrite rhizomélique Polyarthrite rhumatoïde Connectivite

EPANCHEMENT ARTICULAIRE

= Augmentation de la quantité de liquide au sein d'une cavité articulaire : traduction d'une souffrance intra-articulaire

Diagnostic

C	- Inspection des articulations superficielles (doigts, poignets, coudes, genoux, pieds) : **tuméfaction globale de l'articulation** avec diminution ou disparition des reliefs anatomiques → Un épanchement volumineux peut s'accumuler dans un **kyste** (kyste poplité...) ou un **diverticule de la capsule** - Palpation : **choc rotulien** au genou... - Rechercher : - Signes locaux inflammatoires : **rougeur, chaleur, douleur** - **Epaississement de la membrane synoviale** = **synovite** palpable (PR : pannus rhumatoïde) - **Limitation des amplitudes articulaires**
PC	- **Ponction articulaire** - **Rx standard** et **scanner non injecté** : identification indirecte d'épanchement abondant de grosse articulation - **Echographie articulaire** : recherche d'épanchement articulaire, notamment profond (hanche, épaule...) - **IRM** : détection d'un épanchement et exploration des structures ostéo-articulaires et péri-articulaires
DD	- **Hygroma** (bursite) ou **ténosynovite** : atteinte péri-articulaire - **Erysipèle, TVP** - **Lésion tumorale ostéo-articulaire** (rare)

PONCTION ARTICULAIRE

= **Ponction directe** pour les articulations superficielles (genoux, chevilles, poignets) ou **sous guidage radiographie ou échographique** pour les articulations plus profondes (hanche)
- Mise en condition : anesthésie locale, préparation cutanée antiseptique
- Analyse cytologique, microbiologique, recherche de microcristaux

→ Ponction de genou : au **bord supéro-externe de la rotule**, à 1 cm en dessous et 1 cm en proximal

Contre-indications (relatives en cas de suspicion d'arthrite septique) :
- Infection cutanée en regard
- Coagulopathie ou anticoagulant
- Thrombopénie < 50 G/L
- Matériel prothétique
- Fracture intra-articulaire

Epanchement citrin	MECANIQUE			- Liquide **jaune clair** (**citrin**), **transparent**, **visqueux** (fileux) : texture ressemblant à de l'huile - Pauvre en **cellules** < 1000 cellules/mm³, dont **< 50%** de polynucléaires - *(Pauvre en **protéines** < 40 g/L)*
		Cause		- **Poussée d'arthrose** - **Pathologie fibro-cartilagineuse** (**lésion méniscale**), **chondrale** (**ostéochondrite**) ou **lésion traumatique** - **Pathologie osseuse juxta-articulaire** avec **épanchement réactionnel** : algodystrophie, fissure, ostéonécrose, rarement tumeur - Arthropathie rare : **chondromatose, arthropathie nerveuse...**
	INFLAMMATOIRE			- Liquide initialement **clair**, **citrin**, **fluide** - Riche en **cellules** > 2000 cellules/mm³ avec souvent > 50% de polynucléaires - *(Riche en **protéine** > 40 g/L)*
		Cause	Arthrite septique	- Liquide initialement **citrin**, puis **puriforme** - Très riche en polynucléaires (> 90%) ou **polymorphe/ lymphocytaire** en cas de forme **chronique** (**tuberculose**), **virale** - Identification du germe : **examen direct, culture** (milieu spécifique : *Borrelia*, mycobactérie...) ± **PCR** si infection décapitée
			Arthrite microcristalline	- Liquide riche en polynucléaires - Parfois **puriforme** dans les formes aiguës - Diagnostic : identification et caractérisation des cristaux
			Rhumatisme	- **Composition polymorphe**
Epanchement puriforme	= Liquide **trouble** voire **puriforme** > 10 000 cellules/mm³, à polynucléaires neutrophiles - **Arthrite septique bactérienne** : urgence diagnostique et thérapeutique - **Arthrite microcristalline** : principalement goutte, plus rarement chondrocalcinose			
Hémarthrose	= Liquide hémorragique, incoagulable (≠ liquide hémorragique par accident de ponction : coagulable)			
	Agression aiguë de la synoviale	- **Traumatisme** avec **lésion ligamentaire** et/ou **ostéo-articulaire** : **entorse**... - **Inflammation aiguë** de la synoviale : **microcristaux** (chondrocalcinose surtout) ou plus rarement une **infection aiguë** - **Lésion tumorale** de la membrane synoviale : **synovite villonodulaire...**		
	Trouble de la coagulation	- **Hémophilie** : révélation possible dans la petite enfance par une hémarthrose - Autres troubles de coagulation : **Willebrand, thrombopénie, surdosage en AVK**		

Ponction	Risque hémorragique	Risque faible	= **Ponction/infiltration** d'épaule, de genou, du poignet, de cheville - Possible sous anticoagulant ou antiagrégant
		Risque modéré	= **Ponction/infiltration** du rachis ou de hanche, **capsulo-distension**, **lavage articulaire** - **Contre-indiqué** sous **anticoagulant** ou **clopidogrel, ticagrélor ou prasugrel** - Possible sous aspirine
		Risque élevé	= **Biopsie disco-vertébrale** : **contre-indiquée** sous **anticoagulant** ou **antiagrégant**

ARTHRITE

= Atteinte articulaire inflammatoire : **douleur inflammatoire**, souvent avec **enraidissement matinal**, et **épanchement inflammatoire** avec des **signes locaux ± marqués**, d'une ou plusieurs articulations
- Diagnostic clinique difficile pour les articulations profondes (hanche, épaule) : évoqué par la **douleur** et la **raideur**

Etiologie	**Affection rhumatismale inflammatoire**	Rhumatisme inflammatoire chronique	- **Polyarthrite rhumatoïde** - Spondylarthropathie **: spondylarthrite ankylosante, rhumatisme psoriasique, forme associée aux MICI, arthrite réactionnelle** - **Arthrite juvénile idiopathique**
		Connectivite	**- Maladie de Gougerot-Sjögren, lupus, sclérodermie, myosite...**
		Vascularite	**- Horton, Wegener, Behçet, périartérite noueuse, purpura rhumatoïde**
		Autres	**- Pseudo-polyarthrite rhizomélique** **- Maladie de Still de l'adulte** **- Sarcoïdose** **- Maladie auto-inflammatoire : maladie périodique, fièvre méditerranéenne...** **- Arthrite à corps étranger**
	Infectieuse et post infectieuse	Bactérienne	- Aiguë : **gonocoque, staphylocoque, streptocoque**, **BGN, borréliose**... - Chronique : **tuberculose**... - **Endocardite**
		Virale	**- Hépatite A, B, C, rubéole, parvovirus B19, VIH...**
		Post-infectieuse	**- Rhumatisme post-streptococcique**
	Arthropathie microcristalline		- **Goutte** - **Chondrocalcinose** - **Rhumatisme à apatite**
	Métabolique		- **Hémochromatose**
Caractéristique	Nombres d'atteintes		- **Arthrite septique bactérienne** : presque toujours monoarticulaire - **Polyarthrite rhumatoïde** : presque toujours polyarticulaire - **Goutte** : le plus souvent initialement monoarticulaire, oligo/polyarticulaire dans les formes sévères
	Topographie		- **Polyarthrite rhumatoïde** : bilatérale et symétrique, touchant les doigts, poignets et orteils en respectant les interphalangiennes distales - **Spondylarthrite ou rhumatisme psoriasique** : atteinte asymétrique souvent oligo-articulaire, pouvant toucher les interphalangiennes distales - **Sarcoïdose** (syndrome de Löfgren) : **bi-arthrite des chevilles** isolée ou non
	Fixe/ migrateur		- Arthrite régressive en quelques semaines : **arthrite virale** - Arthrite fixe : **rhumatisme inflammatoire débutant** (polyarthrite rhumatoïde...) - Arthrite aiguë : évoque plutôt une **cause septique** ou **microcristalline**
	Contexte		- **Arthrite septique** : **> 50%** après un **geste intra-articulaire** ou une **effraction cutanée de proximité** - Antécédents familiaux : goutte (dans 1/3 des cas), spondylarthropathie...
	Signes généraux		- Fièvre → toute arthrite (surtout mono-arthrite) fébrile doit être considérée comme septique - **Enthésopathie** (talalgie...) ou **signes rachidiens inflammatoires** : spondylarthropathie
Démarche	- Eliminer en priorité une **arthrite d'origine infectieuse** (urgence diagnostique) - Eliminer un **rhumatisme microcristallin** (traitement spécifique) - Rechercher une **affection rhumatismale inflammatoire sévère** : polyarthrite rhumatoïde, maladie systémique - Eliminer un **rhumatisme paranéoplasique** (très rare) : myosite, fasciite, para-ostéo-arthropathie - Mono-arthrite persistante sans cause identifiée : évoquer une **arthrite à corps étranger** (épine végétale, épine d'oursin)		

RHUMATISME PARANEOPLASIQUE

= **Manifestation rhumatismale sans atteinte tumorale directe ou envahissement synovial ou péri-articulaire osseux métastatique** : complication très rare d'une pathologie néoplasique
- Cause : **adénocarcinome** ++ (**poumon, sein, ovaire, prostate**…), plus rarement **cancer digestif**, **récidive métastatique**, voire **hémopathie** (myéloïde > lymphoïde)
→ A évoquer en cas d'AEG marqué, de point d'appel clinique ou de résistance au traitement médical

<table>
<tr><td rowspan="2">Forme</td><td>Polyarthrite paranéoplasique isolée</td><td>- Polyarthralgie inflammatoire
- Polyarthrite séronégative, généralement non destructrice</td></tr>
<tr><td>Autre</td><td>- Polyarthrite aiguë œdémateuse du sujet âgé (RS3PE)
- Pseudo-polyarthrite rhizomélique</td></tr>
<tr><td>Bilan</td><td colspan="2">- Marqueurs tumoraux : peu sensibles et peu spécifiques
- Scanner thoraco-abdomino-pelvien
- Selon l'orientation : endoscopie digestive, fibroscopie, biopsie ganglionnaire…
- PET-scan en dernière intention</td></tr>
</table>

OSTEONECROSE ASEPTIQUE DE LA TETE FEMORALE

= Nécrose d'une portion plus ou moins volumineuse de la tête fémorale secondaire à des troubles de vascularisation osseuse, entraînant une déformation de l'articulation : pathologie mécanique fréquente de la hanche → risque de coxarthrose 2ndr
- **Primitive** dans 30% des cas
- **Secondaire** :
. **Post-traumatique** : **fracture de la tête ou du col fémoral, luxation de hanche**…
. Médicament : **corticoïdes**
. Toxique : **alcool**
. **Drépanocytose**
. Autres : **maladie des caissons hyperbares, radiothérapie, chimiothérapie, hypertriglycéridémie, lupus, SAPL**…

<table>
<tr><td rowspan="4">Diagnostic</td><td>C</td><td colspan="2">= Début insidieux avec évolution progressive, asymptomatique à la phase initiale :
- Douleur du pli de l'aine, parfois latéralisée : d'apparition progressive ± poussées douloureuses brutales (parfois inaugurale), survenant lors d'activités physiques, prédominante en rotation interne, avec impotence fonctionnelle</td></tr>
<tr><td rowspan="3">PC</td><td>Rx</td><td>- Normale au stade précoce
- Déminéralisation et ostéo-densification de la tête fémorale, puis liseré radio-transparent sous-chondral (aspect « en coquille d'œuf »)
- Perte de la sphéricité de la tête fémorale au stade tardif : aplatissement
- A long terme : coxarthrose secondaire</td></tr>
<tr><td>IRM</td><td>= Utile au diagnostic précoce et pour le dépistage d'une ostéonécrose aseptique controlatérale :
- Liseré de démarcation : bande continue allant d'une corticale à l'autre en hyposignal T1/hypersignal T2
- Double bande (double ligne de Mitchell) : apparition d'une 2nd bande en hyposignal T2
- Zone nécrotique : entre le liseré de démarcation et la lame osseuse sous-chondrale, en hyposignal T2, le plus souvent antéro-supérieure
- Œdème de la zone péri-nécrotique et du col fémoral</td></tr>
<tr><td>Scintigraphie osseuse</td><td>= Alternative à l'IRM : hyperfixation précoce non spécifique</td></tr>
<tr><td rowspan="2">TTT</td><td colspan="3">- Mise en décharge absolue de l'articulation pendant 6 semaines
- Antalgie, AINS</td></tr>
<tr><td>Traitement chirurgical</td><td colspan="2">- Stade précoce (sphéricité de la tête fémorale conservée) : forage du col du fémur sous scopie → rétablit une néo-vascularisation de la tête fémorale et diminue la pression intra-articulaire de la hanche
- Stade avancé (perte de sphéricité de la tête fémorale ou zone de nécrose volumineuse) : arthroplastie totale de hanche</td></tr>
<tr><td>Autre</td><td colspan="3">- Ostéonécrose aseptique de la tête humérale = 2ème localisation la plus fréquente
- Ostéonécrose aseptique du condyle interne du genou : prédominance féminine, chez le sujet âgé > 60 ans, de début généralement brutal à la suite d'un petit traumatisme ou aggravation brutale d'un fond douloureux</td></tr>
</table>

ITEM 304 : TUMEUR OSSEUSE

<table>
<tr><td rowspan="6">Diagnostic</td><td>C</td><td colspan="2">- Douleurs osseuses : - Extension de la tumeur : douleur inflammatoire
- Complication fissuraire ou fracture : douleur mécanique ou mixte
- Tuméfaction osseuse ou des parties molles adjacentes
- Fracture spontanée ou pour une contrainte minime, notamment fractures vertébrales (tassement vertébral)
- Découverte radiologique fortuite : plage d'ostéolyse, d'ostéo-condensation ou mixte
→ Bénigne : évolution lente, douleurs absentes, de rythme mécanique ou purement nocturnes
→ Maligne : douleurs de rythme inflammatoire, intensité croissante, signes de compression nerveuse, AEG</td></tr>
<tr><td rowspan="2">Rx</td><td>En faveur de la bénignité
- Limites nettes
- Tumeur lytique avec liseré condensé périphérique
- Corticale respectée
- Apposition périostée absente ou unilamellaire
- Sans masse des parties molles
- Image unique (sauf exception : ostéochondrome ou enchondrome)</td><td>En faveur de la malignité
- Limites floues
- Ostéolyse mitée/vermoulue
- Corticale rompue ou érodée, amincie
- Appositions périostées spiculées (en « feu d'herbe ») ou pluri-lamellaires (en « bulbe d'oignon »)
- Triangle de Codman (décollement périosté)
- Masses des parties molles
- Images tumorales multiples</td></tr>
<tr><td>Signes de malignité d'une fracture vertébrale</td><td>- Ostéolyse localisée de la corticale ou du spongieux
- Non-visualisation du pédicule de face (vertèbre « borgne »)
- Fracture-tassement asymétrique de la vertèbre de face (hors zone de courbure d'une scoliose)
- Déformation (bombement, convexité) ou rupture du mur postérieur
- Hétérogénéité de la trame osseuse
- Fracture-tassement d'une vertèbre au-dessus de T5</td></tr>
<tr><td>Bio</td><td colspan="2">- Syndrome inflammatoire (VS/CRP) ou hypercalcémie : évocateur de malignité
- En cas d'hypercalcémie : dosage de PTH systématique</td></tr>
<tr><td rowspan="2">PC</td><td colspan="2">- IRM : examen de choix pour le bilan de l'extension locale et le suivi, systématique avant la biopsie
- TDM : précise l'atteinte osseuse (rupture corticale, appositions périostées, type de matrice osseuse), recherche d'envahissement des parties molles, bilan d'extension
- Scintigraphie osseuse-: recherche d'hyperfixations multiples métastatiques
- TEP-TDM : utile en cas d'atteinte métastatique afin de rechercher le primitif</td></tr>
<tr><td>Biopsie tumorale</td><td>= Par v oie percutanée (sous contrôle radiographique ou scannographique) ou chirurgicale
- Selon une voie prédéfinie avec le chirurgien : résection ultérieure en cas de tumeur maligne
- Analyse histologique : examen clé du diagnostic
- Analyse bactériologique à visée diagnostique différentielle (germes banals et mycobactéries)</td></tr>
</table>

TUMEUR OSSEUSE MALIGNE PRIMITIVE

- Rare, touche essentiellement **l'enfant** et **l'adulte jeune**, **50 à 80%** de survie à 5 ans
- **Dissémination par voie hématogène** : 1er site **métastatique pulmonaire**, sans atteinte ganglionnaire
- PEC urgente en centre de référence

Bilan	PC – **Biopsie osseuse**	→ Urgence (< 1 semaine après suspicion diagnostique), en centre référent, après bilan d'extension - Réalisé par le chirurgien qui effectuera l'exérèse chirurgicale - Voie d'abord la plus courte possible, pouvant être réséquée ultérieurement - **Examen anatomopathologique** (type histologique) et **bactériologique** (éliminer une ostéite)
Bilan	→ A réaliser en urgence avant la biopsie osseuse (modifie les images)	
Bilan	Extension locale	- **IRM** (parties molles) et **TDM** (extension osseuse) **avec et sans injection**
Bilan	Extension à distance	- **TDM thoraco-abdomino-pelvien** : recherche de métastase (pulmonaire dans 90% des cas...) - **Scintigraphie osseuse** : caractère fixant de la lésion, autres localisations - **Biopsie ostéomédullaire** en cas de sarcome d'Ewing : recherche d'un envahissement médullaire
Bilan	Stratégie thérapeutique	- **Chimiothérapie néo-adjuvante** systématique : réduction du volume tumoral - **Exérèse chirurgicale de la tumeur** la plus conservatrice possible, emportant les trajets de biopsie → Eviter l'amputation si possible - **Chimiothérapie adjuvante** systématique : identique à la chimiothérapie néo-adjuvante si patient répondeur (**> 95%** de nécrose post-chimiothérapie), ou changement de classe sinon
Spécificités	**Ostéosarcome**	= Rare (2 cas/million d'habitants) : touche plutôt l'adulte jeune, l'adolescent, voire l'enfant, légère prédominance masculine, souvent secondaire à une tumeur osseuse bénigne chez l'adulte - Localisation aux **os long** « près du genou et loin du coude » : extrémité inférieure du fémur, extrémité supérieure ou inférieure du tibia, extrémité supérieure de l'humérus - Touche la **métaphyse** des os long dans la majorité des cas - Présentation : sans AEG ni syndrome inflammatoire (ou rarement si tumeur volumineuse) - Imagerie : lésion ostéolytique, ostéo-condensante ou mixte, réaction périostée en « feu d'herbe » - **Métastase pulmonaire** fréquente
Spécificités	**Sarcome d'Ewing**	= **Cancer neuro-ectodermique** avec présence d'une **translocation t(11;22)** dans les cellules tumorales : rare, touche plutôt l'enfant, l'adolescent, voire l'adulte jeune - Sans localisation préférentielle : peut toucher tout le squelette, au niveau diaphysaire, métaphysaire voire épiphysaire - Manifestation : très douloureux, AEG fréquent, syndrome inflammatoire - Imagerie : lésion ostéolytique, avec réaction périostée en « bulbe d'oignon » - Risque d'**envahissement médullaire** : **biopsie ostéomédullaire** systématique
Spécificités	**Chondro-sarcome**	= Tumeur d'origine cartilagineuse rare (25% des tumeurs osseuses malignes primitives) : touche essentiellement l'adulte > 30 ans, secondaire à une **exostose** ou à un enchondrome - Imagerie : lésion ostéolytique, souvent métaphyso-diaphysaire, avec calcifications intra-tumorales, avec extension aux parties molles adjacentes - Bilan identique à l'ostéosarcome - Traitement uniquement **chirurgical** (chimiorésistant et radio-résistant) → 70% de guérison
Spécificités	**Lymphome osseux primitif**	- Ostéolyse irrégulière et mouchetée, de diagnostic radiologique souvent difficile - TTT : **radiothérapie + chimiothérapie**
Spécificités	**Plasmocytome solitaire**	= Tumeur osseuse maligne la plus fréquente chez l'adulte - Rx : image de lacune plus ou moins soufflée - EPP : pic d'Ig monoclonal sérique - Diagnostic confirmé à la biopsie - **Myélogramme** : absence d'infiltrat plasmocytaire - **Traitement par exérèse chirurgical** ou **radiothérapie** : succès si disparition de l'Ig monoclonal → Evolution vers un **myélome multiple** en 3 ans dans 50% des cas
Spécificités	**Chordome**	- Tumeur de bas grade de malignité, d'évolution lente - Se développe au niveau du squelette axial (sacrum +++) => Signes neurologiques

TUMEUR OSSEUSE BENIGNE		
Métaphysaire	**Fibrome non ossifiant**	= *Cortical defect* : chez l'enfant ou l'adulte jeune, **toujours asymptomatique** - Lésion métaphysaire, corticale, excentrée, cernée d'un liseré de condensation périphérique - **Régresse** (en se calcifiant) avec l'âge
	Ostéo-chondrome (exostose)	- **Tumeur sessile** ou **pédiculée** réalisant une image d'addition, perpendiculaire à la métaphyse et se dirigeant vers la diaphyse, dotée d'une **coiffe cartilagineuse** ± calcifiée, parfois multiples - **Asymptomatique** : évoquer une **dégénérescence sarcomateuse** en cas de douleurs
	Enchondrome	= Tumeur à différenciation cartilagineuse, développée au centre de l'os : le plus souvent des os distaux, parfois multiples - **Ostéolyse** bien limitée, parsemée de **calcifications annulaires** - **Formes rhizoméliques** : les plus susceptibles de dégénérer
	Ostéome ostéoïde	- Siège métaphysaire ou diaphysaire : **cortical**, **médullaire** ou **sous-périosté** - **Douleurs nocturnes**, bien calmée par les AINS, notamment l'aspirine - Image lytique centrale (nidus) ± calcifiée en son centre, entourée d'une sclérose réactionnelle
	Dysplasie fibreuse	- **Tumeur métaphysaire**, habituellement du **col fémoral** ou des **côtes** - Découverte fortuite : image « en verre dépoli » avec condensation périphérique - Recherche d'un syndrome de McCune-Albright - Dégénérescence rare
	Infarctus osseux	= Fréquent dans la région métaphyso-diaphysaire des os long, DD difficile avec l'enchondrome - Liseré périphérique, typiquement continu, à la limite entre tissu mort et vivant
Epiphysaire	**Chondro-blastome bénin**	= **Différenciation cartilagineuse** : image kystique parsemée de calcifications - Destruction progressive de l'épiphyse → traitement par **résection** et **remplacement prothétique**
	Tumeur à cellules géantes	= **Tumeur bénigne**, avec possible destruction de l'épiphyse et envahissement des parties molles, voire **métastases pulmonaires** - Diagnostic différentiel difficile : **tumeur brune** (hyperparathyroïdie primitive évoluée)
Vertébrale	**Hémangiome vertébral**	= Dorsal ou lombaire haut, très rarement cervical : généralement de découverte fortuite - Hémangiome agressif : **compression radiculaire, fracture pathologique** - **Rx** : corps vertébral déminéralisé, travées verticales grossières (plus épaisses que l'ostéoporose) = aspect peigné ou grillagé, sans élargissement de la vertèbre, travées horizontales non épaissies, ou atteinte partielle avec aspect en « rayon de miel » - **TDM** : aspect en pointillé (travées verticales denses en coupe), densité graisseuse (angiome asymptomatique) ou tissulaire hypervascularisé (symptomatique) → Recherche d'extension à l'arc postérieur ou aux parties molles - **IRM** : hyper- ou hyposignal en T1 (selon le degré de graisse), hypersignaux (composants vasculaires) alternant avec des hyposignaux (zones graisseuses)

METASTASE OSSEUSE

= Tumeur osseuse la plus fréquente : 3e localisation métastatique la plus fréquente (après le poumon et le foie)
- Cancer primitif (dans **80%** des cas) : **prostate, poumon, sein, rein** ou **thyroïde** (PPRST)
- Localisations fréquentes : rachis lombaire et thoracique > bassin, côtes, sternum, fémurs, humérus, crâne

Diagnostic	C		- **Douleur osseuse** : intense, d'horaire inflammatoire, non soulagée par le repos ou les antalgiques - **Fracture/tassement vertébral** - **Signes neurologiques** : compression médullaire, syndrome de la queue-de-cheval, compression radiculaire - **Hypercalcémie aiguë** - **Tuméfaction osseuse**
	PC	**Rx osseuse**	- Lésion : - **Condensante pure** : cancer de prostate - **Mixte** : cancer du sein, cancer du poumon - **Lytique pure** : cancer du sein, cancer du rein, cancer de la thyroïde, poumon → Aucun aspect n'est spécifique - **Multiple** dans 80% des cas - **Tassement vertébral** d'aspect malin
		IRM rachidienne	= Systématique en cas de métastase vertébrale : recherche d'**épidurite** → En urgence en cas de compression médullaire ou de syndrome de la queue-de-cheval
		Scintigraphie osseuse	= Recherche d'autres foyers de fixation osseuse → Une scintigraphie normale n'élimine pas le diagnostic de métastase osseuse (métastase uniquement lytique): parfois absente en cas de métastase d'un cancer rénal ou thyroïdien, toujours négative en cas de myélome
		Biopsie osseuse	= Non systématique : réalisée à l'endroit le plus accessible - Indication : . Métastase révélatrice d'un cancer primitif inconnu non retrouvé . Intervalle libre long entre MT et cancer primitif, faisant suspecter un 2nd cancer . Métastase inattendue : cancer connu peu ostéophile
Bilan	Recherche d'un cancer primitif		- RP et mammographie - TDM-TAP - TEP-TDM - Biologie : EPP, bilan Ph-Ca, PSA chez homme. Autres marqueurs tumoraux non systématiques, selon contexte
TTT	TTT étiologique		- Traitement du cancer primitif : **chirurgical, chimiothérapie, radiothérapie, hormonothérapie** - **Exérèse chirurgicale** à but curatif d'une métastase osseuse : à discuter en cas de métastase unique
	TTT sympto-matique	Antalgique	- **Antalgique** de palier adapté : rapidement de palier 3 si besoin - Co-antalgique : **corticothérapie, AINS** - **Radiothérapie locale en flash** - **Cimentoplastie** ou **kyphoplastie** (cimentoplastie après expansion du corps vertébral au ballonnet) : en cas de tassement vertébral ou du cotyle
		Prévention des événements osseux	- Systématique : . **Bisphosphonates** : 1 injection IV/mois . **Dénosumab (Ac anti-RANK ligand)** : 1 injection SC/mois - **Immobilisation par corset** si lésion rachidienne à risque fracturaire - Stabilisation des lésions à risque fracturaire ou de compression : **ostéosynthèse chirurgicale, cimentoplastie percutanée, radiothérapie**
	Tassement		- **Repos** - **Immobilisation par corset** - **Ostéosynthèse chirurgicale, cimentoplastie percutanée**
	Compression médullaire ou de la queue-de-cheval		→ Urgence thérapeutique après confirmation IRM - **Corticothérapie** IV fortes doses - **Repos strict au lit** avec **immobilisation** - **Avis chirurgical** : **laminectomie** en urgence - **Radiothérapie externe** : possible après chirurgie ou si non-indication chirurgicale
	Autres		- **Hypercalcémie maligne** : hyperhydratation, biphosphonates IV - **Fracture pathologique** : avis chirurgical pour ostéosynthèse si risque fracturaire

ITEM 357 : TENDINOPATHIE - BURSOPATHIE

TENDINOPATHIE

- **Tendinopathie** = atteinte du **tendon**, souvent en regard d'une poulie ou au contact d'une irrégularité
- **Ténosynovite** = atteinte primitive de la **gaine synoviale** entourant certains tendons
- **Ténopériostite** = **enthésopathie** = pathologie d'insertion du tendon ou du ligament sur l'os

<table>
<tr><td rowspan="6">Diagnostic</td><td>C</td><td colspan="2">- Geste déclenchant le symptôme : geste répétitif sportif ou professionnel, geste traumatique
- Douleur de rythme mécanique, parfois transformation progressive en rythme mixte
- Triade diagnostique : - Douleur à l'insertion ou sur le trajet tendineux, reproduite à la palpation du tendon
- Douleur à l'étirement passif du tendon
- Douleur à la contraction musculaire contre résistance
→ Les mobilités passives de l'articulation qui ne mobilisent pas le tendon sont strictement indolores
- En cas de signes inflammatoires : rechercher une infection puis une atteinte rhumatismale ou microcristalline
- Rechercher une cause iatrogène : infiltration de corticoïdes, prise de corticoïdes, fluoroquinolone (tendon achiléen +++)</td></tr>
<tr><td rowspan="4">PC</td><td>Rx</td><td>- Vérification de l'intégrité de l'interligne articulaire
- Recherche de tendinopathie calcifiante
- Peut visualiser l'épaississement du tendon ou de sa gaine</td></tr>
<tr><td>Echographie</td><td>- Confirme l'absence de rupture tendineuse
- Recherche un éventuel épanchement dans la gaine du tendon
- Guide l'injection péri-tendineuse de corticoïdes</td></tr>
<tr><td>IRM</td><td>- Confirme l'origine inflammatoire d'une enthésopathie chronique</td></tr>
<tr><td>Bio</td><td>- Recherche d'un syndrome inflammatoire</td></tr>
<tr><td colspan="3"></td></tr>
<tr><td rowspan="2">TTT</td><td colspan="2">Tendinopathie aiguë</td><td>Repos articulaire
- Antalgique + AINS
- Kinésithérapie : traitement physique (cryothérapie, physiothérapie sédative), étirements passifs et reprise progressive de l'activité
- Suppression du facteur déclenchant</td></tr>
<tr><td colspan="2">Tendinopathie chronique</td><td>- Repos articulaire, antalgique, AINS
- Injection péri-tendineuse de corticoïdes : 1 à 3 injection, éviter les dérivés retard
- Kinésithérapie : traitement physique, rééducation
- Immobilisation par orthèse ou attelle dans certains cas
- Traitement chirurgical en cas de gêne fonctionnelle importante malgré le traitement médical</td></tr>
</table>

BURSOPATHIE

Bursopathie = pathologie mécanique, inflammatoire ou infectieuse des **bourses séreuses** : structures facilitant les frottements de l'organisme entre l'os, le tendon, le muscle ou la peau

<table>
<tr><td rowspan="2">Diagnostic</td><td>C</td><td>- Douleur et gonflement en regard de la bourse séreuse (± visible selon la localisation)
- Cause infectieuse : signes d'inflammation locale (rougeur, chaleur), fièvre, frissons, ADP</td></tr>
<tr><td>PC</td><td>- Echographie : utile en cas de doute diagnostique, notamment à l'épaule
- Ponction de bursite avec analyse cytobactériologique : indispensable en cas de fièvre</td></tr>
<tr><td>TTT</td><td colspan="2">- Cause mécanique : repos articulaire, AINS, voire injection de dérivés cortisoniques dans la bourse
- Cause infectieuse : antibiothérapie couvrant le staphylocoque et streptocoque pour une durée de 7 jours
- Cause inflammatoire : selon la pathologie sous-jacente (spondylarthropathie, polyarthrite rhumatoïde, goutte...)</td></tr>
</table>

FORME TOPOGRAPHIQUE		
Epaule	**Tendinopathie simple**	- **Douleur d'épaule** déclenchée par des gestes particuliers, notamment par l'**abduction** ++ - **Déclenchement de la douleur** liée au **conflit sous-acromial** : par **mobilisation active** (accrochage douloureux en abduction) et **passive** (**test de Neer** et **Hawkins**) - **Douleur à la mobilisation contrariée** du tendon atteint - **Echographie** : bilan lésionnel (épanchement de la gaine du tendon) - TTT = **rééducation fonctionnelle** : recentrage dynamique de l'épaule par le renforcement des **muscles abaisseurs et stabilisateurs de l'épaule** afin d'éviter le conflit sous-acromial en abduction
Epaule	**Epaule hyperalgique**	= **Bursite hyperalgique**, compliquant une **tendinopathie calcifiante** (latente asymptomatique, ou à l'origine de douleurs simples de l'épaule) - Examen clinique quasi-impossible : **douleur intense** à toute mobilisation active ou passive - **Fièvre** modérée (< 38°C) possible - Rx : **calcifications** sur une ou plusieurs incidences, souvent bilatérales → Lors d'une crise algique : calcification hétérogène, mal limitée, pouvant migrer dans la bourse sous-acromio-deltoïdienne, voire disparaître - TTT : **antalgique** adaptée (palier 3 si besoin), **AINS**, **injection péri-tendineuse de corticoïdes**
Epaule	**Epaule pseudo-paralytique**	= **Rupture traumatique de la coiffe des rotateurs** : le plus souvent chez un sujet âgé, présentant des lésions tendineuses dégénératives (parfois chez le sujet jeune → urgence chirurgicale) - **Perte de la mobilité active** sans déficit neurologique, avec mobilités passives conservées - **Rupture partielle** (le plus souvent du supra-épineux) ou **complète** (impotence totale) - **Rx** : Diminution de la hauteur acromiohumérale avec ascension de la tête humérale, rupture du cintre glénohumérale, condensation et ostéophytose inférieure de l'acromion jusqu'à l'excentration de la tête humérale avec arthrose scapulohumérale excentrée - TTT : - **Rééducation passive** puis **active** avec **travail isométrique et dynamique** : renforcement des **muscles abaisseurs** (**grand dorsal, grand pectoral**) et **stabilisateurs** de l'épaule - **Réparation chirurgicale** de la coiffe en cas d'échec, après **arthroscanner ou IRM**
Epaule	**Epaule enraidie « gelée »**	= **Rétraction capsulaire de l'épaule** : 2^{ndr} à une **tendinopathie** ou **primitive** (algodystrophie) - **Limitation de l'amplitude articulaire en actif et en passif** - Rx : interligne articulaire glénohumérale normal (≠ omarthrose) - **Arthrographie opaque** (en cas de doute): ↘ capacité articulaire < 8mL, disparition des récessus inférieur et supérieur - TTT : **rééducation indolente**, **capsulo-distension d'épaule** couplée à l'arthrographie
Cheville	**Tendinopathie d'Achille**	= **Tendinopathie calcanéenne** : surtout observée chez les coureurs de fond - **Douleur postérieur de cheville**, dans le corps du tendon, provoquée à l'étirement passif du tendon lors de la dorsiflexion de la cheville et par la contraction contre résistance du triceps sural - **Palpation de nodules** dans les corps du tendon (en cas d'atteinte chronique) - **Test de Thompson** négatif (≠ rupture tendineuse) : en cas de rupture, la pression du mollet n'entraîne plus la flexion plantaire de la cheville - **Echographie** : confirmation diagnostique, type de tendinopathie, élimine une rupture tendineuse - TTT : **repos articulaire, talonnettes de surélévation** (soulage le complexe suro-calcanéo-plantaire)
Cheville	**Bursite rétro-calcanéenne**	= **Bursite pré-achilléenne** (entre le calcanéum et l'insertion du tendon achilléen) : d'origine mécanique = **maladie de Haglund** (conflit avec le coin postéro-supérieur du calcanéum) ou inflammatoire = **enthésopathie** (**spondylarthropathie**) - **Rx** : forme du calcanéum, recherche d'érosions à l'insertion du tendon (atteinte inflammatoire) - **Echographie/IRM** : épanchement inflammatoire de la bourse - TTT : **rééducation, infiltration radio-** ou **écho-guidée dans la bourse**

Genou	**Tendinopathie quadricipitale ou rotulienne**	= **Atteinte ab-articulaire de l'appareil extenseur du genou** : chez le sujet jeune et sportif - Réveil douloureux à la pression du pôle supérieur de la rotule (**tendinopathie quadricipitale**) ou de la rotule (**tendinopathie rotulienne**) et à l'extension contrariée du membre inférieur
	Tendinopathie de la patte d'oie	= **Tendinopathie des ischio-jambiers** : - Douleur à la face antéro-interne du tibia, en dessous de l'interligne articulaire - Reproduite à la flexion contrariée du genou - TTT : **repos articulaire, infiltration**
	Tendinopathie du tenseur du fascia lata	= **Syndrome de la bandelette ilio-tibiale** : chez les sportifs (coureurs) - Douleur du bord latéral du genou déclenchée à l'effort - Favorisée par le frottement du tenseur du fascia lata sur le condyle externe du genou lors de l'extension du genou = reproduite à un moment précis de l'extension : **signe de l'essuie-glace**
	Bursite pré-rotulienne (hygroma)	- Gonflement extra-articulaire du genou : **tuméfaction rénitente**, **douloureuse**, souvent d'allure inflammatoire, située en avant de la rotule, sans choc rotulien - **Ponction** : recherche d'une cause infectieuse

Manœuvre		Position anatomique	Manœuvre
Yocum	Conflit sous-acromial	Main à plat sur l'épaule opposée saine ; coude fléchi à 90°	Le malade décolle son coude du thorax contre résistance
Neer	Conflit sous-acromial	L'examinateur bloque la scapula par un appui sur le moignon de l'épaule	Elévation passive du membre supérieur en rotation interne et antépulsion
Hawkins	Conflit sous-acromial	Rotation interne avec épaule à 90° d'antépulsion, avant-bras fléchi à 90°	Rotation interne passive
Jobe	Supra-épineux	Bras à 90° d'abduction dans le plan scapulaire ; rotation interne (pouce vers le bas)	Abduction contre résistance
Patte	Infra-épineux	Bras à 90° d'élévation dans le plan scapulaire, avant-bras fléchi à 90°	Rotation externe contre résistance
Gerber	Subscapulaire	Rotation interne mains dans le dos	Rotation interne contre résistance
Palm up test	Long biceps	Bras à 90° d'antépulsion en rotation externe	Flexion coude/antépulsion épaule contre résistance

ITEM 329 : CICATRISATION

Cicatrisation = ensemble des phénomènes de réparation aboutissant à la fermeture d'une solution de continuité tissulaire

Etapes	**Phase inflammatoire**	= **2 à 4 jours** : formation du **caillot** et migration des **cellules inflammatoires** - **Etape vasculaire** : adhésion et activation des plaquettes → formation du **caillot hémostatique** et libération des facteurs de croissance - **Etape inflammatoire** : - Migration des **PNN** et des **monocytes** : détersion de la plaie par libération d'enzymes protéolytique - Migration des **fibroblastes** et des **kératinocytes** sous l'action des cytokines pro-inflammatoires
Etapes	**Réparation tissulaire**	= **10 à 15 jours** : - Formation du **tissu de granulation** : prolifération des **fibroblastes** et synthèse d'une nouvelle **matrice extracellulaire** + **angiogenèse** (néo-réseau vasculaire indifférencié dès J5 = **bourgeon charnu**) + **contraction progressive** de la plaie (jusqu'à J21) - **Epithélialisation** par migration des **kératinocytes** - Colonisation secondaire par des **mélanocytes**
Etapes	**Maturation et remodelage**	= Acquisition d'une **résistance mécanique** par remodelage de la matrice extracellulaire : ↘ du tissu de granulation, ↗ de la structure collagénique et organisation du réseau vasculaire - Résistance mécanique = 15% de la normale à J21, 80% à J45 → maturation **jusqu'à 2 ans**
Terrain	Adulte	= Cicatrisation spontanée, dans des délais variables selon la profondeur et les pertes de substance - **Caractère inflammatoire** jusqu'au **3ème mois** - **Aspect définitif** à **1 an**, puis atténuation progressive
Terrain	Enfant	- Meilleur pouvoir de régénération du revêtement cutané - Risque accru de **cicatrice hypertrophique** ou **rétractile**
Terrain	Personne âgé	- Cicatrisation lente et souvent difficile - **Rétraction** rare, voire inexistante (du fait de l'excès de peau)

SUTURE

= Affrontement de l'épiderme et du derme des 2 berges de la plaie

Indication		- Plaie propre (non souillée : salive, selles, terre...) - Berges non contuses (parage préalable) - Plaie bien vascularisée - Délai < 6 heures (contamination au-delà)
Technique		- **Parage** de la plaie si berges contuses - **Antisepsie** ou **détersion** par brossage de la plaie - **Fermeture en plusieurs plans** avec une structure anatomique résistante (aponévrose, fascia, derme) par des points séparés si besoin - **Suture épidermique** - **Ablation des points épidermiques** : - Au **visage** = à **J5-J7** - A la **main** = à **J15** - Au **membre** = à **J21** → La cicatrice doit être blanche, plane, souple, élastique, indolore et fine
Complication	**Infection de la plaie**	= Favorisé par : - Parage et/ou une détersion imparfaite - Nécrose cutanée - Affrontement imparfait des berges - Réaction inflammatoire **: fil résorbable** Monocryl® ou **non synthétique** (soie...)
Complication	**Nécrose cutanée**	= Favorisé par : - Suture trop serrée - Toute tension non contrôlée par une suture profonde ou un procédé plastique (décollement, lambeau...)

<table>
<tr><th colspan="4">CICATRISATION SECONDAIRE</th></tr>
<tr><td colspan="4">= Plaie laissée en cicatrisation dirigée</td></tr>
<tr><td>Indication</td><td colspan="3">- Plaie septique ou délai > 6 heures
- Plaie souillée : CE non résécable (tatouage au bitume)
- Plaie dilacérée non suturable ou parage extensif impossible
- Perte de substance trop importante ne permettant pas une suture directe
- Plaie associée à des troubles trophiques : ulcère veineux des jambes, fragilité cutanée…</td></tr>
<tr><td rowspan="3">Technique</td><td colspan="2">**Phase de détersion**</td><td>- **Détersion mécanique** : brossage et excision au bistouri des tissus nécrosés
- **Détersion enzymatique** : pommade d'enzymes protéolytiques</td></tr>
<tr><td colspan="2">**Phase de bourgeonnement**</td><td>- **Pansement adapté** : - A la quantité d'exsudat : **pansement absorbant** si besoin
- A la qualité du bourgeon : - **Corticoïdes locaux** si hypertrophique
- **Avivement** si bourgeon atone
- A la propreté du bourgeon : **pansement absorbant** si besoin
- **Nettoyage des plaies bourgeonnantes à l'eau** (stérile ou non) ± au **savon neutre**
→ **Antiseptique** seulement en cas de bourgeon infecté</td></tr>
<tr><td colspan="2">**Phase d'épithélialisation**</td><td>= Réparation épithéliale : **centrifuge** en cas de persistance d'éléments dermiques et de glandes annexes, ou **centripète** sinon
- **Pansement occlusif** ou **semi-occlusif**</td></tr>
<tr><td rowspan="9">Pansement</td><td colspan="3">→ Objectif : maintien d'un **milieu humide** favorisant une bonne ré-épithélialisation</td></tr>
<tr><td colspan="2">Plaie sèche</td><td>- **Hydrogel** (gel composé à > 50% d'eau) : hydratation de la plaie</td></tr>
<tr><td colspan="2">Plaie non exsudative</td><td>- **Pansement gras** : **vaseliné** (tulle gras), adhérant à la plaie
- **Interface** (polymère) : moins adhérant que le tulle gras</td></tr>
<tr><td colspan="2">Pansement absorbant</td><td>- Plaie peu exsudative : - **Hydrocolloïde** (polymère absorbant) : absorption modérée, lente
- **Hydrocellulaire** (polymère absorbant) : absorption plus forte
- Plaie très exsudative : - **Alginate** (dérivé d'algue) : + propriétés hémostatiques
- **Hydrofibre** (fibres de carboxyméthylcellulose CMC)</td></tr>
<tr><td colspan="2">Pansement imbibé</td><td>- **Pansement au charbon actif** : en cas de plaie malodorante
- **Pansement à l'argent** : à visée antibactérienne
- **Corticoïdes** : en cas de bourgeon hypertrophique
- **Antiseptique**
- **Antalgique (AINS)**</td></tr>
<tr><td colspan="2">Stratégie non séquentielle</td><td>- **Hydrocolloïde** durant toutes les phases</td></tr>
<tr><td rowspan="3">Stratégie séquentielle</td><td>En phase de détersion</td><td>- **Hydrogel** si plaie sèche
- **Alginate** ou **hydrofibre** si plaie très exsudative
- **Hydrocolloïde** si début de bourgeonnement</td></tr>
<tr><td>En phase de bourgeonnement</td><td>- **Hydrocolloïde**
- **Interface**
- **Hydrocellulaire**</td></tr>
<tr><td>En phase d'épidermisation</td><td>- **Hydrocolloïde**
- **Interface**</td></tr>
<tr><td>Evolution</td><td colspan="3">- Aboutit souvent à des cicatrices inesthétiques, élargies
- Risque de **trouble fonctionnel** : bride en regard d'une articulation…</td></tr>
</table>

CICATRISATION PATHOLOGIQUE

Pathologie	**Retard de cicatrisation**	Facteurs intrinsèques	- Traumatisme violent : **perte de substance** importante - **Traumatisme répété** par hypoesthésie locale (mal perforant plantaire...) - Plaie **contuse** ou **nécrotique**, **œdème péri-lésionnel, décollement important** - Plaie **déshydratée** - Plaie **infectée** (corps étrangers) - Plaie **eczématisée** (baume du Pérou...), **abus d'antiseptique** (toxicité tissulaire) - Tissu **mal vascularisé** : face antéro-médiale des jambes, insuffisance artérielle... - Autres : tissus irradiés, lésion néoplasique...
		Facteurs extrinsèques	- **Déficit nutritionnel** - **Age avancé** (ralentit toute les étapes de la cicatrisation) - Comorbidité : **diabète**, **immunosuppression**, **chimiothérapie**, **anti-inflammatoire** - **Maladie congénitale du tissu conjonctif** (Ehlers-Danlos, Marfan...)
	Cicatrisation hypertrophique		= **Cicatrice inflammatoire, épaissie, de couleur rougeâtre** ± possible **prurit** et/ou **douleurs** - FdR : enfant, cicatrice sous tension cutanée - Evolution : **résolution spontanée en 6 à 18 mois** avec séquelles esthétiques modérées
	Cicatrice chéloïde		= **Activité fibroblastique excessive** avec production anormale de fibre de collagènes - Aspect initial de **cicatrice hypertrophique**, mais **sans régression spontanée** - A terme : aspect de **masse régulière,** parfois **polylobée,** d'une **dureté ligneuse** - Apparition d'emblée ou secondairement sur une cicatrice ancienne - FdR : - Enfant ou sujet < 30 ans - Sujet de race noire ou asiatique - Localisation particulière : lobe de l'oreille, épaule, région pré-sternale... - Evolution : diminution des signes inflammatoires en plusieurs années, sans régression spontanée
	Cicatrice rétractile		= **Rétraction cutanée** dans l'axe de la cicatrice - FdR : - Enfant - Cicatrisation dirigée de perte de substance profonde - Cicatrice perpendiculaire aux plis de flexion ou aux lignes de tension cutanée - Evolution : aucune régression spontanée
	Cicatrice dyschromique		= **Hypo-** ou **hyperpigmentation** - FdR : - Perte de substance cutanée superficielle : dermabrasion, *peeling* - Exposition solaire - Evolution : aucune régression spontanée
TTT	Cicatrice normale		- **Massage** systématique par le patient pendant 1 à 3 mois - **Exposition solaire** proscrite pendant 6 mois
	Cicatrice hypertrophique		- **Pressothérapie** : compression par **bandes élastiques** ou **vêtements élastiques** (porté la nuit) - **Port de plaque de silicone** au contact de la cicatrice → Soins pendant 3 mois, voire plus longtemps en cas d'aspect hypertrophique persistant
	Cicatrice chéloïde		- 1ère intention : **traitement de cicatrice hypertrophique** - **Infiltration locale intra-cicatricielle de corticoïdes** - **TTT chirurgical : résection intra-chéloïdienne** (en laissant une mince marge de chéloïde) → Le principal risque évolutif est la **récidive**
	Cicatrice rétractile		- En cas de perte de substance importante : **greffe de peau totale** ou **lambeau** - En cas de cicatrice mal orientée : **plastie locale** modifiant l'orientation des cicatrices (en Z...)

ITEM 329 : PLAIE DE LA MAIN ET DES PARTIES MOLLES

PLAIE DES PARTIES MOLLES

Aux urgences		- Antalgie adaptée - Lavage au serum physiologique, brossage des souillures, antisepsie, et pansement occlusif - Rechercher le mécanisme, l'heure de survenue, le côté dominant si atteinte de membre - Évaluer le terrain : Facteurs de risque infectieux (diabète, immunosuppression) ; allergies ; vaccin tétanique (sérothérapie si besoin), anticoagulant et autre traitements en cours. - Constantes, état hémodynamique - Localement : souillures, perte de substances, complications de type ischémique ou neurologique
Selon la localisation	Tête et cou	- Éliminer une atteinte motrice des nerfs V et VII - En cas d'atteinte céphalique, vérifier : - Les voies lacrymales - Les conduits des glandes salivaires (en premier le canal Sténon qui a un long trajet jugal ++) - Le retentissement oculaire - En cas d'atteinte du cuir chevelu : vérifier l'absence de fracture (très vascularisé, donc risque de saignement ++) - Suture directe recommandé jusqu'à 24H après l'évènement - Ablation des fils plus précoce à J7
	Membres	- Examiner la sensibilité et la motricité - Vérifier les éléments myo-tendineux en mobilisant les articulations - La fermeture des fascias, constitue un risque de syndrome des lésions – NON recommandé - Si plaie au voisinage d'une articulation, éliminer une atteinte articulaire - Consultation de contrôle à J14 avec ablation des fils
	Plaie thoracique	- Si instabilité hémodynamique, drainage de l'hémi thorax Retrait d'un object contendant au bloc ++ sur un malade préparé (risque de décompenser une plaie sèche d'un gros vaisseau)
	Plaie abdominale	- En cas de lésions d'organes creux les signes de gravité peuvent être initialement absents - Échographie ou TDM AP pour explorer le caractère pénétrant d'une plaie
	Plaie périnéale	- TDM AP systématique (ne pas méconnaitre une plaie ano- ou uro-génitale) - Rectoscopie en cas de plaie rectale - Exploration chirurgicale systématique en cas d'atteinte des OGE

PLAIE DE LA MAIN

Plaie de la main = traumatismes de la main avec effraction cutanée : incidence élevée = **500 000 cas/an**

- **Plaie nette** : - **Simple** : plaie franche, sans perte de substance, liée à des instruments tranchants (couteau, verre...)
  - **Complexe** : avec perte de substance tégumentaire et lésions multiples du squelette, des pédicules vasculo-nerveux et/ou de l'appareil musculo-tendineux
- **Plaie contuse** (le plus souvent complexe) : notion d'**écrasement** et/ou **dilacération** (par courroie, appareil rotatif, rouleau...) avec arrachement des parties molles et décollements étendus → risque de **nécrose secondaire** élevé
- **Amputation** (généralement par scie industrielle) : unique ou multiple du pouce, des doigts ou de la main
- Circonstances de survenue : **accident du travail ++** (1/3 des accidents du travail), **accident ménager, loisir**...

Anatomie	Face palmaire	**Eminence thénar (externe)**	- **4 plans musculaires** (superficie vers profondeur) : court abducteur du pouce, opposant du pouce et faisceau superficiel du court fléchisseur du pouce, faisceau profond du court fléchisseur du pouce et adducteur du pouce - Rameau thénarien du **nerf médian** : opposition du pouce
		Loge moyenne	- Plan vasculo-nerveux superficiel : **nerf médian** et **nerf ulnaire** - Plan tendineux : tendons du **fléchisseur commun superficiel et profond**, **lombricaux**
		Eminence hypothénar	- Eléments musculaires : **adducteur, court fléchisseur** et **opposant du 5ème doigt** - Eléments vasculo-nerveux : branche profonde motrice du **nerf ulnaire**

		Anatomie digitale		- **Plan tendineux** : - Tendon du **fléchisseur commun superficiel**, divisé en 2 languettes divergentes fixées aux bords latéraux de P2 - Tendon du **fléchisseur commun profond** fixé à la base antérieure de P3 - **Nerfs collatéraux palmaires sensitifs** (sensibilité d'une hémi-pulpe) : du nerf médian (pouce, 1er, 2nd et 3ème espaces) et du nerf ulnaire (4ème espace et 5ème doigt) - **Artères collatérales**, distribuées à partir des arcades palmaires superficielles et profondes
	Face dorsale			- Aucun panicule adipeux protecteur : lésion fréquente de l'articulation et de l'appareil extenseur - Plan sus-aponévrotique : **système veineux superficiel**, branche cutanée dorsale du **nerf ulnaire** et branche antérieure sensitive du **nerf radial** - Plan tendineux sous-aponévrotique : **tendon des muscles extenseurs de la main et des doigts**
	Face dorsale	Anatomie digitale		- **Tendons extenseurs commun des doigts** et **extenseur propre de l'index et de D5** : se terminent sur la base de P1, la base de P2 et la base de P3 par 2 languettes latérales - **Nerfs collatéraux dorsaux**
Bilan lésionnel	*1er bilan*			= Avant toute anesthésie et toute pose de garrot : examen méthodique, consigné par écrit avec schéma daté - Horaire et circonstance du traumatisme, position des doigts et de la main, terrain (main dominante, profession) - **Nature de l'agent vulnérant** - **Degré de contamination** : majeur après **morsure animale** ou **plaie végétale** → contre-indique toute suture
Bilan lésionnel	*1er bilan*	Lésion cutanée		- Siège des lésions (palmaire, commissurale ou dorsale) et degré de contamination - Lésion associée : **brûlure, lésion unguéale** (hématome sous-unguéal, avulsion, plaie de la matrice)
Bilan lésionnel	*1er bilan*	Lésion des tendons extenseurs		= Lésions tendineuses les plus fréquentes → toute plaie de la face dorsale de la main ou des doigts est une lésion de l'appareil extenseur jusqu'à preuve du contraire - **Perte de l'effet ténodèse du poignet** (flexion du poignet → extension des doigts)
Bilan lésionnel	*1er bilan*	Lésion des tendons extenseurs	**Dos de la main et des MCP**	= Lésion des **tendons de l'extenseur commun des doigts** : - **Chute du doigt** par flexion de la MCP - **Déficit d'extension active de la MCP**, sans déficit d'extension de l'IPD et de l'IPP (extension active par les **muscles interosseux**)
Bilan lésionnel	*1er bilan*	Lésion des tendons extenseurs	**IPP des doigts longs**	= Lésion de la **bandelette médiane du tendon extenseur** - **Déficit d'extension active de l'IPP** (rare) - Apparition progressive en quelques semaines d'un aspect typique en **boutonnière** par **flexion de l'IPP** et **extension active de l'IPD**
Bilan lésionnel	*1er bilan*	Lésion des tendons extenseurs	**IPD des doigts longs**	= Lésion du **tendon terminal de l'extenseur** - Aspect typique en *mallet-finger* (maillet) : **déficit d'extension avec flexion de l'IPD** - Evolution vers un aspect en **col-de-cygne**: flexion de l'IPD avec hyperextension de l'IPP
Bilan lésionnel	*1er bilan*	Lésion des tendons extenseurs	**IP du pouce**	= Lésion du **long extenseur du pouce** : déficit de la rétropulsion active et de l'hyperextension active
Bilan lésionnel	*1er bilan*	Lésion des tendons fléchisseurs		= Plaie de la face palmaire de la main et des doigts - **Perte de l'effet ténodèse du poignet** (extension du poignet → flexion des doigts) - **Fléchisseur commun superficiel = flexion impossible de l'IPP** : MCP maintenue en extension et suppression de l'effet du fléchisseur commun profond par maintien des autres doigts en extension → Parfois normal au niveau de l'index (le fléchisseur commun profond reste autonome) - **Fléchisseur commun profond = flexion impossible de l'IPD** : IPP et le MCP maintenus en extension - **FCP + FCS = flexion impossible de l'IPP et de l'IPD** avec doigt en extension - **Long fléchisseur du pouce =** flexion active impossible de l'IP, avec MCP maintenu en extension
Bilan lésionnel	*1er bilan*	Lésions nerveuses	**Sensibilité**	- **Sensibilité au tact** et **sensibilité discriminative (**= étude de la discrimination de 2 points par le **test de Weber** : normalement à 2-4 mm)
Bilan lésionnel	*1er bilan*	Lésions nerveuses	**Rameau thénarien du nerf médian**	= **Antépulsion-opposition du pouce** - Palpation de la contraction du **muscle opposant du pouce** au mouvement d'opposition pouce-D5

		Branche motrice profonde du nerf ulnaire	= **Adducteur du pouce et de D5** + **muscles interosseux** - **Signe de Wartenberg** : abduction permanente de D5 - **Signe de Froment** : flexion compensatrice de l'IP du pouce (par affaiblissement du muscle adducteur du pouce) dans les efforts de serrage pouce-index - Etude des muscles hypothénariens : **adduction de D5** - **Testing des muscles interosseux** : écartement/rapprochement des doigts, force de préhension, *cross finger* test
			→ Le **nerf radial** n'innerve aucun muscle intrinsèque de la main
		Lésions vasculaires	- **Chaleur, temps de recoloration distale** et **pouls capillaire** de chaque doigt, **saturation SpO_2** - **Collapsus pulpaire** : absence de réexpansion de la pulpe pincée si le doigt est dévascularisé
		Musculaires	= **Loges musculaires thénarienne** et **hypothénarienne**
		Lésions ostéo-articulaires	- **Déformation osseuse** → Toute plaie dorsale en regard d'une articulation est une plaie articulaire jusqu'à preuve du contraire : risque d'**inoculation septique** (de mauvais pronostic)
		PC	- Bilan lésionnel systématique : **Rx standard** face + profil devant toute plaie de la main
	Bilan chirurgical		→ Toute plaie de la main difficilement explorable au box des urgences et non superficielle (dépassant le derme) doit être vu au bloc opératoire - Sous AG, avec garrot pneumatique : **brossage de la plaie** et **lavage abondant, exploration chirurgicale plan par plan, aseptisation de la plaie** (débridement et parage) ± **révision de parage** à 48h
TTT	PEC pré-hospitalière	Protéger la main blessée	- **Retrait des bagues et bracelets** (striction rapide si œdème) - Contrôle d'une hémorragie par **pansement compressif** non constrictif - **Pansement épais** avec compresse stérile ou linge propre
		En cas d'amputation	- **Récupération du segment amputé** et de tout fragment détaché - **Lavage à l'eau** et **séchage** de l'ensemble des tissus - Placer le segment amputé dans un sac en plastique contenant de la glace (proscrire tout contact direct entre segment amputé et glace)
	Mise en condition		- **Lavage de la plaie au sérum physiologique** et **ablation des corps étrangers, pansement stérile** - **SAT-VAT ± *quick-test* tétanos**
	TTT chirurgical		- 3 temps chirurgicaux : **débridement de la plaie, exploration** puis **réparation** - Dans l'ordre : - Stabilisation du squelette : **ostéosynthèse** des foyers de fracture - TTT des lésions vasculaires = **réparation microchirurgicale par suture directe** → urgence - TTT des lésions tendineuses = **suture tendineuse directe** ou **greffe 2^{ndr}** → urgence relative, suivie d'une **immobilisation passive par orthèse** pendant 6 semaines - Réparation des lésions nerveuses = **suture directe** ou **greffe 2^{ndr}** → urgence relative - Réparation cutanée : **geste de couverture cutanée** - En cas d'amputation : **réimplantation microchirurgicale** en centre spécialisée
	Mesures associés		- **Rééducation précoce** par mobilisation protégée - Confection à J2 d'une **orthèse** pendant 6 semaines en position de fonction - **Antibiothérapie courte (48h)** par **Augmentin®** = non systématique, indiquée selon les FdR : délai de prise en charge important, contamination, corps étranger, morsures, ischémie locale, immunodépression, diabète, âges extrêmes, fracture ouverte, exposition articulaire/tendineuse

ITEM 344 : INFECTION AIGUË DES PARTIES MOLLES

PANARIS

Panaris = infection des parties molles superficielles d'un doigt (tissu cutané et sous-cutané)
- Germe : ***S. aureus*** ++ (70%), **entérobactérie** (20%, *E. coli* ou autres BGN), **streptocoque avec une atteinte rapidement nécrotique** (10%)
- Mode de contamination : - **Atteinte traumatique** dans 90% des cas : écharde, manucure, piqûre, plaie
  - **Atteinte cutanée** : **périonyxis,** rarement **eczéma**
- FdR : diabète, immunodépression (éthylisme chronique, corticoïdes, AINS), facteur contaminant
- Evolution naturelle : stade d'invasion → stade inflammatoire (= phlegmasique) → stade collecté, stade compliqué

Diagnostic	C	**Stade d'invasion**	- Asymptomatique
		Stade phlegmasique	- **Douleur digitale NON pulsatile** : modérée, diurne - **Lésion à limites floues** - Signes d'inflammation locale : **œdème, rougeur, chaleur** → Absence de signes généraux (apyrexie)
		Stade collecté	- **Douleur digitale :** intense, pulsatile, insomniante - **Lésion localisée** avec **petite masse rénitente** - **Signes inflammatoires locaux** - Signe d'inflammation générale : **fièvre**, **ADP épitrochléennes, lymphangite**
		Stade compliqué	**- Fistulisation** **- Phlegmon** **- Cellulite** **- Nécrose tendineuse** **- Ostéite** **- Arthrite** **- Adénite (épitrochléenne et axillaire)** **- Bactériémie**
		Complication tardive	**- Dystrophie unguéale** **- Raideur, séquelle fonctionnelle** **- Récidive**
	PC		→ Diagnostic uniquement clinique au stade phlegmasique - Stade collecté/compliqué : - **Rx standard** : recherche d'ostéite, corps étranger - Bilan biologique minimal : **NFS, CRP, glycémie à jeun** - **Bilan pré-chirurgical** si besoin
Formes cliniques	**Panaris cutané**		- **Panaris péri-unguéaux (périonyxis)** et **sous-unguéaux** (les plus fréquents) : collection à côté ou sous l'ongle - **Panaris pulpaire :** « en bouton de chemise », à point de départ cutané, communicant avec les espaces sous-cutanés - **Panaris antracoïde** : furoncle d'un poil digital
	Panaris sous-cutané ou cellulite		= **Pulpaire, palmaire** ou **dorsal** : diffusion plus facile vers les espaces profonds - Risque augmenté de complication graves (ostéite, phlegmon, cellulite…)
TTT	Médical		→ En 1ère intention au stade phlegmasique : en ambulatoire - **Pansements** et **bains d'antiseptique pluriquotidiens** (3/jour) type **hexamidine, chlorhexidine, Bétadine®** → Eviter les **bains de Dakin® :** risque de brûlure cutanée avec surinfection +/- **Antibiothérapie orale pendant 48H** *(selon le terrain ++)* - **Si le panaris est sous cutané** : immobilisation en position intrinsèque (flexion des articulations MCP et extension des IPP pour diminuer la part de l'inflammation mécanique) - **Contrôle** systématique **à 48h**
	Chirurgical		→ Au stade collecté, compliqué ou en cas d'échec du traitement médical à 48h - **TTT chirurgical** au bloc, à jeun ± en urgence si stade compliqué : **excision des tissus nécrosés**, **ablation de corps étranger**, **prélèvements** pour examen bactériologique, **lavage abondant**, **sans fermeture cutanée** **± Résection d'une partir ou de la totalité de la tablette unguéale** si panaris sous-unguéal - **Cicatrisation dirigée** pendant **2 à 3 semaines** - **Immobilisation** en position fonctionnelle **- Antibiothérapie probabiliste =** non systématique, à discuter selon le patient les signes régionaux et généraux : **oxacilline, Augmentin®** ou **pristinamycine**

	Mesures associées	- **Traitement de la porte d'entrée** - **SAT-VAT** - **Antalgique** - **Arrêt de travail** si professionnel de la restauration - **Auto-rééducation** : lutte contre l'enraidissement par mobilisation des doigts dès 24h
Cas particuliers	Panaris herpétique	- **2 à 14 jours** après contact ou exposition - La phalange **distale** est le plus souvent touchée (zones du toucher) - Panaris **douloureux** avec des vésicules qui apparaissent tardivement (J14) - Les vésicules s'ulcèrent et peuvent donner des signes généraux (fièvre, lymphadénite, et AEG) - Confirmation diagnostique par prélèvement local du liquide vésiculaire - Résolution spontanée en 7 à 10 jours - Traitement par **acyclovir** ++ (la chirurgie est à l'origine d'extension)
	Panaris anthracoïde	- Infection toujours dorsale autour d'un follicule pileux -> Furoncle - Excision obligatoire dans le but d'évacuer les tissus nécrotiques
	Panaris abâtardi par les ATB	- Évolution **torpide** avec des signes cliniques amoindris - **Placard inflammatoire** mal limité +/- suppuration traînante - Sont possibles : destruction unguéale, transformation en phlegmon - A la radiographie : +/- **destruction osseuse**
	Panaris après morsure	- Contexte : morsure aniamale ou donneur de coup de poing (plaie de la MCP) - **Urgence chirurgicale** : excision de la porte d'entrée - **Antibiothérapie** associée type cyclines (doit couvrir les germes intra-cellulaire)

ABCES

Abcès = suppuration collectée dans une **cavité néoformée**
- **Douleur localisée** avec **masse rénitente**
- Signes d'inflammation locale : **œdème, rougeur, chaleur**
- **Signes généraux** discrets, selon l'ampleur de l'infection

→ Evolution spontanée en 4 phases :
- **Début** de J1 à J3
- **Collection** de J3 à J5 : signes locaux maximaux, apparition des signes généraux
- **Fistulisation** de J5 à J8 : ulcération de la tuméfaction, évacuation de pus → amélioration de l'état général
- **Cicatrisation** : fermeture de l'ulcération, laissant une cicatrice

Abcès sous cutané	- Extension d'une infection de voisinage avec cloisonnement - Ponction possible - Traitement chirurgical : incision et drainage chirurgical avec prélèvement per-op et antibiothérapie
Abcès de la main ou infection des espaces profonds	- Localisation : face dorsale en sous aponévrotique, dans les éminences thénar, hypothénar et médio-palmaire et interdigitaux - Extension d'une infection de voisinage - Diagnostic différentiel : abcès sous cutané - Échographie : confirme le diagnostic et la localisation - Traitement chirurgical avec excision - Antibiothérapie après prélèvement per-op
Panaris pulpaire (ou abcès pulpaire)	- Abcès dans l'espace creux de la pulpe délimitée par de fines cloisons reliant la peau pulpaire à la phalange distale - Porte d'entrée : traumatisme pénétrant le plus souvent - Tableau : Douleur pulsatile avec pulpe inflammatoire - Évolution par extension et nécrose de la peau pulpaire - Prise en charge chirurgicale par incision en zig zag (de Bruner ou Hémibruner).

PHLEGMON DES GAINES DES FLECHISSEURS

= **Ténosynovite** : infection d'une ou plusieurs gaines des tendons des fléchisseurs
- **Gaine des tendons fléchisseurs des 3 doigts médians** : étendue de la base de P3 au pli de flexion palmaire inférieur du doigt
- **Gaine du pouce** et **du 5ème doigt** : hypertrophie proximale du cul-de-sac proximal, formant les **gaines digito-carpiennes ulnaire et radiale**, communicantes entre elle dans **50 à 80% des cas** (→ phlegmon à bascule)
- Germes : ***S. aureus*** ++ (70% des cas), **streptocoque A** (20%), **entérobactérie** (*E. coli*, autres BGN)
- Mode de contamination :
  - **Inoculation directe/primitive** : morsure, plaie pénétrante, iatrogène... → d'évolution rapide
  - 2^{ndr} par extension d'un foyer septique local : **panaris, cellulite**
- FdR : diabète, immunodépression (éthylisme chronique, corticoïdes, AINS), facteur contaminant

Diagnostic	C		- **Signes de Kanavel** : œdème + doigt en flexion + douleur à la mise en extension + douleur à la palpation du trajet de la gaine - Classification de Michon modifiée par Sokolov
		Stade I Inflammatoire	- **Douleur digitale** sur le trajet des gaines **:** modérée à intense - Signes **d'inflammation locale** : **œdème, rougeur, chaleur** - **Douleur à la palpation du cul-de-sac proximal de la gaine** et **à l'extension des doigts**
		Stade II Purulent	**= Stade IIA (localisé)** ou **IIB (sur toute la longueur de la gaine)** **- Douleur :** intense, pulsatile, insomniante et à la palpation du cul-de-sac proximal de la gaine - Signes **d'inflammation locale** - Signes **d'inflammation régionaux et généraux** : **fièvre**, **ADP épithrochléenne**, **lymphangite** - **Attitude en pronation, en crochet irréductible**
		Stade III Nécrosant	- **Douleur :** intense, pulsatile, insomniante et à la palpation du cul-de-sac proximal de la gaine - Signes d'inflammation locale, régionale et générale - **Disparition de l'attitude en crochet (nécrose tendineuse)** → Rechercher une **nécrose digitale**
		Complication	- Précoce : **fistulisation, cellulite, nécrose tendineuse, ostéite, arthrite** - Tardive : **raideur, séquelle fonctionnelle, trouble trophique**
	PC		- **Rx standard** : recherche d'ostéite et de corps étranger - **Échographie** si besoin - Bilan biologique standard : **NFS**, **CRP**, **glycémie à jeun**, **bilan pré-chirurgical** standard, **hémoculture**
Formes cliniques	**Phlegmon de la gaine digito-carpienne radiale**		- **Douleur carpo-métacarpienne radiale**, majorée à la palpation du cul-de-sac proximal - Aspect inflammatoire du **bord radial de la main** - **Pouce : douloureux à l'extension, en crochet**
	Phlegmon des gaines des doigts médians		- **Douleur digitale** à prédominance proximale - Palpation douloureuse du **cul-de-sac proximal** (en regard de la tête du métacarpe) - **Doigt douloureux à l'extension, en crochet, d'aspect inflammatoire**
	Phlegome de la gaine digito-carpienne ulnaire		- **Douleur carpo-métacarpienne ulnaire**, majorée à la palpation du cul-de-sac proximal - Aspect inflammatoire du **bord ulnaire de la main** - **5ème doigt : douloureux à l'extension, en crochet**
	Phlegmon à bascule		= Possible sur une communication des 2 gaines digito-carpiennes (**15%**) : à rechercher - Passage de l'infection d'une gaine digito-carpienne à l'autre
TTT	**TTT chirurgical**		→ Systématique : au bloc, en urgence, à jeun **- Mise à plat de la gaine** **- Prise en charge selon la classification de Michon modifiée par Sokolov** **- Prélèvement bactériologique** et **lavage abondant** (suffisant si stade 1 et stade 2a) **- Excision des synoviales hypertrophiques** dont les tendons nécrosés (stade 2b) **- Excision des tissus nécrosés** y compris le tendon fléchisseur (stade 3) **- Parage de la porte d'entrée laissé en cicatrisation dirigée, fermeture lâche des autres incisions**
	Mesures associées		- **Antibiothérapie IV pendant 48h**, puis **relai oral** : **Augmentin®** pendant **7 à 15 jours** - **Cicatrisation dirigée** pendant 2 à 3 semaines - **Immobilisation en position intrinsèque plus** - **Rééducation/kinésithérapie** : mobilisation précoce, passive, puis active-aidée - TTT de la porte d'entrée, SAT-VAT, arrêt de travail si professionnel de la restauration
	Quelques indications		- Lésions dont le traitement chirurgical est nécessaire dans les jours qui viennent : - Péri onyxis pulsatile - Abcès pulpaire - Morsure infectée - Ostéite ou arthrite fistulisée ou non - Exposition d'organe noble - Lésions dont la chirurgie est urgente : - Abcès - Phlegmon des gaines - Injection de liquide de pression - Fasciite nécrosante - Facteurs de gravité d'une infection pouvant rendre l'indication chirurgicale plus rapide : avis ++ - Des signes généraux (fièvre) - Des signes locaux : collection en formation, aspect inflammatoire du doigt ou de la main, atteinte des structures sous jacentes à la peau (tendons, os, articulations) - Évolution rapide - Tares associées (IRC, diabète ...) - Immunodépression - AINS (pommade ou PO)

ITEM 357 : LESION PERI-ARTICULAIRE DE LA CHEVILLE

ENTORSE DE LA CHEVILLE

Entorse de cheville = lésion ligamentaire à type de **distorsion, élongation** ou **arrachement** sans perte des rapports normaux des surfaces articulaires
- Urgence traumatologique la plus fréquente = **6000 cas/jour**, concerne surtout l'adulte jeune, sportif, touche majoritairement le LLE
- Représente **16 à 21%** des lésions traumatiques survenant lors des pratiques **sportives**
- Rare chez le sujet **âgé** → Toujours rechercher une fracture malléolaire

Ligament latéral externe (collatéral latéral)	= 3 faisceaux : - **Ligament talo-fibulaire antérieure** (LTFA) : faisceau le plus souvent lésé (2/3) - **Ligament calcanéo-fibulaire** (LCF) - **Ligament talo-fibulaire postérieur** (LTFP) - Entorse du LLE : sollicité en varus - **Flexion plantaire** = en varus équin forcé : seul le ligament talo-fibulaire antérieur est sollicité → stress en ***inversion*** forcée → distension ou rupture partielle ou complète du LTFA - **Flexion dorsale** : sollicite les 3 ligaments → le stress retentira plus sur l'articulation sous-talienne que sur les ligaments
Ligament latéral interne (collatéral médial)	= 2 plans: - Plan superficiel : **ligament deltoïdien** et **ligament calcanéo-naviculaire inférieur** - Plan profond : du bord postérieur de la malléole vers le tubercule postéro-médial du talus - **Entorse du LLI** : rarement isolée, généralement associée à une **fracture malléolaire interne**, par un **traumatisme violent** (tacle, chute d'une hauteur élevée…) ou pied **plat valgus** (pied plat stade IV)

Diagnostic

SF		- **Douleurs vives** avec **impotence fonctionnelle passive** et **active**
SC	Signes positifs d'entorse	- **Cheville tuméfiée latéralement, oedématiée** - **Boiterie, marche à cloche pied** - **Attitude vicieuse en varus équin** - Palpation : **douleur sur le trajet des faisceaux lésés**
SC	Signes de gravité d'entorse	- **Impotence fonctionnelle totale, immédiate** et **persistante** - **Tuméfaction pré-** et **sous-malléolaire en « œuf de pigeon » = signe de Roberte-Jaspan** - **Craquement audible,** impression de **déchirure** et de **déboîtement,** sensation d'**écoulement chaud** - **Tiroir talien antérieur** avec **ressaut lors de la réduction** (atteinte du LTFA) en flexion plantaire - **Bâillement tibio-talien latéral** (atteinte du LCF) en position neutre
SC – *Lésions associées*	Osseuse	- **Fracture de la base du 5ème métatarsien** (fracture-avulsion par traction du court fibulaire) - **Fracture malléolaire latérale** et/ou **médiale** : douleur à la palpation des malléoles
SC – *Lésions associées*	Ligament	- **Entorse sous-talienne** : - Douleur à la palpation du sinus du tarse - Douleur à la marche sur terrain irrégulier - **Entorse médio-tarsienne** : douleur à la torsion de l'avant pied
SC – *Lésions associées*	Tendon	- **Rupture du tendon d'Achille** : - **Manœuvre de Thompson** : pression mollet → extension pied - **Signe de Brunet-Guedj** : perte de l'équin en décubitus ventral - **Luxation des tendons fibulaires :** douleur à la contraction contrariée
PC	**Rx standard**	**= Clichés statiques** : - **face** + **face** avec 20° de rotation interne cliché dit « *de mortaise* » **+ Profil** englobant le calcaneum et le Lisfranc latéral (4e et 5e métatarsien) - Sans intérêt diagnostique : intérêt seulement à la recherche de lésion associée - Recherche de signe de gravité : **arrachement ostéo-périosé, bâillement articulaire spontané** - Bilan des **lésions associées : fracture de la base du 5ème métatarsien, fracture ostéochondrales de la pince malléolaire** ou **du dôme talien** (*TDM complémentaire dans ce cas*), **fracture du talus…**
PC	**Rx standard** – Indication	**= Critères d'Ottawa** : - Age **< 18 ans** ou **> 55 ans** - Douleur à la palpation du **bord postérieur de l'une des 2 malléoles** sur **6 cm de hauteur** - Douleur à la **palpation du scaphoïde** (**naviculaire**) ou de la **base du 5ème métatarsien** - Incapacité de se **mettre en appui immédiat** ou à **faire 4 pas**
PC	**Cliché dynamique**	= Clichés en **tiroir antérieur** et en **varus forcé** → après avoir éliminé une fracture - Indication à distance du traumatisme initial : instabilité chronique, entorses à répétition ou doute sur la gravité d'une entorse - Recherche d'une laxité : - De face : **bâillement talo-crural latéral > 10°** - De profil : **tiroir antérieur forcé** = translation antérieur du talus **> 8 mm**

		Autres		- **Echographie** possible à la consultation à J5 - **IRM** ou **arthroscanner** : en 2nd intention si - Suspicion fracture ostéochondrale du dôme talien (fracture visible ou hémarthrose avec refoulement de ligne graisseuse capsulaire convexe sur le versant antérieur de l'articulation) - Recherche d'une fracture du tubercule latéral du talus passé inaperçue lors d'un mécanisme en éversion forcé
Classification				- **Entorse bénigne** : élongation ligamentaire sans rupture complète d'un faisceau - **Entorse de gravité moyenne** : rupture fasciculaire des ligaments, généralement du faisceau antérieur - **Entorse grave** : rupture d'un ou plusieurs ligaments avec brèche de la capsule
Classification	**Classification de Castaing**			- **Stade 0** : élongation sans rupture du LTFA - **Stade 1** : rupture du LTFA isolée - **Stade 2** : rupture du LTFA associée à une rupture du LCF - **Stade 3** : rupture du LTFA associée à une rupture du LCF et du LTFP
Evolution	Favorable			- Evolution favorable habituelle en l'absence de critère de gravité après traitement adapté - Délai de cicatrisation ligamentaire après rupture = **6 semaines** - Examen en urgence limité par la douleur : **consultation** systématique **à J5** pour réévaluer la gravité
Evolution	*Complication tardive*	**Instabilité chronique de la cheville**		= **Répétition de plus en plus fréquente et facile d'entorse du LLE** : absence de cicatrisation ligamentaire → risque d'**arthrose talo-crurale** à long terme - 10 à 30% des entorses graves ou négligées - **Antécédents d'entorse grave, sensation d'instabilité à la marche, entorse récidivante** - Testing de la cheville : **laxité** (tiroir antérieure et bâillement en varus ou en talus)
Evolution	*Complication tardive*	**Instabilité chronique de la cheville**	PC	- **Rx** avec **clichés statiques et dynamiques** - **Arthroscanner** si Rx normales
Evolution	*Complication tardive*	**Instabilité chronique de la cheville**	TTT	- **Ligamentoplastie de substitution** : - **Intervention de Castaing** : ligamentoplastie avec le tendon du court fibulaire - **Ligamentoplastie au périoste** - **Intervention de Duquenoy** : effacement de la chambre pré-malléolaire avec rétention capsulo-ligamentaire
Evolution	*Complication tardive*	**Fracture ostéo-chondrale du dôme talien**		= Souvent inaperçue au bilan initial - Manifestations : - **Douleurs chroniques de la cheville** - **Blocage de cheville** - **Sensation de corps étranger** - Diagnostic à l'**arthroscanner** - TTT : **ablation du fragment sous arthroscopie** ou **chirurgicale**
Evolution	*Complication tardive*			**- Syndrome neuro-algodystrophique** **- Syndrome du carrefour antérolatéral :** cicatrisation hypertrophique des structures ligamentaires provoquant un conflit douloureux, diagnostiqué à l'IRM → traitement chirurgical **- Complication thrombo-embolique** **- Douleur résiduelle** **- Arthrose de cheville sur instabilité chronique**
TTT	**Traitement symptomatique**			- **Repos** : **décharge partielle ou totale** par **béquille**, en moyenne pendant **7 jours** - **Glaçage antalgique** : précoce puis 4 fois/jour les 1er jours - **Compression** : - **Contention semi-rigide** par **attelle pneumatique** (bloque rotation et varus/valgus) - **Contention élastique** par **strapping** - **Surélévation de la jambe** - **Antalgiques** : **paracétamol, AINS, tramadol**
TTT	**Traitement orthopédique**			= Indiqué en cas d'entorse grave : lors de la PEC aux urgences ou à la consultation systématique à J5 - **Attelle pneumatique** pendant **3 à 6 semaines** avec cannes anglaises : à privilégier - **Botte plâtrée** pendant **6 semaines** (± relai par **attelle**) si hyperalgique ou indiscipliné
TTT	**Traitement chirurgical**			- Indiqué après échec d'un traitement orthopédique bien conduit en cas de persistance d'une instabilité chronique chez un sujet jeune et sportif, motivé par la chirurgie
TTT	Mesures associées			- **Rééducation-kinésithérapie** la plus précoce possible (dès que la douleur l'autorise) : maintien des amplitudes articulaires, lutte contre l'amyotrophie, physiothérapie, rééducation proprioceptive, renforcement des muscles stabilisateurs (fibulaire, tibial antérieur) → en 10 à 20 séances - **Arrêt de travail et du sport, certificat médical initial, déclaration d'accident de travail...** - **Anticoagulation préventive** si décharge complète ou immobilisation stricte → L'entorse de cheville qui ne compromet pas la marche ne nécessite pas d'HBPM (hors FdR) - Surveillance : consultation à J5, surveillance du plâtre et surveillance clinique - Reprise de sport après 6 semaines si traitement symptomatique ou 12 S si traitement orthopédique sous couvert d'un strapping ou d'une chevillère souple

FRACTURE BI-MALLEOLAIRE

Fracture bi-malléolaire = 3ème fracture la plus fréquente de l'adulte, 15% des fractures du MI, peu fréquentes chez l'enfant
- Circonstance de survenue variable : faux-pas chez le sujet âgé, AVP, accident de sport ou du travail chez le sujet jeune...

Articulation talo-crurale	- Surfaces articulaires : **pince bi-malléolaire** et **talus** + ligaments médial et latéral → La plus grande partie de la charge est supportée par le tibia, et une petite partie par la fibula, solidarisés par les **ligaments tibio-fibulaires** (2 faisceaux : antérieur et postérieur)
Mouvements normaux	- Axe transversal : mouvement de **flexion-extension** du pied - Plan sagittale : **adduction-abduction** de l'avant-pied (arrière-pied bloqué par les malléoles : **varus-valgus**) - Axe antéro-postérieur : mouvement de **pronation** (plante du pied en dehors)-**supination** (en dedans) - Séquence: **éversion** (flexion dorsale-abduction-pronation), **inversion** (flexion plantaire-adduction-supination)

Physiopathologie			
	Mécanisme lésionnel	**Traumatisme indirect** (le plus souvent) : sur un pied fixé dans une position physiologique limite - Mouvement forcé **d'abduction de l'avant pied** (valgus de l'arrière pied), pied en **éve<rsion** - Mouvement forcé de **rotation externe de l'avant pied**, pied en éversion - Mouvement forcé **d'adduction de l'avant pied** (varus de l'arrière-pied), pied en **inversion** **Traumatisme direct** (rare) : traumatisme violent, polytraumatisme	
	Classification de Duparc	= Selon le trait de fracture de la malléole externe	
		Fracture sus-tuberculaire par abduction (30%)	= Abduction stricte associée à une rotation externe : - 1 = Lésion interne : **fracture malléolaire interne** horizontale ou par avulsion de l'insertion ligamentaire ou **rupture du ligament LLI** (fracture d'intention) - 2 = Lésion tibio-fibulaire inférieure : **ouverture de l'articulation tibio-fibulaire distale** avec rupture des 2 ligaments tibio-fibulaires = **diastasis tibio-fibulaire** - 3 = Lésion externe: **fracture malléolaire externe** horizontale ou comminutive
		Fracture inter-tuberculaire par rotation externe (65%)	= Rotation externe ± adduction - 1 = **Rupture du ligament tibio-fibulaire antérieure** sans diastasis - 2 = **Fracture spiroïde ou oblique de la malléole externe** - 3 = **Rupture du ligament tibio-fibulaire postérieur → diastasis** - 4 = **Fracture malléolaire interne transversale**
		Fracture sous-tuberculaire par adduction (5%)	- 1 = Lésion externe : **fracture sous-trabéculaire malléolaire externe** horizontale ou par avulsion de l'insertion ligamentaire ou **rupture du LLE** - 2 = Lésion interne : **fracture malléolaire interne oblique en haut-dedans** **→ Absence de diastasis tibio-fibulaire**
		→ Toujours rechercher une lésion médiale et latérale : rupture du LLI en cas de fracture de la malléole externe, fracture du col de la fibula (**de Maisonneuve**) en cas de fracture de la malléole interne	

Diagnostic			
	SF	- **Douleur du cou-de-pied**, **impotence fonctionnelle totale, craquement, hématome des deux malléoles**	
	SC	- Inspection : - Face : - **Elargissement transversal du cou-de-pied** - **Coup de hache externe** - **Saillie interne du fragment tibial proximal** (pouvant menacer la peau) - **Translation externe en rotation externe et éversion** - Profil : - **Subluxation postérieure du pied**, avec **saillie antérieure du pilon tibial** - **Raccourcissement de l'avant-pied**, **accentuation du tendon d'Achille**, **équinisme modéré** - Palpation : **points douloureux exquis** à la palpation des malléoles - Palpation systématique du col de la fibula : recherche d'une **fracture de Maisonneuve** → Signes inversés en cas de fracture par adduction : **coup de hache médial, saillie latérale de la fibula, varus...**	
	Lésions associées	Cutanée	= Fréquentes et précoces (< 6h) → **réduction** et **immobilisation** dès le diagnostic - Prédominant à la face médiale du cou-de-pied : **ecchymose, signe de souffrance cutanée** (phlyctène, décollement cutané), **ouverture cutanée** de dedans en dehors - Facteur de mauvais pronostic : risque de **nécrose 2ndr** sur la peau tendue
		Ostéo-articulaire	- **Luxation** ou **subluxation postérieure de la cheville → réduction en extrême urgence** - **Fracture marginale postérieure**
		Vasculo-nerveuse	= Exceptionnelle : **lésion du nerf fibulaire commun** (fracture de Maisonneuve)...
	PC	**Rx standard**	= En urgence, avant et après réduction manuelle : - **Clichés de cheville** : de face et de profil englobant le calcaneum et l'interligne de Lisfranc latéral (4e et 5e métatarsien) - **Clichés de jambe face/profil** prenant les interlignes talo-crural et fémoro-tibial (recherche d'une fracture de Maisonneuve) si douleur au niveau de la fibula

Diagnostic			
	PC	**Rx standard**	**Fracture sous-tuberculaire** : = **Type A de Danis-Weber :** fracture malléolaire externe transversale ± malléolaire interne oblique, sans diastasis tibio-fibulaire
			Fracture inter-tuberculaire : = **Type B de Danis-Weber** : fracture malléolaire externe oblique ou spiroïde, fracture malléolaire interne horizontale, généralement sans diastasis

		Fracture sus-tuberculaire	= **Type C de Danis-Weber** : présence d'un diastasis - **Type C1** : fracture malléolaire externe, basse et oblique, par abduction stricte ± fracture malléolaire interne horizontale - **Type C2** : fracture malléolaire externe, haute et comminutive par abduction et rotation externe ± fracture malléolaire interne horizontale
		Lésion associée	- **Fracture du toit de la mortaise = fracture tri-malléolaire** : **fracture marginale antérieure** (fracture-avulsion du tubercule de Tillaux) ou **marginale postérieure** (à rechercher systématiquement sur cliché de profil) - **Lésions ostéochondrales du dôme talien** et **du toit de la mortaise** - **Fracture du tubercule de Tillaux** - **Diastasis tallo-malléolaire médial** (rupture du ligament collatéral médial) ou tibio-fibulaire
	Autres		- **TDM de cheville** : fracture complexe du cou-de-pied - **Artériographie des MI** : pouls périphériques absents et ischémie du pied persistante après réduction
Evolution	Favorable		- Evolution habituellement favorable après réduction et rééducation : **délai de consolidation = 3 mois** - Facteurs de mauvais pronostic : âge élevé, comorbidité, fracture sus-tuberculaire (lésion de la syndesmose), lésion associée (cutanée ++), mauvaise réduction anatomique
	Complication aiguë		- **Cutanée** (la plus fréquente) : phlyctène, désunion de cicatrice après chirurgie, nécrose secondaire, escarre → facteur de mauvais pronostic - **Déplacement secondaire** (fréquent) : favorisé par une mauvaise réduction, la fonte de l'œdème, une fracture très instable ou une reprise précoce de l'appui - **Ostéo-arthrite de cheville** : pronostic fonctionnel mauvais, traitement difficile - Autres : **complication thrombo-embolique, complication sous plâtre**...
	Complication tardive		- **Enraidissement** : la plus fréquente, prévenue par la rééducation précoce - **Syndrome algo-dystrophique** : œdème persistant, raideur articulaire, ostéoporose - **Pseudarthrose** - **Cals vicieux du cou-de-pied** (grave, fréquent) : plus souvent en rotation externe, cause une impotence fonctionnelle et de l'arthrose de la cheville à long terme - **Arthrose talo-crurale post-traumatique** (fréquent) : douleur, instabilité d'appui - **Arthrite septique**
TTT	= En urgence : **hospitalisation** en chirurgie orthopédique, **mise à jeun, bilan pré-opératoire, consultation anesthésie**		
	TTT orthopédique		- **Immobilisation** : **plâtre cruro-pédieux** (genou fléchi à 15°, cheville à 90°, bien capitonnée et fendue) pendant **6 semaines**, puis **botte plâtrée de marche** pendant **6 semaines**
	Réduction		= Sous AG ou AL, avec contrôle scopique (doit être parfaite) → **En extrême urgence** sans attendre le bloc opératoire en cas de lésion vasculo-nerveuse ou de fragment osseux menaçant la peau par **la manœuvre de l'arrache botte**
	TTT chirurgical		- **Ostéosynthèse à foyer ouvert** : **ostéosynthèse malléolaire**, généralement par **plaque** sur la malléole externe, par **vis** sur la malléole interne ± **vis de syndesmodèse tibio-fibulaire** → Suivi d'une Immobilisation : **botte plâtrée** pendant **6 semaines**, sans appui jusqu'à **4 semaines** - **Ostéosynthèse à foyer fermé** : **fixateur externe tibio-calcanéo-pédieux** pendant **6 semaines**, puis botte plâtrée ou ostéosynthèse à foyer ouvert
	Indications	**Traitement orthopédique**	- Fracture non déplacée - CI cutanée à la chirurgie : nécrose cutanée, risque élevé de désunion cicatricielle - Ostéoporose sévère
		Ostéosynthèse à foyer ouvert	- Fracture déplacée - Fracture ouverte type **Cauchoix I et II** vue tôt **< 6h** - Fracture marginale postérieure associée > 20% de la surface articulaire - Echec du traitement orthopédique : défaut de réduction, déplacement 2ndr
		Ostéosynthèse à foyer fermé	- Fracture ouverte type **Cauchoix III** ou **Cauchoix I-II vue tardivement > 6h** - Fracture complexe associée du pilon tibial
	Mesures associées		- **Antalgique, surélévation de la jambe** - **Kinésithérapie** sous plâtre et après ablation - **Arrêt de travail, certificat médical initial, arrêt de sport** - **Anticoagulation préventive** - **Décharge du membre inférieur pendant 6 semaines**

ITEM 357 : LESION PERI-ARTICULAIRE DE L'EPAULE

LUXATION GLENO-HUMERALE

- **Epaule = Complexe** articulaire **avec 3** articulations « vraies » **: Gléno-humérale, acromio-claviculaire et sterno-claviculaire ;** et 2 **plans** de **glissement : sous acromio-deltoïdien et scapulo-thoracique.**

Luxation gléno-humérale = perte de contact entre la tête humérale et la glène scapulaire
- Luxation antérieure (> 95% des cas), postérieure (rare), inférieure ou supérieure (exceptionnelle)
- Touche surtout les adultes jeunes ou âgés (chez l'enfant : fracture pour le même traumatisme), prédominance masculine

LUXATION ANTERIEURE

- **Lésions capsulo-ligamentaires antérieures = déchirures antérieures** : capsules et ligaments gléno-huméraux / Lésion de Bankart
- **Labrum glénoïdien** : lésion antéro-inférieure du rebord glénoïdien
- **Décollement capsulo-périosté** de Broca et Hartman possible : décollement de la capsule, qui arrache le périoste en avant de la scapula

Mécanisme lésionnel	- **Traumatisme indirect** (le plus fréquent) : chute sur la paume de la main ou sur le coude, membre supérieur en **abduction**, **rotation externe** et **rétropulsion** - **Traumatisme direct** (exceptionnel) : choc direct au niveau postéro-externe du moignon de l'épaule
C	- **Douleur intense de l'épaule** avec impotence fonctionnelle totale - Déformation : - Face : - Attitude des traumatisés du MS - **Coup de hache externe** - Attitude vicieuse en **abduction-rotation externe** - **Comblement du sillon delto-pectoral** - **Signe de l'épaulette** : saillie de l'acromion - Profil : **élargissement antéro-postérieur de l'épaule** - Palpation : - **Vacuité de la glène** - **Palpation de la tête sous le processus coracoïde** - **Vide sous-acromial antérieur** - **Douleurs électives à la palpation du sillon delto-pectoral** - Mobilisation : - Irréductibilité de l'abduction-rotation externe = **signe de Berger** (pathognomonique) - Recherche d'une mobilité de la tête humérale lors des mouvements de rotation externe imprimés au coude : élimine une **fracture non engrenée du col chirurgical de l'humérus** - **Pas de testing des mobilités actives** (douleur ++)

Lésions associées

Osseuse	**Fracture de glène**	= **Eculement du bord antéro-inférieur de la glène** (rarement fracture-séparation) - En cas d'instabilité chronique : traitement chirurgical
	Fracture humérale	- **Encoche de Malgaigne = lésion de Hill-Sachs** au niveau du bord postérieur de la tête humérale : 2ndr à l'impaction contre le bord antéro-inférieur de la glène - **Fracture du trochiter** (tubercule majeur) chez le sujet âgé : avulsion des tendons de la coiffe des rotateurs → **réduite** dans la majorité des cas par la réduction de la luxation, mais possible source d'**irréductibilité** si incarcérée dans la glène - **Fracture de la tête humérale** chez le sujet âgé : généralement fracture-luxation du col chirurgical, risque élevé de nécrose aseptique de la tête humérale
Nerveuse		- Plus fréquentes chez le sujet âgé ++ - **Lésion du nerf circonflexe** (10%) = **neurapraxie** le plus souvent (évolution favorable en < 3 mois) : anesthésie de la face externe du moignon de l'épaule, perte de contraction **isométrique** du deltoïde - **Lésion du nerf supra-scapulaire** ou du **nerf musculo-cutanée** (plus rarement) - **Lésion du plexus brachial** en cas de luxation intra-coracoïdienne
Vasculaire		= **Lésions des vaisseaux axillaires** : exceptionnelle, plus fréquent si luxations intra-coracoïdiennes - **Pouls périphériques abolis, hématome axillaire expansif** - Urgence = **réduction immédiate** ± **artériographie** sur la table opératoire
Musculo-tendineuse		- **Rupture de la coiffe des rotateurs** : chez le sujet plus âgé > 45 ans (rupture dans 50% des cas si sujet > 50 ans), diagnostic le plus souvent tardif à la levée de l'immobilisation - **Rupture ou luxation du tendon du long biceps** : irréductibilité de la luxation

Rx	= En urgence : **cliché de face stricte** et de **profil de la scapula (de Lamy)** ou **axillaire ± incidence de Garth** - Diagnostic positif : - De face : - Vacuité de la glène, disparition de l'interligne articulaire - Diaphyse humérale en abduction, se projetant dans l'axe de la coracoïde - De profil : projection de la tête humérale en avant de la glène - Topographie : - **Luxation extra-coracoïdienne** : en dehors de la coracoïde (subluxation intra-capsulaire) - **Luxation sous-coracoïdienne** (la plus fréquente) - **Luxation intra-coracoïdienne** : en dedans de la coracoïde → **lésions vasculo-nerveuses** ++ - Autres (exceptionnelles) : **luxation sous-claviculaire, luxation thoracique**
Luxation ancienne ou invétérée	= Rare, apparition **en 3 semaines** → toute manœuvre externe de réduction est impossible - Terrain particulier : sujet âgé grabataire, polytraumatisé, patient SDF
Evolution	- Favorable dans 95% des cas après immobilisation et rééducation - Complication tardive : - **Instabilité antérieure** avec **luxation récidivante** : **75%** de récidive **si < 18 ans** - Raideur : **épaule pseudo-paralytique** (rupture de coiffe) ou **capsulite rétractile**

LUXATION ANTERIEURE	TTT	**Réduction**	= **Manœuvre externe douce et progressive** de **traction axiale**, **rotation externe** et **abduction** : en urgence, sous antalgie, après contrôle radiographique éliminant une fracture humérale - **Manœuvre de Milch** : bras placé progressivement en rotation externe et abduction à 150°, tête humérale repoussée d'une main puis bras ramené en rotation interne, coude au corps - **Manœuvre de Kocher** chez un patient détendu et peu algique (plus douloureuse) : bras placé en adduction, puis rotation externe, ± Sous AG au bloc sous contrôle scopique si patient de grand gabarit, luxation intra-coracoïdienne, patient âgé ostéoporotique ou réduction douloureuse - Examen neuro-vasculaire et contrôle radiologique post-réductionnel systématique
		Immobilisation	= **Bandage coude au corps** type **Dujarrier** ou **Mayo-Clinic**, coude fléchi à 90° et main surélevée - Durée : - **3 à 6 semaines** si 1er épisode : plutôt 6 semaines si < 30 ans et 3 semaines > 30 ans - Quelques jours à but antalgique si luxation récidivante
		TTT chirurgical	= **Réduction à ciel ouvert** : si luxation gléno-humérale irréductible ou fracture-luxation
		Mesures associées	- **Antalgique simple, certificat médical initial, arrêt de travail**, **reprise sportive** > 2 mois - Surveillance : **Rx** post-réductionnel et à 21 jours - **Rééducation** débutée dès l'ablation de l'immobilisation, limitée en rotation externe pendant 3 semaines, passive puis active : mobilisation, renforcement des rotateurs externes
LUXATION RECIDIVANTE	= Luxation récidivante : de plus en plus fréquemment et pour des traumatismes de moins en moins important		
	Lésions entretenant et majorant le mécanisme		- **Déchirure du labrum glénoïdien** - **Encoche de Malgaigne** - **Atteinte de la coiffe des rotateurs** - **Décollement de la capsule articulaire de Broca** - **Emoussement antéro-inférieur de la glène** - **Non cicatrisation des structures capsulo-labrales**
	SF		- Terrain : patient jeune (< 30 ans), antécédents de luxation antérieure de l'épaule - Aggravation des lésions anatomiques ➔ augmente le risque de récidive - Incident de plus en plus fréquent avec sensation d'insécurité entre les incidents - Mouvement luxant, importance du traumatisme luxant, handicap fonctionnel - Toujours rechercher des signes d'hyperlaxité ++
	SC		- **Tiroir antérieur** : recherche d'une laxité antéro-postérieure anormale, patient assis ou en léger procubitus - **Manœuvre d'appréhension** (caractéristique) : la mise en abduction et rotation externe du bras rappelle au patient le mécanisme luxant, qui met fin à la manœuvre - **Test du sillon (sulcus sign)** : apparition d'une dépression sous-acromiale bilatérale au tirage du bras, patient assis = hyper-laxité constitutionnelle dans toutes les directions (facteur aggravant) - **Hyperabduction** (signe de **Gagey**) : un main bloque l'acromion, l'autre place le coude en abduction maximum, une ≠ par rapport au côté opposé signe une lésion capsulo-labrale inférieure. - **Relocation sign** : perception de la réduction de la tête humérale.
	PC		- **Rx** : encoche postérieure humérale, émoussement du bord antérieur de la glène - **Arthroscanner** et/ou **IRM** : lésion de la coiffe des rotateurs, décollement antérieur de la capsule de Broca, lésion de HAGL plus rare
	TTT chirurgical		- **Intervention de Latarjet** (si éculement de la glène) : **butée osseuse coracoïdienne** (vissage en regard de la partie antéro-inférieur de la glène de l'apophyse coracoïde avec ses insertions musculaires) - **Intervention de Bankart** : **fermeture de la chambre de décollement antérieure** par **réinsertion du labrum glénoïdal** et **capsulo-myorraphie** ➔ Choix de la technique selon le **score ISIS** (selon âge, niveau de sport, laxité de l'épaule et lésions)
LUXATION POSTERIEURE	= Positionnement de la tête humérale en arrière de la glène : beaucoup plus rare (1 à 4%), **souvent méconnue** - Forme **sous-acromiale** = subluxation postérieure (majorité) ou **sous-épineuse** = luxation postéro-interne (plus rare)		
	Mécanisme lésionnel		- **Flexion**, **adduction** et **rotation interne** : **crises convulsives, délirium, électrocution** (souvent bilatérale) - **Choc direct violent antéro-postérieur** : AVP, sport de contact
	C		- Attitude du traumatisé du membre supérieur avec attitude vicieuse en **rétropulsion-adduction-rotation interne** - Proéminence du processus coracoïde, tête humérale peu déplacée, disparition du vide sous-acromial postérieur - **Attitude irréductible du bras en abduction rotation interne** - **Perte de la rotation externe passive et active** = pathognomonique - **Signe de l'aumône** : flexion active conservée, supination impossible lorsque le coude est en extension
	PC		- **Rx** = incidence de profil de la scapula ou incidence de profil de Bloom-Obata : diagnostic positif, lésions associées - **TDM** (bilan des lésions associées) : enfoncement antéro-interne de la tête humérale = **encoche de MacLaughlin/ Trait sagittal epiphyso-métaphysaire, fracture du bord postérieur de la glène**
	TTT		- **Réduction en urgence** (± AG au bloc opératoire) douce et progressive par traction dans l'axe et rotation externe - **Immobilisation coude au corps** x 3-4 semaines, kinésithérapie et rééducation - **TDM de l'épaule** en 2nd temps : évaluation de la surface de l'encoche de MacLaughlin ➔ **TTT chirurgical si > 25%**
	C°		- Souvent **méconnue** ➔ risque majeur - Évolution vers une luxation postérieure invétérée - Subluxations récidivantes beaucoup plus rares

Autre	**Luxation inférieure**	= Rare (< 1%) : traumatisme violent en **abduction forcée** - **Luxation sous-glénoïdienne** : bord supérieur du col accroche le bord inférieur de la glène - **Luxation *erecta*** : tête humérale glisse le long du bord axillaire de la scapula → risque maximal de lésion du plexus brachial et des vaisseaux axillaires - Diagnostic : attitude irréductible **en abduction excessive** → réduction en urgence au bloc
	Luxation supérieure	= Exceptionnelle, systématiquement associée à une **fracture de la voute acromio-claviculaire**

PATHOLOGIE DE LA COIFFE DES ROTATEURS

= Rupture d'un ou plusieurs tendons de la coiffe des rotateurs : **supra-épineux**, **infra-épineux**, **sub-scapulaire** et **petit rond**
- Très fréquente chez l'adulte > 40 ans, généralement sur des tendons présentant des lésions dégénératives
- **Rupture du chef long du biceps** souvent associée

Diagnostic	SF			- Recherche d'un éventuel mécanisme lésionnel (notamment chez le sujet jeune) : **chute, mouvement contrarié**... - **Douleur** à la partir antérieure du moignon de l'épaule, irradiant vers le coude : permanente, à recrudescence nocturne, insomniante, majorée à l'effort et à l'élévation du bras - **Sensation de craquement** et d'**accrochage douloureux** - Généralement sans impotence fonctionnelle (possible en cas de rupture brutale chez le sujet jeune)
	SC			- Inspection : - **Amyotrophie de la fosse supra- et infra-épineuse** - **Asymétrie/déformation du moignon de l'épaule** - **Décollement des scapula** (déficit du muscle dentelé antérieur) - **Mobilités actives** et **passives** de l'épaule : flexion, abduction, élévation antéro-latérale, en rotation externe (**RE1** = coude au corps (infra-épineux), **RE2** = à 90° d'abduction (petit rond) et **RE3** = à 90° d'élévation antérieure) → L'association d'une mobilité active limitée à une mobilité passive complète évoque une atteinte de la coiffe
		Recherche d'une souffrance de la coiffe des rotateurs		= Signes de **conflit sous-acromial** : douleur lors des manoeuvres - **Point douloureux pré-acromial** - **Manœuvre de Neer** : à l'élévation et rotation interne du MS - **Manœuvre de Yocum** : à l'élévation du coude, main posée sur l'épaule controlatérale - **Manœuvre de Hawkins** : à la rotation interne de l'épaule, bras du patient élevé à 90°
		Recherche d'une rupture d'un tendon de la coiffe		- Douleur lors de la manœuvre : **tendinite** seulement, non synonyme de rupture - Incapacité ou baisse de force lors des manœuvres : **rupture**
			Supra-épineux	- **Manœuvre de Jobe** : patient dos au mur (bloque les scapula), examinateur, s'opposant à l'abduction des bras tendus en rotation interne à 30° d'antépulsion
			Infra-épineux et petit rond	- **Manœuvre de Patte** : soutien du coude à 90° d'élévation, rotation externe (lever la main) contre pesanteur et opposition - **Signe du clairon** : le patient voulant lever la main réalise une abduction du bras - **Signe du portillon** : bras maintenu en rotation externe, coude au corps → revient spontanément sur le ventre au lâcher
			Sous-scapulaire	- ***Lift of* test de Gerber** : le patient, main dans le dos, doit décoller sa main du dos par un mouvement de rotation interne - ***Press belly* test** (si incapacité à placer la main dans le dos) : demander au patient d'écraser son ventre avec sa main et d'avancer son coude
			Chef long du biceps	- ***Palm-up* test de Gilcresst** : bras tendu, paume vers le haut, le patient lève son bras contre opposition de l'examinateur → douleur le long du trajet tendineux, voire apparition d'une boule à la face antérieure du bras (**signe de Popeye**)
	PC	**Rx**		= De **face en rotation neutre**, **interne** et **externe + profil de Lamy** - Pincement sous-acromial < 7 mm par amincissement de la coiffe - Calcifications sous-acromiales - Remaniement à type de densification du trochiter et de la face inférieure de l'acromion - Acromion pourvoyeur de conflit sous-acromial : acromion crochu
				- Arthroscanner ou **IRM** en cas d'échec du traitement médical, rapidement si sujet < 50 ans ou suspicion de lésion traumatique : siège de l'atteinte, étendue de la lésion (rupture partielle, superficielle ou profonde, ou rupture complète), degré de rétraction tendineuse et de dégénérescence graisseuse du muscle
TTT	**Traitement médical**			- Symptomatique : **repos**, **antalgiques, AINS, physiothérapie** - **Infiltration intra-articulaire** et/ou **sous-acromiale de dérivés corticoïdes** en 2nd intention - **Kinésithérapie prolongée** et **indolore** : mobilisation, **recentrage dynamique** de la tête humérale par **renforcement des muscles abaisseurs** (**grand pectoral**, **grand dorsal** et **grand rond**)

	Traitement chirurgical	**Acromioplastie** : sous arthroscopie - Préalable à toute réparation chirurgicale d'un tendon de la coiffe - Seule à visée antalgique devant des douleurs persistantes malgré une rééducation bien menée **Réparation de la coiffe** : **suture, réinsertion trans-osseuse** ou **lambeau musculaire** - Suivie d'une immobilisation pendant 4-6 semaines et d'une rééducation longue → Indication si : sujet < 60 ans, demandeur d'une récupération fonctionnelle, rupture partielle, traitement précoce possible, faible rétraction tendineuse et infiltration graisseuse des muscles

ITEM 357 : LESION LIGAMENTAIRE ET PERI-ARTICULAIRE DU GENOU

<table>
<tr><th colspan="4">LESIONS LIGAMENTAIRES DU GENOU</th></tr>
<tr><td colspan="4">Genou = articulation tri-compartimentale (fémoro-patellaire, fémoro-tibale interne et externe) avec surfaces articulaires peu congruentes → la stabilité dépend du système passif capsulo-ligamentaire et méniscal et actif musculaire</td></tr>
<tr><td rowspan="5">Anatomie</td><td rowspan="3">Ligaments croisés</td><td>Ligament croisé antérieur (LCA)</td><td>- Trajet : oblique vers l'avant en position de fonction du genou, depuis la face médiale du condyle fémoral latéral jusqu'à la surface pré-spinale du tibia
- Action : stabilisation antérieure du genou en extension → action stabilisatrice du genou en charge
- Vascularisation précaire : aucune cicatrisation spontanée en cas de rupture</td></tr>
<tr><td>Ligament croisé postérieur (LCP)</td><td>- Trajet : oblique vers l'arrière en position de fonction du genou, depuis la face latérale du condyle fémorale médial jusqu'à la face rétro-spinale
- Action : stabilisation postérieure du genou en flexion → aucune action stabilisatrice sur le genou en charge</td></tr>
<tr><td colspan="2">→ Association des ligaments croisés : stabilité rotatoire du genou</td></tr>
<tr><td>Plan capsulo-ligamentaire médial</td><td colspan="2">- Ligament collatéral médial (ou latéral interne LLI) : empêche le valgus
- Point d'angle postéro-interne (PAPI) = zone de renforcement capsulaire postéro-interne (coque condylienne médiale) au point d'arrivée des fibres tendineuses du semi-membraneux, accolé à la corne postérieure du ménisque interne : empêche la rotation externe et le recurvatum du tibia (et la translation antérieure en cas de rupture du LCA)</td></tr>
<tr><td>Plan capsulo-ligamentaire latéral</td><td colspan="2">- Ligament collatéral latéral (ou latéral externe LLE) : empêche le varus
- Tractus ilio-tibial de Maissiat : insertion sur le tubercule de Gerby, empêche le varus
- Point d'angle postéro-externe (PAPE) = zone de renforcement capsulaire (coque condylienne latérale) à l'arrivée de fibres tendineuses des m. poplités et biceps fémoral, lié à la corne postérieure du ménisque externe via les ligaments de Wriberg et Humphrey : empêche la rotation interne du tibia</td></tr>
<tr><td rowspan="6">Mécanisme lésionnel</td><td colspan="3">= Mécanisme en torsion (ou avec composante de torsion) dans la majorité des cas : fréquemment au cours de la pratique d'un sport pivot avec pied au sol (football, ski...), de contact (rugby) ou de combat, parfois lors d'un AVP
- Touche le plus fréquemment l'homme jeune</td></tr>
<tr><td colspan="2">Lésion périphérique</td><td>- Entorse du LLI : traumatisme en valgus, genou à 30° de flexion
- Entorse du LLE : traumatisme en varus (très rarement isolé), genou à 30° de flexion</td></tr>
<tr><td rowspan="3">Lésion du pivot central</td><td>Lésion isolée du LCA</td><td>- Traumatisme appuyé : contraction du quadriceps (met en tension le LCA) associée à une rotation interne de la jambe
- Traumatisme non appuyé : hyper-extension active du genou (shoot dans un ballon...) → rupture isolée du LCA sur l'arête osseuse de l'échancrure inter-condylienne</td></tr>
<tr><td>Lésion complexe du LCA</td><td>- Torsion en valgus-flexion-rotation externe (= VALFE : ski, football) : séquence lésionnelle selon l'énergie du traumatisme = PAPI et LLI > triade antéro-interne (PAPI + LLI + LCA) > pentade interne (PAPI + LLI + LCA + LCP + coques condyliennes) > luxation latérale du genou
→ Atteinte associée du ménisque interne
- Torsion en varus-flexion-rotation interne (= VARFI : accident de ski ++) : séquences lésionnelle selon l'énergie = LCA en 1er > triade antéro-externe (LCA + LLE + PAPE) > pentade externe (LCA + LLE + PAPE + LCP + coques condyliennes) > luxation médiale du genou
→ Atteinte associée du ménisque externe</td></tr>
<tr><td>Lésion du LCP</td><td>- Isolée : choc direct antéro-postérieur, genou fléchi à 90° (syndrome du tableau de bord)
- Associée par choc direct antéro-postérieur de haute énergie ou hyperextension passive appuyée (mécanisme de recurvatum) : séquence lésionnelle = LCP + coques condyliennes postérieures > triade postéro-externe (si rotation externe associée) > pentade externe > luxation postérieure</td></tr>
<tr><td colspan="2">Luxation du genou</td><td>= Toujours secondaire à un traumatisme violent (AVP ++) : luxation postérieure plus fréquente, luxation antérieure ou latérale plus rarement
- Lésion ligamentaire : rupture du pivot central constante, avec atteinte périphérique associée selon le sens de luxation
- Complication : - Vasculaire : artère poplitée
- Nerveuse : nerf fibulaire commun
- Cutané : contusion, ouverture</td></tr>
</table>

<table>
<tr><td rowspan="14">Diagnostic</td><td colspan="5">- Entorse bénigne : simple élongation fibrillaire sans rupture, très fréquente à la suite d'accident sportif, LLI et LLE ++
- Entorse maligne : rupture d'un ligament latéral (gravité moyenne) ou central LCA/LCP ou plusieurs latérales (grave)</td></tr>
<tr><td>SF</td><td colspan="4">- Douleur le long des trajets ligamentaires : latéraux ou du creux en poplité pour les ligaments croisés
- Impotence fonctionnelle
- Signe de gravité : - Craquement entendu/ressenti
- Dérobement ou déboîtement
- Sensation d'instabilité après le traumatisme
- Caractère total, immédiat et persistant de l'impotence</td></tr>
<tr><td rowspan="10">SC</td><td colspan="3">Signes d'entorse</td><td>- Genou oedématié, inflammatoire, augmenté de volume
- Attitude antalgique en flexum
- Trouble de la statique : genu varum ou genu valgum
- Ecchymoses latérales → rupture des LLI/LLE
- Effacement des reliefs osseux (notamment tubérosité tibiale antérieure → LCP)
- Douleur à la palpation des trajets ligamentaires</td></tr>
<tr><td rowspan="4">Lésion associée</td><td colspan="2">Méniscale</td><td>- Atteinte du ménisque médial fréquente lors d'une atteinte du LCA</td></tr>
<tr><td colspan="2">Osseuse</td><td>- Syndrome du tableau de bord : fracture-luxation de la hanche, lésion du n. sciatique, fracture de la rotule, fracture des plateaux tibiaux, contusion osseuse sous-chondrale
- Fracture de Segond : fracture-arrachement du condyle fémoral externe</td></tr>
<tr><td colspan="2">Vasculaire</td><td>= Artère poplitée essentiellement : palpation des pouls avant et après réduction
- Ischémie aiguë périphérique
- Lésions intimales occultes (pouls perçus) → artériographie systématique si luxation</td></tr>
<tr><td colspan="2">Nerveuse</td><td>- Atteinte du nerf fibulaire commun lors des luxations</td></tr>
<tr><td colspan="3">Signes de gravité</td><td>- Hémarthrose : choc rotulien (signe du glaçon), ponction non systématique (indiquée à visée antalgique ou si limitation des amplitudes articulaires)
- Recurvatum : rupture des coques condyliennes</td></tr>
<tr><td rowspan="4">Examen des laxités</td><td colspan="3">= Immédiatement après bilan Rx et à répéter après disparition de la douleur (après 2 à 3 semaines)
→ En cas d'entorse bénigne : aucune laxité asymétrique ne doit être observée</td></tr>
<tr><td colspan="2">Plan frontal</td><td>- En flexion à 20° : laxité en varus = rupture du LLE ou en valgus = rupture du LLI
- En extension complète (aucun mouvement normalement possible) : laxité en varus = atteinte du PAPE ou en valgus = atteinte du PAPI
→ En cas de laxité en extension = forte probabilité d'atteinte des ligaments croisés</td></tr>
<tr><td rowspan="2">Plan sagittal</td><td>LCA</td><td>Test de Lachman-Trillat = recherche d'un tiroir antérieur à 10-20° de flexion → pathognomonique d'une rupture du LCA
- Impression d'un mouvement vif de translation antérieur du tibia : arrêt dur si LCA compétent, arrêt dur retardé si rupture partielle du LCA ou arrêt mou si LCA rompu
Tiroir antérieur à 60-90° : lésion associée des points d'angle probable si positif
- Tiroir antérieur majoré en rotation médiale du pied = lésion du PAPE
- Tiroir antérieur majoré en rotation latérale du pied = lésion du PAPI
→ En cas de rupture du LCP, il peut exister une subluxation postérieur réduite par la translation antérieure → à différencier d'un tiroir antérieur
Ressaut rotatoire (rappel au patient la sensation de dérobement/déboîtement lié à la rupture du LCA) → sa présence signe la rupture du LCA
- Pivot shift de Macintosh : en décubitus dorsal, impression au MI en extension d'un mouvement de rotation interne avec une main, et force valginisante à la face externe du genou de l'autre main → flexion progressive du genou → lorsque la flexion atteint 20°, le tractus ilio-tibial est mis en tension et rappel brutalement le plateau tibial externe vers l'arrière (= ressaut) en cas de rupture du LCA
- Jerk test de Hugston : ressaut recherché lors de la flexion à l'extension</td></tr>
<tr><td>LCP</td><td>Tiroir postérieur à 60/90° : rupture du LCP
- Le tibia peut être déjà subluxé en position postérieur : tubérosité tibiale antérieure en retrait par comparaison au genou controlatéral</td></tr>
<tr><td rowspan="2">PC</td><td colspan="3">Rx standard</td><td>= Face, profil et fémoro-patellaire : systématique, en urgence avant l'examen des laxités
- Généralement normale : recherche d'arrachements d'insertions ligamentaires ou de fractures condyliennes et des plateaux tibiaux (pouvant être aggravé lors de l'examen des laxités)</td></tr>
<tr><td colspan="3">Rx dynamique</td><td>= Mesure de l'importance des laxités : après anesthésie, différée par rapport au traumatisme
- De face : en varus et valgus, en extension
- De profil : tiroir antérieur avec genou fléchi à 20° et/ou à 90°, tiroir postérieur à 90°</td></tr>
</table>

Diagnostic	PC	**IRM du genou**		= **T1 et T2** (FAT SAT), coupes frontales, axiales et sagittales : en différée après **2 à 3 semaines** - Recherche d'une **lésion du pivot central** (ligaments croisés en hyposignal T1 et T2 en l'absence de lésion), **méniscale** ou **ostéochondrale** - Diagnostic : - Hyposignal T1 et hypersignal T2 dans l'échancrure inter-condylienne - Perte du parallélisme du toit de l'échancrure - Aspect discontinu et irrégulier, désinsertion (souvent proximale), voire disparition complète du ligament
Diagnostic	PC	Autres		**- Artériographie** = systématique si **luxation du genou** associée : en urgence, au bloc opératoire, bilan lésionnel précis des lésions de l'a. poplitée (lésions intimales occultes) **- Arthroscopie du genou** à visée diagnostique : aucune indication
Evolution	Evolution favorable			- Entorse bénigne (les plus fréquentes) : **guérison** - Rupture du LCA non traitée : - **Aucune gêne dans la vie quotidienne** dans **80% des cas** - **Rupture d'activité sportive normale** dans 20% des cas
Evolution	*Complication*	Aiguë		= Lésion associée : lésion cutanée, lésion méniscale, hémarthrose, lésion osseuse, lésion de l'artère poplitée, lésion du nerf fibulaire commun
Evolution	*Complication*	Précoce		- **Amyotrophie du quadriceps** : systématique après immobilisation du genou - **Douleurs résiduelles, raideur du genou** - **Algodystrophie** : favorisée par l'immobilisation prolongée ou la rééducation précoce - Autres : **TVP, maladie de Pellegrini-Stieda** (ossification douloureuse du LLI)
Evolution	*Complication*	Tardive	**Laxité ligamentaire chronique**	= En cas de non cicatrisation de la rupture du LCA - **Laxité antérieure** constante : **usure cartilagineuse**, jusqu'à la **gonarthrose fémoro-tibial**e à **prédominance interne** à terme - **Instabilité** : déboîtements de genou ressentis par le patient, responsable **d'entorses à répétition**, de **lésions méniscales**, et à terme de **gonarthrose**
Evolution	*Complication*	Tardive	**Syndrome méniscal 2ndr**	= Le plus souvent **lésion du ménisque médial** : accélère l'évolution vers l'arthrose - Symptômes : **blocage, douleur, hydarthrose récidivante, instabilité**
Evolution	*Complication*	Tardive	**Arthrose fémoro-tibiale**	= Evolution à long terme, **initialement interne** puis **globale** - Favorisée par des **lésions méniscales** ou un **morphotype en *genu varum***
TTT	**TTT fonctionnel**			- Indication : - Entorse bénigne - Rupture du LCA en pré-chirurgical ou chez les patients non-opérés - Possible pour les lésions ligamentaires périphériques - **Immobilisation partielle** : par **attelle amovible** type **Zimmer** pendant **2 à 3 semaines** - Mesures antalgiques : **glaçage, antalgique** (AINS, palier I et II)
TTT	**TTT orthopédique**			→ Indications : - Rupture ligamentaire périphérique - Rupture du pivot central chez un sujet âgé, non sportif et tolérant une laxité - **Immobilisation plâtrée cruro-pédieuse** ou **genouillère** pendant **45 jours**
TTT	**TTT chirurgical**			= Seulement des LCA et LCP : aucun bénéfice en cas de lésion périphérique) - Indication : - Lésion du LCA symptomatique ou avec laxité chez un sujet sportif - Instabilité entravant les activités quotidiennes (quelle que soit l'âge) - Atteinte méniscale associée ou secondaire - Entorse grave avec triade ou pentade - Luxation du genou (après vérification de l'artère poplitée) - Réalisé : - A froid = **après 3 à 6 mois** de traitement fonctionnel - Parfois à chaud : en cas d'avulsion osseuse ou chez le sportif de haut niveau **Ligamentoplastie à partir d'autogreffe** : sous arthroscopie, 2 méthodes d'efficacité comparable - **Kenneth-Jones** : 1/3 moyen du tendon rotulien avec ses insertions osseuses tibiales et rotuliennes - **DIDT** : tendon des muscles droit interne et demi-tendineux - Fixé à travers des tunnels osseux aux niveaux des zones d'insertion du LCA ou du LCP natif
TTT	**Rééducation - kinésithérapie**			= Systématique : lutte contre l'enraidissement, récupération des amplitudes, lutte contre l'amyotrophie, rééducation proprioceptive
TTT	Mesures associées			- **Ponction évacuatrice** en cas d'hémarthrose hyperalgique - **Arrêt de travail** **- Restriction sportive** : - Jusqu'à **6 à 9 mois** après la chirurgie si opéré - Limiter les sports de pivot à vie si non opéré

LESIONS MENISCALES DU GENOU

Ménisques = fibrocartilages semi-lunaires, à section triangulaire à base périphérique
- Vascularisation uniquement du tiers périphérique (= zone rouge) et non vascularisé sur les 2 tiers centraux (**zone blanche**) → toute lésion située en zone non vascularisée ne cicatrise pas
- **Ménisque interne = en C** : soumis à des formes compressives → lésions longitudinales
- **Ménisque externe = en O** : plus mobile que le ménisque interne, soumis à des forces de cisaillement → lésions horizontales
- Rôles : - **Stabilité** : corne postérieure du ménisque interne = limite la translation antérieure et stabilise la rotation externe
  - **Congruence** : ↗ la congruence des condyles fémoraux avec les plateaux tibiaux
  - **Transmission** et **amortissement des forces**
  - **Lubrification** : répartition du liquide synovial

<table>
<tr><td rowspan="10">Etiologie</td><td rowspan="6">Traumatique</td><td colspan="4">= 75% des cas : adulte jeune (20-30 ans), prédominance masculine (3/1), traumatisme sportif (foot, ski…), activité professionnel (carreleur…), touche plus fréquemment le ménisque interne (75%)</td></tr>
<tr><td>Rotation externe du tibia</td><td colspan="3">= Traumatisme indirect, pied fixe au sol en appui monopodal (football ++)
- Contrainte divergente : compression + rotation axiale → cisaillement vertical
- Séquence lésionnelle : compression de la partie postérieure du ménisque interne par le condyle fémoral médial → déplacement antérieur de l'insertion capsulaire du ménisque
- Lésion : fente longitudinale à point de départ postérieur, progressant vers l'avant
- Lésion méniscale en anse de seau : bord méniscal libre mobilisé dans l'échancrure inter-condylienne</td></tr>
<tr><td>Autres</td><td colspan="3">- Hyperflexion prolongée suivie d'une hyperextension brutale en appui monopodal (carreleur ++) : lésion verticale stade I de Trillat
- Lésion 2^{ndr} à une rupture du LCA : augmentation des contraintes sur la corne postérieure du ménisque interne → désinsertion ménisco-capsulaire</td></tr>
<tr><td rowspan="3">Classification de Trillat</td><td>Stade I</td><td>Fente verticale postérieure en arrière du LLI → peut s'ouvrir en arrière</td><td>- Douleurs
- Sensation d'instabilité</td></tr>
<tr><td>Stade II</td><td>Fente étendue vers l'avant, formant une bandelette en anse de seau → peut se rompre transversalement</td><td>- Episodes de blocage aigu par luxation de l'anse dans l'échancrure inter-condylienne</td></tr>
<tr><td>Stade III</td><td>Luxation permanente de l'anse de seau dans l'échancrure inter-condylienne</td><td>- Guérison apparente</td></tr>
<tr><td>Dégénérative</td><td colspan="4">Méniscose = lésion pré-arthrosique : ménisque irrégulier, ramolli, parfois calcifié
- Adulte de 40 à 50 ans, prédominance masculine, sans traumatisme initial retrouvé
- Lésions prédominantes : clivages horizontaux (dans l'épaisseur du ménisque) ou languettes</td></tr>
<tr><td>Malformative</td><td colspan="4">= > 90% des cas au niveau du ménisque externe, symptomatique dès l'enfance ou révélée plus tardivement par la favorisation d'une lésion traumatique
- Méga-corne antérieure ou postérieure
- Ménisque discoïde : non échancré, recouvrant complétement le plateau tibial
- Ménisque hyper-mobile : anomalie d'attachement de la corne postérieure, luxée dans l'échancrure
- Autres : ménisque externe dédoublé, ossicule méniscal, hyperplasie méniscale…</td></tr>
<tr><td>Kyste méniscal</td><td colspan="4">= Dégénérescence fibreuse avec accumulation d'une substance mucoïde lors de microtraumatismes répétés : peut compliquer tout les types de lésion méniscale, plus fréquent au ménisque externe
- Palpation sous la peau au niveau de l'interligne articulaire</td></tr>
<tr><td colspan="5"></td></tr>
<tr><td rowspan="2">Diagnostic</td><td rowspan="2">SF</td><td>Signes cardinaux de Trillat</td><td colspan="3">- Douleur (90%) : en regard de l'interligne articulaire, d'intensité variable
- Blocage aigu (20%): - Blocage élastique douloureux dans les derniers degrés d'extension (flexion normale et indolore) : impotence fonctionnelle totale, genou en demi-flexion
- Evolution : réduction parfois spontanée en quelques minutes/jours, avec un ressaut douloureux
- Hydarthrose récidivante : de type mécanique (30%)
- Sensation d'instabilité (10%) avec parfois dérobement du genou : traduit l'existence d'une languette ou d'une anse de seau mobile
- Dérangement articulaire interne : sensation de corps étrangers, ressaut…</td></tr>
<tr><td colspan="4">- Ménisque discoïde : claquements et ressauts audibles et ressentis lors de la flexion/extension
- Ménisque hyper-mobile : blocages aigus spontanément résolutifs, dérobement</td></tr>
</table>

Diagnostic	SC		- Signes de souffrance articulaire prolongée : **amyotrophie du quadriceps, effacement des reliefs de la rotule** - **Douleur provoquée à la palpation de l'interligne auriculaire** - Recherche d'un **blocage aigu** - **Manœuvre de McMurray** : extension progressive sur un genou en flexion-valgus-rotation interne → recherche d'un **ressaut méniscal** audible et palpable au niveau de l'interligne articulaire médiale - **Signe de Oudard = cri méniscal** : douleur à la palpation de l'interligne auriculaire lors de l'extension progressive - ***Grinding test* d'Appley** : patient en décubitus ventral, genou en flexion→ douleurs à la compression axiale associée à des mouvements de rotation (externe = lésion du ménisque interne / interne = ménisque externe) - Recherche de kyste méniscal : **tuméfaction douloureuse** en regard de l'interligne articulaire, disparaît en flexion - **Test de Genety** : patient en décubitus ventral, jambes en flexion dépassant de la table → extension : la jambe qui descend le moins bas est atteinte au niveau méniscale - Recherche d'un épanchement intra-articulaire : **choc rotulien** - Etude de la mobilité articulaire active et passive et flexion/extension et en rotation → Un examen normal n'élimine pas le diagnostic
	PC	**Rx**	= **En charge des 2 genoux face et profil + incidence fémoro-patellaire** à 30° de flexion - Aucun intérêt diagnostique : seulement pour le **bilan des lésions osseuses associées**
		IRM des genoux	= Séquences T1 avec coupes frontales et sagittales - Signes : - Stade normal : hyposignal triangulaire et homogène - Grade I : hypersignal intra-méniscal central, nodulaire et homogène - Grade II : hypersignal intra-méniscal central, linéaire et homogène - Grade III : hypersignal intra-méniscal linéaire ou complexe, étendu à au moins 1 surface - Bilan des lésions associées : ligamentaire (LCA...),, ostéochondrale, contusion osseuse
		Autres	- **Arthroscanner** : examen invasif, alternative à l'IRM, surtout en cas d'atcd de chirurgie méniscale - **Arthroscopie du genou** : seulement en cas de geste thérapeutique (jamais à visée diagnostique)
		Stratégie	- Blocage aigu → **arthroscopie thérapeutique** en urgence pour réduction de l'anse de seau - Hors blocage aigu → **IRM** → **arthroscopie** selon les indications
	DD		- **Blocage aigu du genou** : - Blocage en flexion : - **Corps étranger : fracture ostéochondrale, ostéochondrite...** - **Rupture ancienne du LCA** en « battant de cloche » - Blocage en extension : **pseudo-blocage fémoro-patellaire** - Crises douloureuses répétées, latéralisées avec hydarthrose : **arthrose débutante**
Evolution	Evolution favorable		- Lésion méniscale périphérique : cicatrisation spontanée possible si lésion stable de taille modérée - Cicatrisation habituelle après méniscectomie : reprise rapide des activités professionnelle/sportive
	Complication		- Lésion méniscale non traitée : régression des symptômes, puis intervalle libre - **Récidive** des crises douloureuses ± hydarthrose, par des traumatisme de plus en plus légers - Complication après traitement : **instabilité réflexe persistante** (persistance d'une languette méniscale), **hydarthrose récidivante, douleurs résiduelles, algodystrophie, arthrose fémoro-tibiale**
TTT	**TTT fonctionnel**		→ Indication : - Gêne fonctionnelle minime - Patient non motivé par la chirurgie - Lésion méniscale dégénérative sans instabilité ou blocage - **Décharge antalgique ± attelle d'immobilisation** amovible pendant quelques jours - **Arrêt de travail** pendant 10 jours, **glaçage, antalgique/AINS** - **Eviction des sports**
	TTT chirurgical		→ Indication : - Gêne fonctionnelle importante - Blocage aigu - Lésion associée (rupture du LCA) - **Sous arthroscopie** en 1ère intention : - Bilan lésionnel méniscal (localisation, extension) et des lésions associées (cartilage, LCA) - Selon la lésion : - **Méniscectomie partielle** ou **subtotale** - **Résection d'une anse de seau** - **Suture méniscale** - Traitement des lésions associées : rupture du LCA...
		Complications	- **Arthrite septique** (< 0,5%) - Risque thrombo-embolique - Syndrome algodystrophique - Hémarthrose post-opératoire
		Mesures associées	- **Attelle amovible d'immobilisation** pendant **10 jours** - **Appui dès le 1er jour** (sauf suture méniscale), rééducation limitée du quadriceps - **Reprise du travail** après 10 jours et **reprise du sport** après 3 semaines

ITEM 358 : PROTHESE ET OSTEOSYNTHESE

<table>
<tr><th colspan="4">CONSOLIDATION OSSEUSE</th></tr>
<tr><td rowspan="5">Consolidation osseuse normale</td><td colspan="3">= Long processus physiologique permettant une cicatrisation normale de l'os, en 3 phases</td></tr>
<tr><td>Hématome fracturaire Réaction inflammatoire</td><td colspan="2">Dès J1
- Formation d'un hématome au niveau du foyer fracturaire
- Néo-vascularisation à partir du tissu sain adjacent
- Colonisation rapide (< 24h) du foyer par des cellules de l'inflammation (polynucléaires, macrophages, fibroblastes...) : détersion et début de résorption de l'hématome
→ A la fin de cette phase : hématome remplacé par un tissu fibroblastique → tissu de granulation</td></tr>
<tr><td>Cal conjonctif Phase de prolifération</td><td colspan="2">= De J2 à J21
- Formation d'une matrice fibroblastique au niveau du foyer fracturaire : apparition d'une métaplasie cartilagineuse (sous l'action des chondrocytes) → cal conjonctif, mou, fibro-cartilagineux
- Oxygénation du cal par la néovascularisation → différenciation des chondrocytes en ostéocytes
- Ossification du cal mou dès la 4e semaine
- Cal périosté par ossification intramembranaire au niveau du périoste</td></tr>
<tr><td>Ossification du cal Remodelage osseux</td><td colspan="2">= 3^e phase : à partir de J30 (cal osseux visible à la Rx), dure plusieurs mois = jusqu'à 18 à 24 mois
- Résorption du tissu osseux nécrosé par les ostéoclastes
- Envahissement progressif du cal cartilagineux par des ostéoblastes : ossification → pont osseux
- Remodelage osseux guidé par les contraintes de compression et de traction : ossification des zones exposées à la compression et résorption des zones exposées à la traction</td></tr>
<tr><td>Facteurs influençant la consolidation</td><td colspan="2">- Liés au patient : âge, tabac, diabète, AINS diminuent la consolidation
- Liés à la fracture : fracture ouverte, délabrement des parties molles, trait oblique diminuent la consolidation
- Liés au traitement : immobilisation inadaptée, écart inter-fragmentaire important, incarcération de parties molles diminuent la consolidation</td></tr>
<tr><td rowspan="5">Consolidation osseuse pathologique</td><td>Cal vicieux</td><td colspan="2">= Consolidation osseuse non anatomique : - Trouble d'angulation : varus ou valgus
- Trouble de rotation
- Trouble de longueur : raccourcissement
- Cause : - Défaut de traitement : insuffisance de réduction ou déplacement secondaire
- Fracture grave
→ La tolérance dépend de la localisation
- Manifestation : douleur à court terme, arthrose prématurée à long terme
- TTT chirurgicale : ostéotomie</td></tr>
<tr><td rowspan="3">Pseudarthrose aseptique</td><td colspan="2">= Non-consolidation après 2 fois le délai normal de cicatrisation : 6 mois</td></tr>
<tr><td>Pseudarthrose atrophique</td><td>= Absence de cal osseux : due à un défaut de vascularisation (fracture ouverte, tissus environnants peu vascularisés : tibia...) ou un écart inter-fragmentaire trop important
- Rx : persistance du trait de fracture</td></tr>
<tr><td>Pseudarthrose hypertrophique</td><td>= Organisation du cal de part et d'autre du foyer de fracture sans ossification au centre, secondaire à la mobilisation trop importante du cal conjonctif, lié à la persistance d'une mobilité résiduelle du foyer
- Rx : cal en « patte d'éléphant »</td></tr>
<tr><td>Pseudarthrose septique</td><td colspan="2">= Absence de consolidation osseuse par infection du foyer de fracture : à évoquer devant toute pseudarthrose, surtout en cas de fracture ouverte ou de pose de matériel
- Signes généraux (parfois absents) : fièvre, frissons, douleurs, ↗ VS/CRP
- TTT : excision du foyer infectieux, bi-antibiothérapie ciblée et reconstruction osseuse</td></tr>
<tr><td rowspan="4">Suivi</td><td colspan="3">Rythme : - Ostéosynthèse : - Suivi régulier
- Ablation du matériel entre 9 et 18 mois non systématique, si gêne, infection
- Prothèse articulaire : 1/an pendant 5 ans puis tous les 2 ans</td></tr>
<tr><td>SF</td><td colspan="2">- Douleur : - Normale en post-opératoire : doit s'atténuer avec le temps
- Douleur de fond, pulsatile, se majorant : évoquer une complication (infection, phlébite...)
- Frissons, sueurs froides
- Sensation de craquement ou craquement audible
- Trouble de la marche : boiterie, inconfort</td></tr>
<tr><td>SC</td><td colspan="2">- Inspection : pansement, cicatrice, aspect cutané, examen de la marche
- Amplitude articulaire active et passive, raideur articulaire
- Tension des loges musculaires
- Palpation des trajets veineux et des pouls, recoloration cutanée, examen neurologique périphérique</td></tr>
<tr><td>Rx</td><td colspan="2">- A chaque consultation</td></tr>
</table>

OSTEOSYNTHESE

Ostéosynthèse = traitement chirurgical des fractures, permettant une contention du foyer fracturaire en position anatomique
- Matériel utilisé : en **acier inoxydable** ou en **titane**, biocompatible, sans défaut, adapté en forme et en taille à l'os concerné
- Indication : - Fracture instable (immobilisation plâtrée insuffisante)
  - Fracture non réductible
  - Pseudarthrose

Type			- **Percutané** = introduction du matériel par des incisions millimétriques : **broches**... → Conservation de l'hématome fracturaire, réduction anatomique moindre - **Foyer fermé** = introduction du matériel par les extrémités du foyer fracturaire : **enclouage centromédullaire**... → Conservation de l'hématome fracturaire, réduction anatomique moindre - **Foyer ouvert** = introduction par abord chirurgical après évacuation de l'hématome : **plaque vissée**... → Possibilité d'une réduction anatomique maximale - **Fixateur externe** = contention à distance de l'os : en cas de risque infectieux (fracture ouverte) ou fracture complexe
Matériel	**Clous**		= **Enclouage** : introduction d'un clou par l'extrémité du canal médullaire après réduction par manœuvres externes puis **alésage** (élargissement du canal médullaire) - Type : - **Seul** = montage dynamique : ne bloque pas les mouvements de rotation mais garde des contraintes pour le remodelage - **Verrouillé** (vis perpendiculaire au clou) : stabilisation en rotation - Indication : fracture diaphysaire du fémur, du tibia et de l'humérus
		Avantages	- Conservation de l'hématome fracturaire - Cal osseux volumineux - Appui précoce - Risque infectieux diminué
		Inconvénients	- Réduction imparfaite → possible chevauchement - Risque d'**embolie graisseuse** (exceptionnel), surtout au fémur
	Plaques		= Vissage d'une plaque par ostéosynthèse à foyer ouvert : - Indication : fracture métaphysaire des os long ou fracture de certains os courts
		Avantages	- Réduction anatomique
		Inconvénients	- Dépériostage important, évacuation de l'hématome fracturaire - Risque de pseudarthrose important (évacuation de l'hématome, montage statique) - Risque septique - Reprise d'appui retardée, progressive - **Ré-intervention 2[ndr]** pour ablation du matériel
	Fixateur externe		= En dernier recours lors de fractures trop complexes (ne permettant pas une ostéosynthèse) ou lorsque le risque infectieux et le pronostic cutané contre-indique une pose de matériel
	Broche et vis		= **Ostéosynthèse percutanée** : ablation systématique à 6 semaines
	Cerclage		- Associé aux broches pour former un **hauban** : fracture patellaire... - Associé aux clous et plaques : fracture spiroïdes
Complications	Précoce		- **Thrombose veineuse profonde** - **Déplacement secondaire** : rare, nécessite une réintervention - **Infection du matériel d'ostéosynthèse** : nosocomiale ou par voie hématogène
	Tardive		- **Pseudarthrose aseptique** : surtout pour les montages trop statiques (clous verrouillés, plaques vissées) et les ostéosynthèses à foyer ouvert avec évacuation de l'hématome - **Pseudarthrose septique** - **Cal vicieux** - **Douleurs météorologiques** (au changement de pression et de température)
Suites	**Appui**		- Reprise d'appui complet possible à 6 semaines (os court) ou 3 mois (os long) chez l'adulte
	Ablation		- Réalisée après consolidation : - Après 6-8 semaines pour les broches de poignet - Après 12 à 18 mois pour les autres matériaux - Non indispensable chez la personne âgée - Peut être réalisée précocement en cas de mobilisation du matériel, extériorisation, infection ou gêne

PROTHESE ARTICULAIRE = remplacement partiel ou total d'une articulation

- Principales indications : - Arthrose : seul traitement curatif
  - Fracture articulaire (notamment du col fémoral)
  - Ostéonécrose
  - Tumeur

Complications	**Infection sur prothèse ostéo-articulaire**		- Contamination : - **Inoculation directe** lors de la pose : ***S. aureus, S. epidermidis*, S. coagulase négative, streptocoque, BGN** (*P. aeruginosa*)… - **Par voie hématogène** : germe selon le foyer primaire
		C	- **Infection précoce du site opératoire < 1 mois** : douleurs majorées, signes inflammatoires généraux et locaux, cicatrice ouverte avec écoulement purulent - **Infection tardive du site opératoire** : douleurs plus insidieuses, signes généraux moins francs - Complication possible : **abcédation**, **fistulisation**, **descellement de matériel prothétique** - **Infection par voie hématogène** : tableau **d'arthrite** ou **d'ostéite** **- Infection nosocomiale : absente lors de l'admission à l'hôpital et déclarée minimum 48h après l'admission, jusqu'à 30 jours si infection du site opératoire et jusqu'à 1 an si matériel prothétique**
		PC	- PEC multidisciplinaire, RCP infection ostéo-articulaire - **Ponction articulaire** = examen clé, négative n'élimine pas le diagnostic - **Rx** : normale à la phase précoce, puis **réaction périostée**, **ostéolyse**, **descellement de prothèse**, **séquestres osseux** - **Hémocultures** et **prélèvements per-opératoire** du site et de la porte d'entrée
		TTT	- Prévention : **antibioprophylaxie péri-opératoire** systématique - TTT : - Prélèvements, lavage abondant ± remplacement du matériel en 1 ou 2 temps (souvent nécessaire) - **Bi-antibiothérapie** adaptée, uniquement après prélèvement per-opératoire
	Luxation de prothèse = perte de contact entre les implants		= Fréquence variable selon le type de prothèse (2-3% à la hanche, < 1% genou et épaule), du couple de frottement et de la voie d'abord utilisée - Cause : infection, mauvais positionnement du matériel, mouvement luxant ou usure prothétique - TTT : **réduction par manœuvre externe** sous AG - Si récidive : TDM pour vérifier la position des implants avant reprise chirurgicale
		Luxation de PTH	- Pose par **voie postérieure** : mouvement de **flexion-adduction-rotation interne** - Pose par **voie antérieure** : mouvement d'**extension-abduction-rotation externe** - Risque supérieur en cas de PTH sur fracture par rapport à l'arthrose (hanche enraidie avant la pose de PTH, avec limitation des mouvements)
	Usure prothétique		= Risque évolutif majeur et attendu du couple de frottement : - Risque de **descellement et ostéolyse -> douleur, diminution de la fonction** - Débris d'usures → réaction inflammatoire granulomateuse
	Descellement prothétique = faillite de la fixation prothétique à l'os		- Cause : **usure** (majorité des cas) ou **infection, mauvaise qualité osseuse, erreur de pose** - Diagnostic : **- Douleur, altération fonctionnelle** - Rx : **liseré péri-prothétique, ostéolyse** - TTT : **reprise chirurgicale pour changement des implants**
	Inégalité de longueur		- Prévention maximale par la prise de repère en per-opératoire - Gêne fonctionnelle possible si > 5mm : compensation par **semelle orthopédique**
	Autres		- **Rupture d'implant** : rare, reprise chirurgicale nécessaire - **Fracture péri-prothétique** : 2[ndr] à un traumatisme → **ostéosynthèse** ou **changement prothétique** - **Raideur articulaire** et **tendinopathie** : - Prothèse de hanche : **tendinopathie du psoas** et **moyen fessier** - Prothèse de genou : **tendinopathie patellaire** ou **quadricipitale** - **Douleurs séquellaires** - **Thrombose veineuse profonde** - **Syndrome douloureux régional complexe** **- Allergie à l'un de composant prothétique (nickel ++)** **- Métallose : importante libération de particules responsable de lésions osseuses et ligamentaires**

ITEM 359 : FRACTURES DU MEMBRE INFERIEUR DE L'ADULTE

<table>
<tr><th colspan="4">FRACTURE DE L'EXTREMITE SUPERIEURE DU FEMUR</th></tr>
<tr><td colspan="4">= 2ème urgence traumatologique du sujet âgé (après la fracture de l'extrémité inférieure du radius)
- Fracture traumatique (90%) : chute de sa hauteur chez le sujet âgé (80%), traumatisme à haute énergie chez le sujet jeune
- Fracture pathologique : tumeur osseuse, iatrogène (corticoïdes, radiothérapie), maladie de Paget, ostéopathie carentielle
- FdR : sexe féminin (3/1), âge élevé > 70 ans, ostéoporose, chutes à répétition</td></tr>
<tr><td rowspan="2">Anatomie</td><td colspan="3">- Os spongieux : organisation trabéculaire → grande fragilité de la région basi-cervicale
- Artère circonflexe postérieure (vascularisation des ¾ supérieurs de la tête fémoral) : passe par le col fémoral → risque de nécrose ischémique en cas de fracture cervicale vraie déplacée, ou aucun risque si fracture trochantérienne</td></tr>
<tr><td>Radio-anatomie</td><td colspan="2">- Extrémité supérieure du fémur : tête fémorale (2/3 de sphère), col fémoral et jonction métaphyso-épiphysaire (grand trochanter en haut-en dehors et petit trochanter en bas-dedans-arrière)
- Angle cervico-diaphysaire (axe du col et de la diaphyse) = 125° à 135° : ↗ si coxa valga ou ↘ si coxa vara</td></tr>
<tr><td rowspan="5">Classification</td><td colspan="3">- Localisation : intra-capsulaire = fracture cervicale vraie (1/3 des cas) ou extra-capsulaire = trochantérienne (2/3)</td></tr>
<tr><td rowspan="3">Fracture cervicale vraie
(1/3)</td><td>Classification de Garden</td><td>= Sur une Rx de face : évalue le risque de lésion de l'artère circonflexe postérieure
- Garden I = fracture en coxa valga : ouverture de l'angle cervico-diaphysaire > 135°, verticalisation des travées osseuses, déplacement de la tête fémorale vers le haut, engrènement du foyer de fracture par impaction
- Garden II = fracture non déplacée : engrènement du foyer de fracture avec angle cervico-diaphysaire normal et travées osseuses d'obliquité normale
- Garden III = fracture en coxa vara : fermeture de l'angle cervico-diaphysaire < 125°, horizontalisation des travées osseuses, déplacement de la tête fémorale vers le bas, sans engrènement, comminution postérieure
- Garden IV = fracture en coxa vara désolidarisée : perte de contact capsulo-synovial</td></tr>
<tr><td>Classification de Pauwels</td><td>= Selon l'angle du trait de fracture avec l'horizontal : évalue le risque de pseudo-arthrose, qui augmente avec la verticalité du trait de fracture (facture plus instable)
- Pauwels 1 = angle < 30°
- Pauwels 2 = angle 30-50°
- Pauwels 3 = angle > 50°</td></tr>
<tr><td>Angle alpha</td><td>= Déplacement angulaire de la tête par rapport à l'axe du col sur un cliché de profil</td></tr>
<tr><td>Fracture trochan-térienne
(2/3)</td><td>Classification de Ender</td><td>= Selon la position du trait de fracture par rapport au massif trochantérien
- Fracture stable : - Fracture basi-cervicale ou cervico-trochantérienne
- Fracture per-trochantérienne simple (oblique en bas-dedans)
- Fracture instable : - Fracture per-trochantérienne complexe (nombreux refends)
- Fracture inter-trochantérienne, sous-trochantérienne
- Fracture trochantéro-diaphysaire</td></tr>
<tr><td rowspan="5">Diagnostic</td><td rowspan="3">C</td><td>Fracture cervicale vraie</td><td>- Douleur intense de l'aine
- Notion de craquement audible
- Impotence fonctionnelle : appui possible (Garden 1/2) ou impotence totale (Garden 3/4)
- Déformation du membre (surtout Garden 3-4) : aspect raccourci, en adduction et rotation externe</td></tr>
<tr><td>Fracture trochan-térienne</td><td>- Douleur intense à la palpation du massif trochantérien, hématome en regard
- Notion de craquement audible
- Impotence fonctionnelle totale
- Déformation du membre touché : ascension du massif trochantérien, membre moins déformé</td></tr>
<tr><td>Lésions associées</td><td>- Cutanée
- Vasculaire : palpation des pouls iliaque, fémoraux et poplité
- Nerveuse : déficit sensitivo-moteur
- Osseuse (poignet si chute d'un patient ostéoporotique)
- Musculo-tendineuse</td></tr>
<tr><td rowspan="2">PC</td><td>Rx</td><td>= En 1ère intention : bassin de face et hanche de face + profil chirurgical d'Arcelin
- Trait de fracture : cervical ou du massif trochantérien, orientation, type
- Déplacement : déplacement de la tête, engrènement, angle cervico-diaphysaire, orientation des travées
- Recherche de lésions associées : fracture du cadre obturateur, fracture diaphysaire, arthrose
→ Si Rx normal avec douleur : cliché à 20° de rotation interne ou scanner</td></tr>
<tr><td colspan="2">- TDM de hanche : en 2nd intention si fracture complexe</td></tr>
</table>

Evolution	Favorable			- Rapidement favorable après traitement chirurgical : **délai de consolidation = 3 mois** - Facteurs de mauvais pronostic : âge élevé, comorbidité, lésion associée, comminution importante, fracture instable, déplacement important, réduction insuffisante, prothèse instable
Evolution	*Complication*	Complication générale		= **Surmortalité majeure** = **20%** à 1 an, indépendante du type de fracture - Complication aiguë : **décompensation de tare, anesthésie** - Complication secondaire : **complication du décubitus, syndrome confusionnel, algodystrophie**
Evolution	*Complication*	*Fracture cervicale vraie*	**Ostéonécrose aseptique de la tête fémorale**	= Fréquente = **30%** : dans les **2 ans** (impossible après arthroplastie) - FdR : déplacement important, Garden (**80%** si 4), retard thérapeutique, ostéosynthèse instable, réduction insuffisante, comminution postérieure importante, Pauwels élevé - **Douleur de l'aine** d'horaire mécanique, **impotence fonctionnelle progressive** - Diagnostic : **scintigraphie osseuse** voire **IRM** (Rx en retard sur la clinique) - Traitement : **PTH**
Evolution	*Complication*	*Fracture cervicale vraie*	**Pseudo-arthrose aseptique**	= Fréquent = 10% (impossible après arthroplastie) - Facteurs favorisant : mauvaise réduction, appui précoce, sepsis, comminution - SF : **douleur à la reprise de l'appui, boiterie, foyer de fracture indolore** - Rx : **persistance du trait de fracture > 6 mois**
Evolution	*Complication*	*Fracture cervicale vraie*	Autre	**- Coxarthrose post-traumatique**
Evolution	*Complication*	Arthroplastie		**- Luxation, descellement** (septique ou aseptique), **fractures itératives, détérioration cotyloïdienne** (cotyloïdite), **infection de prothèse**
Evolution	*Complication*	Fracture trochantérienne		- **Cal vicieux** : chirurgie si varus > 15°, rotation externe > 20° et/ou raccourcissement > 2 cm - Ostéonécrose aseptique et pseudarthrose exceptionnelles (richement vascularisé)
TTT	Mise en condition			= Urgence thérapeutique : - Hospitalisation en chirurgie orthopédique : **délai de PEC idéal < 48h** - Patient à jeun, antalgique IV - **Immobilisation ± traction** du membre inférieur → La chirugie doit être réalisée idéalement : - Dans les **6h** chez le sujet jeune - Dans les **48h** chez le sujet âgé
TTT				- Fracture trochantérienne ou cervical Garden 1 ou 2 → **ostéosynthèse** si possible (voire traitement fonctionnel pour Garden 1 > 75 ans) ou **arthroplastie** si ostéosynthèse non possible - Fracture cervicale vraie Garden 3 ou 4 → **arthroplastie** ou **essai d'ostéosynthèse** possible chez le sujet jeune < 60 ans → Chez le sujet âgé > 65 ans en mauvais état général, la nécessité d'une mise en décharge prolongée après ostéosynthèse d'une fracture cervicale Garden 1 ou 2 peut faire préférer une **arthroplastie**
TTT	**Traitement fonctionnel**			= Uniquement chez le vieillard non autonome : **test de marche à J1**, puis **Rx de contrôle** - Traitement chirurgical si déplacement - En l'absence de déplacement : Rx 1/semaine pendant 1 mois, puis Rx à 3 mois
TTT	*TTT chirurgical*	**Ostéo-synthèse = conservateur**		**- Réduction** si Garden 3/4 ou trochantérienne : sous AG, sur table orthopédique, sous scopie **- Ostéosynthèse** : - Cervicale : **vissage au col** - Trochantérienne : - Fermée : **enclouage centromédullaire par clou gamma** - Ouvert : **vis-plaque** = ***dynamic hip system*** **(DHS)**
TTT	*TTT chirurgical*	**Arthroplastie = non conservateur**		- **Prothèse céphalique (de Moore...)** : remplacement de la tête et du col par une prothèse implantée dans le canal centromédullaire → détérioration cotyloïdienne - **Prothèse intermédiaire** : cupule mobile autour de la tête (limite la détérioration du cotyle) - **Prothèse totale de hanche** : remplacement prothétique céphalique et cotyloïdien → traitement de lésion associée (coxarthrose) et prévention de la détérioration cotyloïdienne
TTT	*TTT chirurgical*	**Arthroplastie = non conservateur**	**Score de Parker**	= Choix entre prothèse intermédiaire ou totale : **score ≥ 6 → prothèse totale** - Mobilité dans 3 situations = domicile, extérieur et faire ses courses : sans difficulté = **3**, avec canne = **2**, avec tierce personne = **1** ou impossible = **0**
TTT	**Rééducation**			**= Kinésithérapie** de **renfort musculaire isométrique précoce** : lutte contre l'amyotrophie et la raideur - Arthroplastie : **mise au fauteuil et reprise d'appui précoce à 24-72h** - Ostéosynthèse : - **Mise au fauteuil** précoce à 24-72h - **Reprise d'appui** différé si fracture instable : - **3 semaines** si enclouage ou plaque-vis - **3 mois** si vissage au col
TTT	Mesures associées			- Lutte contre les complications du décubitus : **nursing, bas de contention, anticoagulation préventive** (pendant **42 jours** après une PTH ou jusqu'à **reprise de l'appui total** si ostéosynthèse) - Prévention de luxation (PTH) : **rehausseur de toilette** et **interdiction de siège bas** pendant 3 mois, interdiction des gestes en flexion-rotation interne (chaussage et chaussettes en rotation externe...)

FRACTURE DE JAMBE

- **Fracture des 2 os de la jambe** : 20% des fractures, touche surtout l'adulte jeune (20-40 ans), de sexe masculin
- Tibia seulement recouvert par la peau au niveau médial : **ouverture cutanée** fréquente (dans **1/4** des fractures de jambe)

Mécanisme

Traumatique	- **Traumatisme direct** (AVP, accident du travail, défenestration) : fracture en regard du point d'impact - **Traumatisme indirect** (accident de ski, chute simple) : torsion ou flexion → fracture à distance du point d'impact, oblique longue, spiroïde
Micro-traumatique	= **Fracture de fatigue** : microtraumatismes répétés, sur un os non pathologique - Contexte : sujet en bon état général, coureur de fond, danseur de ballet… - Favorisé par une intensification des activités sportives

Classification

Trait de fracture		Localisation	Déplacement	Etat cutané
Simple	**Complexe**		- **Non déplacée**	
- Transversal	- Bifocal	- **Métaphysaire**	- Angulation : - **Varus/valgus**	- **Fermée**
- Oblique court	- En aile de papillon	- **Diaphysaire** : 1/3	- **Flessum/recurvatum**	
- Spiroïde	- Comminutif	supérieur, moyen ou	- **Translation** (en « baïonnette »)	- **Ouverte**
- Oblique long		inférieur	- **Chevauchement**	
			- **Rotation**	

Diagnostic

Int.		- Horaire et circonstance de l'accident, craquement audible, mécanisme lésionnel direct ou indirect - **SAT-VAT** si fracture ouverte
C		- **Impotence fonctionnelle totale** du MI - **Déformation**, souvent évidente, de la jambe - **Mobilité anormale et douloureuse**, avec **crépitation osseuse** en regard du foyer de fracture - Signe négatif : bilan articulaire du genou et de la cheville normal
Lésions associées	Générale	- **Polytraumatisme** : signe de choc, décompensation de tare
	Cutanée	= Facteur de très mauvais pronostic : porte d'entrée infectieuse - Lésion élémentaire : **ouverture punctiforme, plaie linéaire, décollement, contusion cutanée, perte de substance**
	Musculo-périostée	- Palpation des masses musculaires antérolatérales et postérieures : recherche d'un **hématome intra-aponévrotique** sous tension → risque de **syndrome des loges**
	Neurologique	= Rare : **compression, contusion, section nerveuse** ou **syndrome ischémique des loges** - Essentiellement atteinte du **nerf fibulaire commun** au col de la fibula - Examen : mobilisation active des orteils, sensibilité plantaire et dorsale du pied
	Vasculaire	= Exceptionnelle : **compression, lésion intimale, section artérielle** - **Palpation des pouls périphérique**, chaleur et temps de recoloration cutanée
Rx		Cliché : **jambe face + profil**, prenant les interlignes talo-crural et fémoro-tibial - En urgence après **réduction manuelle** du foyer de fracture si peau menacée - Trait de fracture : siège, direction, nombre de fragments, déplacement, recherche d'un trait de refend articulaire → Seules les **fractures transversales** ou **obliques courtes** peuvent être considérées comme **stable**

Evolution

- Evolution favorable (majorité des cas) : **délai de consolidation = 3 à 6 mois**

Complication précoce

Générale	- **Polytraumatisme** - **Choc hypovolémique**	- **Complication iatrogène : garrot, anesthésie…** - **Décompensation de tare**	- **Embolie graisseuse** - **Crush syndrome**

Syndrome des loges

	= **Hématome** et **œdème post-traumatique** : hyperpression dans les loges aponévrotiques de la jambe → ischémie tissulaire - Complique **1 à 3%** des fractures de jambe : cause principale du syndrome des loges - Après un intervalle libre (< 24h après le traumatisme) après une fracture fermée
C	- **Douleur insupportable**, à type de brûlure - **Jambe turgescente, gonflée** - **Tension douloureuse des masses musculaires** de la loge ischémique (loge antéro-latérale principalement, ou postérieure), majorée par l'extension progressive - **Déficit sensitivomoteur** (généralement du nerf fibulaire commun) - Signes négatifs : pouls périphériques présents, chaleur normale
TTT	→ Urgence thérapeutique : aucun examen complémentaire - **Ablation du plâtre** et **aponévrotomie de décharge** des 3 loges avec fermeture à J7 - **Séquelles neurologiques** dans > 50% des cas

Evolution	*Complication précoce*	**Atteinte cutanée**			- **Fracture ouverte de dedans en dehors** (mécanisme indirect) : ouverture souvent punctiforme, trait de fracture simple → risque septique faible - **Fracture ouverte de dehors en dedans** (traumatisme direct) : ouverture cutanée étendue, trait de fracture souvent complexe → risque septique important
			TTT		→ Urgence chirurgicale (délai < 6 heures) - **Antibiothérapie IV** : **Augmentin®** 2 g IVD puis 1g/8h pendant **8 jours** - **SAT-VAT** - TTT local : **badigeonnage à la Bétadine, brossage à l'eau oxygéné, lavage au sérum physiologique, ablation des corps étranger, pansement antiseptique** - **Réduction du foyer de fracture + attelle d'immobilisation cruro-pédieuse**
				Au bloc	- Excision plan par plan des tissus à vitalité douteuse - **Fermeture cutanée sans tension** - **Lambeau de couverture musculo-aponévrotique** et **greffe de peau totale** si suture impossible - **Ostéosynthèse** : - **Enclouage centromédullaire** : Cauchoix II < 6h - **Fixateur externe** : Cauchoix II > 6 heures ou III
	Complication secondaire	Complication cutanée			= **Nécrose cutanée** avec **ouverture cutanée secondaire** : porte d'entrée infectieuse, particulièrement grave si le matériel d'ostéosynthèse est exposé → **Exérèse de la zone contuse**
		Infection locale	**Suppuration à pyogène**		- Germe : ***S. aureus*** (> 60%), ***Pseudomonas, Enterobacter, Serratia*, strepto A**… - Facteur favorisant : - Local : fracture ouverte II/III, traitement chirurgical - Général : immunodépression, diabète
				Dg	- **Infection aiguë** : fièvre élevée, cicatrice douloureuse et inflammatoire, écoulement purulent - **Infection subaiguë** : fièvre discrète, écoulement séreux - **Prélèvements de la plaie + hémoculture**
				TTT	- Excision précoce des tissus nécrosés, brossage à l'eau oxygénée, lavage abondant au sérum physiologique ± **Ablation du matériel d'ostéosynthèse** et **pose de fixateur externe** - **Antibiothérapie** : bithérapie adaptée prolongée pendant 3 à 6 mois
			Autres		- **Tétanos** → prévention systématique - **Gangrène gazeuse à *Clostridium difficile*** : favorisé par une plaie souillée ou une ischémie tissulaire, incubation en quelques heures/jours
		Déplacement secondaire			= Essentiellement des fractures traitées orthopédiquement - Prise en charge : ablation du plâtre et reprise par ostéosynthèse stable
	Complication tardive				- **Pseudarthrose aseptique** : retard de consolidation > 6 mois - **Pseudarthrose septique** : généralement après fracture ouverte infectée - **Cal vicieux** : mal toléré si raccourcissement > 2 cm, rotation > 10° ou en varus → TTT chirurgical
TTT	**TTT orthopédique**				Indication : fracture non déplacée, stable - Immobilisation : **plâtre cruro-pédieux** pendant **45 jours** (genou fléchi à 15°, cheville à angle droit, orteils libres) puis **botte plâtrée de marche** pendant **45 jours** - Mesures associées : **anticoagulant** jusqu'à **15 jours** après reprise d'appui, rééducation précoce
	TTT chirurgical				- Indication : fracture déplacée, fracture instable ou fracture ouverte (Cauchoix II ou III) - **Ablation du matériel d'ostéosynthèse** à 18-24 mois
		Ostéosynthèse à foyer ouvert			- **Réduction du foyer** de fracture au bloc sous AG en urgence - **Contention par plaque vissée ± immobilisation plâtrée** (botte x 4 semaines)
		Ostéosynthèse à foyer fermé			- **Enclouage centromédullaire** (sans immobilisation plâtrée) - **Fixateur externe** si état cutané non satisfaisant
Fracture isolée	**Fracture du tibia**				= Peu fréquente : fracture diaphysaire simple généralement (transversal ou oblique court) - Risque important de déplacement secondaire → **Traitement chirurgical**
	Fracture du péroné				- Recherche systématique d'une **fracture malléolaire médiale** ou d'une **entorse ligamentaire médiale** - Eliminer une lésion du **nerf fibulaire commun** en cas de fracture du col → **Traitement fonctionnel**

ITEM 359 : FRACTURES DU MEMBRE SUPERIEUR DE L'ADULTE

FRACTURE DE L'EXTREMITE INFERIEURE DISTALE DU RADIUS

Fracture de l'extrémité distale du radius = fracture métaphyso-épiphysaire : fracture la plus fréquente chez l'adulte
- Articulation condylienne entre le radius et le ligament triangulaire en haut et avec les 3 os du carpe en bas
- Mouvements : - **Flexion palmaire-extension dorsale** du poignet : +85°/-85°
  - **Abduction** (inclinaison radiale)-**adduction** (inclinaison ulnaire) : 25°/25°
  - **Prono-supination** : +90°/-90°

Anatomie	Os du carpe		- 1ère rangée : **scaphoïde, semi-lunaire (lunatum), pyramidal** (**triquetrum**) et **pisiforme** - 2ème rangée : **trapèze, trapézoïde, capitatum** (**grand os**) et **hamatum** (**os crochu**)
	Radio-anatomie		- **Index radio-ulnaire distal négatif = - 2 mm** : décalage entre l'extrémité distale du radius et de l'ulna - **Diastasis radio-ulnaire = nul** - **Inclinaison frontale de la ligne bi-styloïdienne = 15°** - **Inclinaison épiphysaire radiale : - Frontale en dedans = 25°** **- Sagittale en avant = 10°** → L'épiphyse radiale regarde en bas, en avant et en dedans
Mécanisme lésionnel	Personne âgée		= Le plus fréquent : le plus souvent une femme > 60 ans, ostéoporotique, avec nombreux FdR de chute, chutes à répétition avec un **traumatisme à basse énergie** (chute de sa hauteur)
		Fracture par compression-extension	= **Déplacement postérieure** de l'épiphyse radiale : **compression axiale** et **hyperextension** du poignet, souvent provoqué par le poids du corps dans la chute en avant - Déplacement : - **Bascule postérieure** (glène radiale en bas et en arrière) - **Ascension de l'épiphyse** dans le fragment proximal - **Tassement externe** (horizontalisation de la ligne bi-styloïdienne)
		Fracture par compression-flexion	= **Déplacement antérieure** de l'épiphyse radiale : **compression axiale** du poignet en extension modérée lors de la chute en arrière, ou plus rarement par **compression axiale et hyperflexion** du poignet (chute sur le poignet) - Déplacement : - **Bascule antérieure** (exagération de l'antéversion de la glène radiale) - **Ascension de l'épiphyse** - **Tassement antéro-externe**
	Patient jeune		- Plus rare : **activité à haut niveau d'énergie** (sport mécanique, ski...) ou **accident à haute énergie** (AVP, défenestration...) → fracture souvent complexe : fracture comminutive, éclatement métaphyso-épiphysaire
Classif de Castaing	**Déplacement postérieur** > 95%		- Fracture sus-articulaire (2/3) : **fracture de Pouteau-Colles** ou **fracture de Gérard-Marchant** - Fracture articulaire (1/3) : - Simple : **fracture cunéenne externe = fracture de Hutchinson** - Complexe : **fracture sus-articulaire à refends articulaires** (T frontale ou sagittale, refend cruciforme associant les 2...), **fracture comminutive**
	Déplacement antérieur < 5%		- Fracture sus-articulaire : **fracture de Goyrand-Smith** - Fracture articulaire : - **Fracture-luxation marginale antérieure** = **fracture de Leteneur** - **Fracture comminutive**
Diagnostic	SF		- **Craquement** audible lors du traumatisme - **Impotence fonctionnelle totale** passive et active du poignet - **Douleurs vives à la face postéro-latérale** du poignet
	SC		- **Poignet tuméfié, oedématié** - **Attitude du traumatisé du MS** : membre atteint coude au corps, soutenu par le membre sain - Déformation : - Déplacement post : - Face = **main botte radiale** : - Saillie interne de la styloïde ulnaire - Translation externe de la main en baïonnette - Elargissement du poignet - Profil = en **dos de fourchette** - Déplacement antérieur : en main botte radial de face, en ventre de fourchette de profil - Palpation : douleur vive de la styloïde radiale, horizontalisation de la ligne bi-styloïdienne (**signe de Laugier**)
		Lésions associées	- Cutanée : **fracture ouverte, hématome, ecchymose** - Vasculaire : **pouls ulnaire** et **radial** - Nerveuse : **nerf ulnaire** ou **médian** → aucun risque d'atteinte du **nerf radial** - Osseuse : **atteinte du carpe, fracture fémorale** lors de la chute avec réception sur le poignet - Musculo-tendineuse : vérifier **l'extension du pouce** (long extenseur du pouce)

Diagnostic	PC	**Rx**	= En 1ère intention : **face, profil** et **3/4**		
			Fracture de Pouteau-Colles	*Face*	- Trait de fracture : simple, transversal, sus-articulaire et métaphysaire - Déplacement : - **Bascule** avec **tassement latéral de l'épiphyse radiale** - **Horizontalisation de la ligne bi-styloïdienne** - **Index radio-ulnaire distal nul** ou **positif** - Signe négatif : ulna non atteint
				Profil	- Trait de fracture : linéaire, oblique en bas et en avant, rupture de la corticale antérieure et commination corticale postérieure - Déplacement : - **Déformation en dos de fourchette** avec bascule postérieure de l'épiphyse radiale et horizontalisation de la glène radiale - **Engrènement postérieur**
			Fracture de Gérard-Marchant		= **Fracture-arrachement associé de la styloïde ulnaire** : témoin de l'arrachement de l'insertion osseuse du **ligament triangulaire** - Sans conséquence fonctionnelle (en l'absence de diastasis radio-ulnaire distal)
			Fracture de Goyrand-Smith	*Face*	- Trait de fracture : simple, transversal, sus-articulaire, métaphysaire - Déplacement : - **Bascule** avec **tassement antérolatéral** de l'épiphyse radiale - **Horizontalisation de la ligne bi-styloïdienne**
				Profil	- Trait de fracture : linéaire oblique en haut-avant, avec comminution corticale antéro-latérale - Déplacement : - **Déformation en ventre de fourchette** avec bascule antérieure de l'épiphyse radiale, exagération de l'antéversion de la glène - **Sans engrènement** → fracture instable
		- TDM du poignet : en 2nd intention si fracture complexe **- Bilan pré-opératoire : NFS, plaquettes, TP-TCA, CPA, groupage sanguin, RAI**			
Evolution	Favorable	- Délai de consolidation = **6 semaines** - Facteurs de mauvais pronostic : comminution importante, nombre de fragments élevé, trait de fracture articulaire, luxation radio-ulnaire distale associée, ouverture cutanée, âge élevé, polytraumatisme			
	Complication	Immédiate	- Lésion associée : cutanée, vasculaire, nerveuse, osseuse - Complication de l'anesthésie générale ou locale - Complication per-opératoire : **section de la branche sensitive du nerf radial**...		
		Secondaire	- **Déplacement sous plâtre** (jusqu'à la 3ème semaine) : parfois douleur/œdème - **Enraidissement des doigts** (surtout au niveau des articulations MCP) par défaut de mobilisation - **Syndrome du canal carpien** : précoce ou au début de la rééducation, peut s'observer après tout type de fracture (même sans déplacement) - **Infection du site opératoire**		
		Tardive	- **Cals vicieux** (défaut de réduction ou déplacement 2ndr) : mobilité douloureuse du poignet, limitation d'amplitude articulaire, baisse de force de préhension de la main, arthrose radio-ulnaire distale, trouble esthétique (déformation de l'axe du poignet) **- Pseudarthrose septique** ou **aseptique** : absence de cicatrisation du foyer de fracture après 2 fois la durée de cicatrisation normale (persistance du trait de fracture > 3 mois) - **Syndrome algodystrophique** : imprévisible, fréquent (20%), favorisé par un terrain anxieux ou l'immobilisation forcée non physiologique → contre-indique toute reprise chirurgicale - **Raideur articulaire** - **Rupture spontanée du tendon du long extenseur du pouce** par **ischémie tendineuse**, **esquille osseuse** ou sur **broche d'ostéosynthèse** → traitement chirurgical - Conflit entre plaque antérieure et le **tendon du long fléchisseur du pouce** → ablation de plaque - **Névrome des branches cutanées du nerf radial** - **Migration de broches**...		
TTT	Mise en condition	- **Immobilisation** par une **attelle amovible non circulaire** et **non serrée** - Poignet surélevé, retirer les bijoux (bagues et bracelets) - **Antalgique IV**			
	Fracture peu déplacée ou engrenée du sujet âgé	= **Traitement orthopédique** sans réduction : **immobilisation** pendant **6 semaines** - **Plâtre BABP** (fendu et circularisé à 48h) pendant 3 semaines : coude à 90°, poignet en position neutre ou légère flexion palmaire ± inclinaison ulnaire, articulations MCP et 1ère colonne phalangienne libre - **Plâtre anté-brachio-palmaire** possible en alternative en cas de fracture stable - Relai par **manchette** à 3 semaines			

TTT	Fracture à déplacement postérieur	**Réduction**		= En urgence, sous anesthésie locorégionale ou générale et contrôle scopique - **Manœuvre externe** : **traction** + **poussée** pour flexion palmaire + **inclinaison ulnaire**
			Critères de réduction	- De face : - Inclinaison ou pente radiale à 25° - Index radio-ulnaire négatif ou nul - Ligne bi-styloïdienne à 20° en dedans - De profil : - Antéversion de 0 à 10° de la cavité glénoïde - Réalignement des 2 fragments radiaux ± Appréciation de la stabilité par **clichés dynamiques** sous scopie
		Traitement chirurgical		= Le plus souvent : adapté aux fractures instables
			Fracture sus-articulaire	- Ostéosynthèse à foyer fermé par **embrochage percutané intra-focale mini-invasive (méthode de Kapandji)** ou par **brochage postérieur et latéral transfocal** - Sans immobilisation plâtrée systématique - En cas d'échec de stabilisation par brochage : ostéosynthèse à foyer ouvert par **plaque antérieure** et/ou **postérieure** → En cas d'os ostéoporotique : **plaque vissée antérieure** d'emblée
			Fracture articulaire	= Systématique : toujours instable - Ostéosynthèse par **plaque antérieure vissée** ou **brochage** - **Fixateur externe** si fracture comminutive
		TTT orthopédique		= Rarement : seulement pour les fractures sus-articulaires stables après réduction - **Immobilisation plâtrée** (identique aux fractures peu déplacées)
	Fracture à déplacement antérieur			- **Réduction** en urgence sous AL ou AG, et contrôle scopique : manœuvre externe de **traction** + **extension + inclinaison ulnaire** → critère de réduction identique - **TTT chirurgical** systématique : **ostéosynthèse** à foyer ouvert par **plaque antérieure vissée**
	Fracture comminutive ou ouverte Cauchoix III			- **Ostéosynthèse indirecte** par **fixateur externe :** quel que soit la localisation ou le déplacement → Traction exercée de façon divergente sur les broches : réduction par la mise en tension des éléments capsulo-ligamentaires → poursuite des soins cutanées possible, réaxation du poignet - **Antibiothérapie courte (48h)** associée en cas de fracture ouverte
	Surveillance			- **Rx post-opératoire** - Suivi clinico-radiologique à **J7, J14, J21 et J45** - **Ablation des broches à 6 semaines** sous AL
	Mesures associées			- **Auto-rééducation** précoce dès le 1er jour, quotidienne : mobilisation active des doigts, main surélevée - **Kinésithérapie** à l'ablation du plâtre à 6 semaines : lutte contre la douleur et l'œdème, mobilisation - **Certificat médical initial** et **arrêt de travail** si nécessaire - Bilan de l'ostéoporose et de chute

FRACTURE DE L'EXTREMITE SUPERIEURE DE L'HUMERUS

= 2ème fracture du membre supérieur (après l'extrémité inférieure du radius), concerne surtout l'adulte de sexe féminin

Physiopathologie	Mécanisme			- **Traumatisme indirect** (le plus fréquent) : chute sur la paume de la main ou le coude - **Traumatisme direct** (rare) : traumatisme violent sur l'épaule (AVP ++) - **Atraumatique** = fracture essentielle : kyste essentiel chez l'enfant, métastase chez l'adulte
	Classification de Duparc	**Fracture extra-articulaire** (80%)		- **Fracture sous-tubérositaire** : **isolée** (**col chirurgical**) ou **tubérositaire** associée - **Fracture tubérositaires** : **trochiter** ++ (tubercule majeur) ou **trochin** (mineur)
		Fracture articulaire (20%)		- **Fracture céphalique** (**col anatomique**) : rare - **Fracture céphalo-tubérositaire** : **col anatomique + fracture tubérositaire**
	Classification de Neer			- **Stade II** = 2 fragments : diaphyse/métaphyse/épiphyse + 1 tubérosité, col anatomique ou extrémité proximale de l'humérus - **Stade III** = 3 fragments : diaphyse + col anatomique + 1 tubérosité - **Stade IV** = 4 fragments : diaphyse + col anatomique + 2 tubérosités
Diagnostic	C			- **Déformation** : - De face : coup de hache externe, abduction de l'épaule - De profil : élargissement antéro-postérieur de l'épaule, raccourcissement du bras - **Ecchymose thoraco-brachial de Hennequin** - **Points douloureux** à la palpation de l'extrémité supérieure de l'humérus - Signes négatifs : tête humérale en place (ø luxation gléno-humérale), sauf en cas de **fracture-luxation**
		Lésions associées	Vasculaire	- **Lésion des vaisseaux axillaires** (rare) : palpation des pouls, hématome expansif
			Nerveuse	- **Lésion du nerf circonflexe** (la plus fréquente) : contraction isométrique du deltoïde, sensibilité de la face externe du moignon de l'épaule - **Lésion du plexus brachial** - **Lésion du nerf radial** : exceptionnelle
			Musculaire	- **Rupture de la coiffe des rotateurs**
			Cutanée	= Exceptionnel : **embrochage de la peau par le fragment diaphysaire** (Cauchoix I)
			Ostéo-articulaire	- **Luxation gléno-humérale** → toute luxation gléno-humérale doit faire rechercher une fracture de l'extrémité supérieure de l'humérus avant sa réduction
	Rx			- Incidence = **épaule de face strict + profil de Lamy** : trait de fracture et déplacement ± luxation associée
Evolution				- Evolution favorable dans la majorité des cas : **délai de consolidation = 4 à 6 semaines**
	Complication secondaire			- **Déplacement secondaire** : fracture souvent instable - **Infection ostéo-articulaire** (rare)
	Complication tardive			- **Raideur d'épaule** (la plus fréquente) : **capsulite rétractile**, limitant la rotation externe et l'abduction - **Cal vicieux** : extra-articulaire (bien toléré) ou articulaire (mal toléré : raideur, douleur) - **Ostéonécrose aseptique de la tête humérale** : en cas de fracture céphalique - **Pseudarthrose** : surtout du col anatomique et du trochiter, exceptionnelle au col chirurgical - **Arthrose gléno-humérale** post-traumatique (omarthrose)
TTT	**Traitement fonctionnel**			= **Rééducation** débutée immédiatement ± **immobilisation antalgique** quelques jours - Prolongée et quotidienne : mouvements passifs pendulaires, puis actifs-aidés, puis actifs
	Traitement orthopédique			- **Réduction** par **manœuvre externe** ± sous AG - **Immobilisation x 3 à 6 semaines** : - **Bandage coude au corps** type **Dujarrier** ou **Mayo Clinic** - **Attelle d'abduction** type **Pouliquen**
	Traitement chirurgical			- **Réduction par manœuvre externe** sous AG - **Ostéosynthèse** : - A foyer fermé : **embrochage ascendant** (**Hackethal**) → Neer 2, col chirurgical - A foyer ouvert : **embrochage, vis-plaque** → Neer 3 - **Arthroplastie** par **prothèse humérale simple** → Neer 4 - **Immobilisation** par bandage coude au corps
	Indication			- Fracture peu déplacée, surtout chez le sujet âgé → **traitement orthopédique** - Fracture déplacée, surtout chez le sujet jeune → **traitement chirurgical**
Autre	**Fracture-luxation**			- **Fracture du trochiter** ou **du trochin** : **réduction en urgence** par manœuvre externe, puis **ostéosynthèse** - **Fracture du col anatomique ou chirurgical avec luxation céphalique** : **réduction chirurgicale en urgence à foyer ouvert** → risque élevé de **nécrose aseptique de la tête humérale**

ITEM 329 : TRAUMATISME DE L'EPAULE

Epaule = **énarthrose** à 3 axes : - **Abduction/adduction** = 180°/45°
- **Antépulsion/rétropulsion** = 180°/40°
- **Rotation interne/externe** = 95°/85°

Diagnostic	Int.	- Terrain : adulte jeune, de sexe masculin le plus souvent - Notion de traumatisme (notamment accident de sport), mécanisme lésionnel direct ou indirect - SF : **douleur, impotence fonctionnelle, instabilité, raideur**
	C	- Inspection : - **Attitude irréductible** évocatrice de luxation - Recherche des **reliefs de l'épaule**, de **déformation** et de **signes de contusion** - Palpation : reliefs osseux (acromion, clavicule, tête humérale, bords de la scapula), muscles, sillon delto-pectoral - **Mobilisation** (après avoir éliminé une fracture) : mobilité active et passive de **l'articulation gléno-humérale**, mobilisation de la **clavicule** (recherche un tiroir ou une mobilité en touche de piano) - Lésions associées : examen cutané, pouls périphériques, examen neurologique du MS
	Rx	- **Face** : cavité glénoïdale, scapula, épine scapulaire, acromion, processus coracoïde, tête humérale et clavicule - **Profil axillaire** (patient peu algique) : rapports entre la cavité glénoïdale et la tête humérale - **Profil scapulaire de Lamy** : image en Y avec l'écaille de la scapula, l'apophyse coracoïde et l'épine de la scapula - **Défilé claviculaire** (incidence oblique avec rayon ascendant) : clavicule et apophyse coracoïde, acromion et cavité glénoïde de la scapula - **Incidence de face de l'acromio-claviculaire** → Rx standard de 1ère intention : **face stricte** et **profil de la scapula de Lamy** → Rx de 2nd intention : **défilé claviculaire, incidence de l'acromio-claviculaire**...
	TDM d'épaule	= Meilleur examen pour le **bilan osseux** - Indication : fracture articulaire de l'extrémité supérieure de l'humérus et de la scapula
	Arthroscanner	= Injection intra-articulaire de produit de contraste : examen de référence pour l'étude de la **coiffe des rotateurs** (recherche d'une fuite sous-acromiale de produit de contraste) et de **l'articulation** - Indication : bilan d'instabilité de l'épaule, recherche d'une rupture de la coiffe des rotateurs
	IRM d'épaule	= T1-T2 sans injection : étude des **éléments articulaires**
	Echographie	= Visualisation des **éléments tendino-musculaires** de l'épaule

FRACTURE DE LA SCAPULA

= Fracture rare : surtout de l'adulte jeune (20-30 ans), de sexe masculin, dans un **contexte de polytraumatisme**

Classification	**Fracture articulaire** (20%)	- **Fracture glénoïdienne** - **Fracture du col chirurgical** ou **du col anatomique** - **Fracture du processus coracoïde** - **Fracture de l'acromion**
	Fracture extra-articulaire (80%)	- **Fracture extra-glénoïdienne**

Diagnostic	C		- **Douleur** et **impotence fonctionnelle totale** du membre supérieur - **Points d'impact cutanés**, **œdème** et **ecchymose** - **Douleur exquise à la palpation des reliefs de la scapula**
		Lésions associées	- Thoracique : **pneumothorax**, **fracture de côte** - Vasculo-nerveuse : **plexus brachial, artère sous-clavière**... - Osseuse : **fracture de la clavicule, disjonction acromio-claviculaire, syndrome omo-cléido-thoracique** (impaction dans le thorax : fracture de l'omoplate, de la clavicule et des côtes 1 à 7)
	Rx		Incidence : **épaule de face + profil de la scapula de Lamy** - Diagnostic positif : trait de fracture, recherche d'un refend articulaire, déplacement → **TDM d'épaule** indiquée en cas de fracture articulaire
TTT			- **TTT orthopédique** = **écharpe coude au corps** x 3 semaines : en cas de fracture extra-articulaire - **TTT chirurgical** = réduction, contention par ostéosynthèse puis immobilisation par écharpe coude au corps x 3 semaines : en cas de fracture articulaire - **Rééducation**

FRACTURE DE LA CLAVICULE

= 1/3 des fractures de la ceinture scapulaire chez l'adulte : adulte jeune (20-30 ans), de sexe masculin, sportif ++

Physio	Mécanisme		- **Traumatisme indirect** (2/3 des cas) : chute sur le moignon de l'épaule (cyclisme, judo...) - **Traumatisme direct** (1/3 des cas) : traumatisme violent et direct sur la clavicule (AVP, agression surtout)
Physio	Siège		- Du **1/3 moyen** dans la majorité des cas (75% des fractures), du **1/3 externe** ou du **1/3 interne**
Diagnostic	SF		- **Douleur** et **impotence fonctionnelle totale** de l'épaule
Diagnostic	SC	Inspection	- **Attitude des traumatisés du MS** - **Abaissement du moignon de l'épaule** (abaissé par le deltoïde) - **Diminution de la distance acromio-sternale** - **Saillie de l'extrémité distale du fragment médial sous la peau** (relevé par le SCM) - **Œdème** et **ecchymose** (masquent rapidement les signes cliniques)
Diagnostic	SC	Palpation	- **Douleur exquise à la palpation prudente du foyer de fracture** - **Mobilité du foyer de fracture** - Signe négatif : mobilité conservée de l'articulation scapulo-humérale
Diagnostic	*Lésions associées*	Cutanée (plus fréquent)	**- Ouverture cutanée :** le plus souvent de dedans en dehors, Cauchoix I, secondaire à la saille de l'extrémité distale du fragment interne
Diagnostic	*Lésions associées*	Vasculaire	**- Lésion du pédicule sous-clavier** : palpation systématique des pouls périphériques et recherche d'un hématome expansif
Diagnostic	*Lésions associées*	Neuro	**- Lésion du plexus brachial** : examen neurologique systématique
Diagnostic	*Lésions associées*	Pulmonaire	**- Pneumothorax** par embrochage du dôme pleural : auscultation pulmonaire systématique
Diagnostic	*Lésions associées*	Osseuse	**- Syndrome scapulo-cléido-thoracique** dans un contexte de polytraumatisme : lésions associées de la scapula et des 7 premières côtes
Diagnostic	Rx		Incidence : **défilé claviculaire** + **épaule F/P (profil de la scapula de Lamy)** + **thorax de face** - Trait de fracture : le plus souvent du 1/3 moyen, oblique en bas, en arrière et en dedans ± 3ème fragment - Bilan des lésions associées : pneumothorax, lésion osseuse
Evolution			- Evolution le plus souvent favorable : **délai de consolidation = 3 à 6 semaines**
Evolution	Complication secondaire		- **Nécrose cutanée** en regard de la saille du fragment médial - **Déplacement secondaire** en cas de traitement orthopédique
Evolution	Complication tardive		- **Cal vicieux hypertrophique** : gêne esthétique, ou exceptionnellement compression vasculo-nerveuse - **Syndrome algodystrophique** : syndrome épaule-main - **Pseudarthrose** : essentiellement dans les fractures du ¼ externe de la clavicule
TTT	**TTT orthopédique**		- **Immobilisation** par **écharpe coude au corps** : en cas de fracture non déplacée - **Rétropulsion avec bandage** par **anneaux en 8 de Zimmer** : en cas de fracture déplacée - Durée d'immobilisation = 3 à 6 semaines (jusqu'à obtention d'un cal osseux radiologique) - Surveillance clinique 1 fois/semaine + **Rx** défilé claviculaire à J8, J21 et J45
TTT	**TTT chirurgical**		= **Ostéosynthèse** à **foyer fermé** (**embrochage percutané**) ou **à foyer ouvert** (**plaque vissée**) ➔ Indication : - En urgence : - Fracture du ¼ externe de la clavicule - Fracture de la clavicule compliquée - Fracture bilatérale de la clavicule chez le patient polytraumatisé - Secondaire si pseudarthrose du foyer de fracture
TTT	Mesures associées		- **Antalgique** - **Arrêt de travail** x 3 semaines - **Rééducation active précoce**

DISJONCTION ACROMIO-CLAVICULAIRE

Physio

Moyens de fixité		- **Ligaments acromio-claviculaires** et **ligaments coraco-claviculaires (trapézoïdes** et **conoïdes)** - **Chape musculaire delto-trapézienne**
Mécanisme		= Traumatisme indirect par chute sur le moignon de l'épaule : séquence lésionnelle = appareil capsulo-ligamentaire acromio-claviculaire > coraco-claviculaire > delto-trapézienne
Classification	**Stade I**	= **Entorse bénigne acromio-claviculaire** : simple **distension** de l'appareil capsulo-ligamentaire acromio-claviculaire avec intégrité des ligaments coraco-claviculaires
	Stade II	= **Entorse grave** avec **subluxation acromio-claviculaire** : **rupture** de l'appareil capsulo-ligamentaire acromio-claviculaire avec intégrité des ligaments coraco-claviculaires
	Stade III	= **Luxation acromio-claviculaire** : rupture des ligaments coraco-claviculaires, avec intégrité de la chape musculaire delto-trapézienne
	Stade IV	= **Luxation acromio-claviculaire** avec **rupture de la chape musculaire delto-trapézienne**

Diagnostic

C	- Inspection : **œdème, ecchymose** - Palpation : **interligne douloureuse** - Mobilisation : **touche de piano, tiroir antéro-postérieur** → Diagnostic clinique
Rx	**Incidence standard : incidence de face de l'acromio-claviculaire** + **profil de Lamy** : systématique pour éliminer une fracture, une complication pulmonaire et apprécier le déplacement des stades 3/4 **Cliché dynamique** (en 2nd intention) : - **Cliché de Henet** (incidence de la « sieste ») : bras en abduction à 90°, rotation externe, main derrière la tête → minore la déformation si les ligaments coraco-claviculaires sont intacts - **Cliché dynamique en charge** (port de 5 kg) : majore la déformation

Diagnostic	Stade I	Stade II	Stade III	Stade III
Œdème, ecchymose Interligne douloureux Touche de piano Tiroir antéro-postérieur	+ + Non Non	++ ++ Modérée Non	+++ +++ Oui Modéré	+++ +++ Oui Oui
Rx standard Cliché de Henet Cliché en charge	Normale	Subluxé Corrigé Augmenté	Luxé + Non corrigé Augmenté ++	Luxé ++ Non corrigé Augmenté +++

TTT

TTT orthopédique	→ Indication : stade 1 et 2 - **Immobilisation** par **écharpe coude au corps** type **Dujarrier** pendant 3 semaines ± **Contention de l'articulation acromio-claviculaire par Elastoplast®** si stade 2 - **Rééducation** : mouvements passifs pendulaires puis actifs isométriques
TTT chirurgical	→ Indication : stade 3 et 4 - **Ligamentorraphie protégée** par un **embrochage acromio-claviculaire** - **Immobilisation** par **écharpe coude au corps** pendant 3 semaines

ITEM 360 : FRACTURES DE L'ENFANT

- **1e cause de mortalité** entre 1 et 19 ans
- **Fracture de l'enfant** = très fréquentes (2 garçon pour 1 fille) : os constitué d'une maquette cartilagineuse plus fragile, avec une plus grande composante d'eau → plus fragile que l'articulation (pour un même choc : fracture chez l'enfant, luxation chez l'adulte)
- Périoste beaucoup plus résistant, étendu d'un cartilage de croissance à un autre → cal osseux permettant la cicatrisation
- Certaines fractures sont propres à l'enfant : **fracture en motte de beurre, fracture en bois vert, fracture sous-périostée, déformation plastique, fracture du cartilage de croissance**
- **Avant 2 ans : toujours évoquer une maltraitante**
- **Toute discordance entre le mécanisme traumatique et la lésion ou une image inhabituelle doit faire évoquer une fracture pathologique** (tumeur, Ewing, kyste osseux, ostéogénèse imparfaite)

→ En cas d'incohérence entre l'histoire et la clinique ou de fractures répétées ou associée à d'autres lésions (hématome, dermabrasion, griffure) : évoquer **syndrome de Silvermann** (enfant battu) ou **maladie de Lobstein** (ostéogénèse imparfaite)

<table>
<tr><td rowspan="5">Bases physiologiques</td><td colspan="2">Croissance osseuse</td><td>- Croissance en longueur au niveau des cartilages de croissances (physe) : balance d'activité entre les 2 cartilages de croissances d'un os long (plus actifs « loin du coude et proche du genou »)
→ Croissance proximal/distal : fémur = 30%/70%, humérus = 80%/20%, tibia = 55%/45%
- Croissance en largeur depuis le périoste</td></tr>
<tr><td rowspan="2">Remodelage osseux</td><td colspan="2">= Particularité de l'enfant : permet de tolérer un décalage ou une angulation du foyer de fracture, et ainsi d'élargir les indications de traitements orthopédiques
- Au niveau du périoste : appositions périostées aux zones mécaniquement contraintes et résorption aux zones non sollicitées → déplacement relatif du cal fracturaire vers l'axe mécanique de l'os
- Au niveau du cartilage de conjugaison : ↗ de croissance au niveau des zones de contraintes élevées</td></tr>
<tr><td>Facteurs influençant</td><td>- Age : diminue avec l'âge
- Segment osseux touché : capacité de croissance angulaire supérieure aux MI
- Siège de la fracture : augmente si la fracture est proche d'un cartilage de conjugaison
- Plan électif de l'angulation résiduelle : augmente dans le plan préférentiel de mouvement des articulations adjacentes
→ Aucune possibilité de remodelage en rotation : un cal vicieux rotatoire est définitif</td></tr>
<tr><td colspan="2">Poussée de croissance post-fracturaire</td><td>= Stimulation post-fracturaire de la croissance pendant les 2 années suivantes : le plus souvent inaperçue, parfois à l'origine d'inégalité de longueur des membres (jusqu'à 30 mm)
- Mécanisme : hyperhémie locorégionale → modifications vasculaires du cartilage de croissance de l'os touché (peut s'étendre aux segments osseux adjacents)
- Favorisé par un traitement agressif (ostéosynthèse à foyer ouvert)</td></tr>
<tr><td colspan="3"></td></tr>
<tr><td rowspan="8">FRACTURE EPIPHYSAIRE</td><td rowspan="5">Classification de Salter-Harris</td><td>Type I</td><td>= Décollement épiphysaire pur : touche l'ensemble du cartilage de croissance sans fracture
- TTT orthopédique : réduction du décollement et immobilisation plâtrée
- Pronostic excellent (intégrité vasculaire et mécanique)</td></tr>
<tr><td>Type II</td><td>= Le plus fréquent : décollement épiphysaire partiel avec trait de fracture métaphysaire
- TTT orthopédique (le plus souvent) : réduction du décollement et immobilisation plâtrée</td></tr>
<tr><td>Type III</td><td>= Décollement épiphysaire partiel avec trait de fracture trans-épiphysaire articulaire
- TTT chirurgical (si fracture déplacée) : réduction du trait de fracture articulaire et du décollement épiphysaire + contention par ostéosynthèse → pronostic bon si réduction parfaite</td></tr>
<tr><td>Type IV</td><td>= Trait de fracture articulaire trans-épiphyso-métaphysaire (sans décollement épiphysaire)
- TTT chirurgical (si fracture déplacée) : réduction du cartilage de croissance et de la surface articulaire puis contention par ostéosynthèse → pronostic réservé</td></tr>
<tr><td>Type V</td><td>= Ecrasement du cartilage de croissance : rare, diagnostic Rx difficile, souvent rétrospectif
- TTT uniquement des complications (épiphysiodèse) → pronostic grave</td></tr>
<tr><td colspan="2">Rx</td><td>- Technique : clichés orthogonaux de face/profil, centrés sur le côté douloureux, non comparatif
- Diagnostic positif, classification de Salter-Harris (pronostic et thérapeutique) et surveillance évolutive
→ En cas de forte suspicion sans signe Rx précoce : immobilisation dans un 1er temps</td></tr>
<tr><td colspan="2">TDM/IRM</td><td>- Indication : - Déplacement minime d'un fragment épiphysaire
- Fracture d'une épiphyse peu/non ossifiée chez un enfant en bas âge
- Localisation de diagnostic difficile</td></tr>
<tr><td>Complication</td><td>Epiphysiodèse post-traumatique</td><td>= Constitution d'un pont osseux entre métaphyse et épiphyse à travers le cartilage de croissance (risque principal des décollement épiphysaires) → bloque la croissance à ce niveau
- Epiphysiodèse en zone périphérique : troubles statiques avec déviation angulaire
- Epiphysiodèse en zone centrale : inégalité de longueur du membre par arrêt de croissance
- Dépend de l'âge (↗ si jeune) et de la localisation (↗ si d'une zone de croissance active) et de la classification de Salter-Harris (stade V >> stade IV > stade III)</td></tr>
</table>

FRACTURE METAPHYSAIRE		**Fracture en motte de beure**	= **Plicature plastique corticale métaphysaire** : spécifique à l'enfant, de très bon pronostic (très stable) - **Traumatisme en compression** avec **fracture-tassement métaphysaire** par impaction de la diaphyse dans la métaphyse (cartilage de croissance respecté) : extrémité inférieur du radius ++ et du tibia - Diagnostic : - Clinique : **bourrelet osseux** parfois palpable - Rx : - Image linéaire condensée en regard d'une soufflure de la corticale - Incurvation des travées osseuses en bouée circonférentielle - TTT : - Radius : **manchette plâtrée anté-brachio-palmaire** pendant 3 semaines - Tibia : **botte plâtrée** avec **décharge** pendant 3 semaines
FRACTURE METAPHYSAIRE		**Fracture humérale**	- **Fracture métaphysaire proximale** : proche du cartilage d'un croissance très actif avec un périoste riche et épais = fort potentiel de remodelage osseux → **traitement orthopédique** systématique - **Fracture métaphysaire distale** = fracture supra-condylienne
FRACTURE METAPHYSAIRE		**Fracture du ¼ inférieur des 2 os de l'avant bras**	= A proximité de cartilages de croissances distaux très actifs : fort potentiel de remodelage osseux - Remodelage plus important dans le plan sagittal (mouvement préférentiel) que dans le plan frontal - **TTT orthopédique** en 1ère intention : **réduction** du foyer de fracture sous contrôle scopique par manœuvre externe et **immobilisation plâtrée BABP** pendant 6 semaines - **Indication** si angulation non tolérable (selon l'âge et le siège fracturaire) : en général pour une **angulation frontale > 10°** et/ou **sagittale > 20°** chez l'enfant < 11 ans
FRACTURE DIAPHYSAIRE	*Spécifique*	**Déformation plastique**	= **Incurvation post-traumatique irréversible**, sans fracture ni rupture périostée - Localisation préférentielle : **ulna** et **fibula** - Evolution : - **Correction spontanée sans réduction < 12 ans** - **Traitement orthopédique après réduction > 12 ans**
FRACTURE DIAPHYSAIRE	*Spécifique*	**Fracture en bois vert**	= **Fracture d'une seule corticale** avec **rupture périostée** en regard, par une contrainte en hyper-flexion (corticale et périoste intacte du côté concave) : risque de **déplacement** $\mathbf{2^{ndr}}$ - Localisation préférentielle : **radius** et **ulna** - De bon pronostic : **traitement orthopédique** après réduction
FRACTURE DIAPHYSAIRE	*Spécifique*	**Fracture sous-périostée**	= **Fracture de l'os** avec **périoste intact** : fracture « en cheveu » - Manifestation : **marche conservée** si périoste solide, **boiterie** ou **simple douleur**
FRACTURE DIAPHYSAIRE	*Non spécifique*	**Fracture des 2 os de l'avant bras**	**TTT orthopédique** de 1ère intention : **réduction du foyer de fracture** sous contrôle scopique par manœuvre externe et **immobilisation plâtrée** par **BABP** pendant 2 à 3 mois - Indication = angulation non tolérable : angulation frontale > 10° et/ou sagittale > 20° **TTT chirurgical** : **embrochage centromédullaire élastique stable** si échec de réduction ou en 1ère intention chez l'adolescent
FRACTURE DIAPHYSAIRE	*Non spécifique*	**Fracture du tibia**	- **TTT orthopédique** (> 90% des cas) : **réduction du foyer de fracture** sous contrôle scopique par manœuvre externe et **immobilisation** par **plâtre cruro-pédieux** pendant 3 mois
FRACTURE DIAPHYSAIRE	*Non spécifique*	**Fracture du fémur**	- Enfant < 6 ans → **TTT orthopédique** : - **Traction-suspension du MI** x 3 semaines - Immobilisation **plâtrée pelvi-pédieuse** x 3 semaines - Enfant > 6 ans → **TTT chirurgical** : **réduction anatomique** et **ECME**
Particularités			- Aucun risque de TVP chez l'enfant → aucune anticoagulation avant la puberté (fille > 12 ans ou garçon > 14 ans) - Récupération d'une mobilité articulaire complète malgré une immobilisation prolongée → kinésithérapie non indiquée - Durée d'immobilisation : consolidation en **6 semaines** pour les métaphyses et épiphyses et **3 mois** pour les diaphyses - Rx systématique à **J8** (en l'absence d'ostéosynthèse) : dépistage de **déplacement secondaire**
Particularités	Chirurgie		→ Indication chirurgicale : - Fracture ouverte, déplacement important, fracture compliqué ou irréductible - Fracture articulaire Salter III ou IV - Fracture diaphysaire (fémur, avant-bras) après un certain âge (5-7 ans) - **Broches** à privilégier (notamment si fracture articulaire) - **Plaque vissée** à éviter (dépériostage important) - **Enclouage standard** contre-indiqué (cartilage de croissance) → **enclouage centromédullaire élastique stable (ECMES)**
Particularités	Fracture 2^{ndr}		- **Maladie de Lobstein** = fragilité osseuse constitutionnelle : antécédents familiaux, sclérotique bleue, survenue de fractures répétées pour des traumatismes minimes (le plus souvent diaphysaire) - **Fracture métaphysaire sur lésion kystique** : kyste osseux essentiel, kyste anévrismal - **Fracture sur lésion lytique** : ostéosarcome, sarcome d'Ewing, métastase (neuroblastome, néphroblastome)
Particularités	Fracture 2^{ndr}	**Syndrome de Silverman**	= Maltraitance : à évoquer devant des - Fractures du très jeune enfant (avant l'âge de la marche), multiples et d'âges différents - Avec cals osseux, arrachements métaphysaires et/ou décollements périostés - Incohérente avec l'âge : avant-bras < 1 an, clavicule < 2 ans, spiroïde de l'humérus < 3 ans

<table>
<tr><th colspan="3">FRACTURE DE CHEVILLE</th></tr>
<tr><td colspan="3">Les cartilages de croissance distaux des os de la jambe sont plus fragiles que les ligaments de la cheville = zones de faiblesses sujettes aux fractures.
- Soudure en fin de croissance : fusion du cartilage à 15-16 ans chez la fille ou 17-18 ans chez le garçon
- Fracture de cheville : garçon dans 70% des cas, généralement par mécanisme indirect lors de pratique sportive par varus forcé. Entorses exceptionnelles</td></tr>
<tr><td rowspan="3">Fracture Salter 1</td><td colspan="2">- Localisation fibulaire majoritairement, plus rarement tibiale
- Mécanisme lésionnel : varus forcé</td></tr>
<tr><td>Dg</td><td>- Clinique : douleur élective en regard du cartilage de croissance fibulaire distal, œdème de cheville
- Rx standard : normale</td></tr>
<tr><td>TTT</td><td>- Réduction sous AG si déplacement
- Immobilisation plâtre par botte pendant 4 à 6 semaines
- Reprise progressive de l'activité, complète à 3 mois</td></tr>
<tr><td rowspan="3">Fracture Salter 2</td><td colspan="2">- Localisation tibiale majoritairement, fréquemment latérale ou postéro-latérale</td></tr>
<tr><td>Dg</td><td>- Clinique : douleur, impotence fonctionnelle, œdème
- Rx cheville F + P : trait de fracture métaphysaire → rechercher une atteinte fibulaire associée</td></tr>
<tr><td>TTT</td><td>- Immobilisation par plâtre cruro-pédieuse pendant 4 à 6 semaines (± relai par botte à 3 semaines)
- Reprise totale de l'activité à 3 mois
- Traitement chirurgical si insuffisance de réduction</td></tr>
<tr><td rowspan="3">Fracture Salter 3</td><td colspan="2">= Fracture de Tillaux = forme particulière survenant chez l'adolescent en fin de croissance dont le cartilage de croissance tibial distal n'est pas fusionné en antéro-interne : fragment antéro-externe épiphysaire
- Mécanisme lésionnel en rotation externe</td></tr>
<tr><td>Dg</td><td>- Clinique : douleur, impotence fonctionnelle, œdème
- Rx cheville F + P: trait de fracture épiphysaire → rechercher un fragment osseux intra-articulaire</td></tr>
<tr><td>TTT</td><td>- TTT orthopédique : immobilisation plâtrée cruro-pédieuse pendant 4-6 semaines (botte à 3 semaine)
- TTT chirurgical si fracture déplacée : réduction anatomique parfaite + ostéosynthèse</td></tr>
<tr><td rowspan="3">Fracture Salter 4</td><td colspan="2">= Fracture de MacFarland = forme particulière : fracture de la malléole interne avec fragment métaphysaire de petit volume → à risque élevé d'épiphysiodèse
- Mécanisme lésionnel en adduction forcée</td></tr>
<tr><td>Dg</td><td>- Clinique : douleur, impotence fonctionnelle, œdème
- Rx cheville F + P: trait de fracture métaphyso-épiphysaire → rechercher un fragment osseux intra-articulaire et une fracture en dôme talien</td></tr>
<tr><td>TTT</td><td>- TTT orthopédique si fracture non déplacée : immobilisation plâtrée cruro-pédieuse x 4-6 semaines
- TTT chirurgical si fracture déplacée : réduction anatomique parfaire + ostéosynthèse</td></tr>
<tr><td rowspan="3">Fracture triplane</td><td colspan="2">= Fracture tibiale dont le trait de fracture se situe dans les 3 plans de l'espace
- Frontal : fracture métaphysaire (Salter 2) ou métaphyso-épiphysaire (Salter 4) postérieure
- Sagittal : fracture épiphysaire (Salter 3)
- Horizontal : décollement du cartilage de croissance
- Fracture fibulaire souvent associée</td></tr>
<tr><td>Dg</td><td>- Clinique : douleur, impotence fonctionnelle, œdème
- Rx cheville F+P ± ¾ : - De face : description de la fracture Salter 3
- De profil : description de la fracture Salter 2 ou 4
- Scanner de cheville avec reconstruction 3D : si déplacement ou en pré-chirurgical
Classification de Khouri :
- Type 1 : fracture triplane latérale à 2 fragments → mécanisme = éversion et RE
- Type 2 : fracture triplane latérale à 3 fragments → mécanisme = inversion et RI
- Type 3 : fracture triplane médiane à 2 fragments → mécanisme = inversion et RI</td></tr>
<tr><td>TTT</td><td>- TTT orthopédique si fracture non déplacée : immobilisation plâtrée cruro-pédieuse x 4-6 semaines
- TTT chirurgical si fracture déplacée : réduction anatomique parfaite + ostéosynthèse</td></tr>
</table>

FRACTURE DE LA PALETTE HUMERALE

Fracture de la palette humérale = fractures métaphyso-épiphysaires de l'extrémité distale de l'humérus
- Arrivent en 2e position après les fractures du poignet pour le membre supérieur
- **Fracture supra-condylienne (60%)** : trait de fracture au niveau de la fosse olécrânienne (zone de fragilité)
- Autres fractures : **fracture condylienne médial** ou **latéral**, **fracture épicondylienne médial** ou **latéral**
- Terrain : enfant de 5-10 ans, plutôt de sexe masculin, contexte d'accident domestique ou sportif
- Noyaux d'ossification : **condyle externe** à 3 ans, **épitrochlée** à 6 ans, **trochlée** à 9 ans, **épicondyle latéral** à 12 ans

FRACTURE SUPRA-CONDYLIENNE

Mécanisme

Traumatisme indirect (95%)	= Chute sur la paume de la main, coude en extension - Fractures en extension avec **déplacement postérieur** de la palette humérale
Traumatisme direct (5%)	= Chute sur le coude en flexion - Fracture en flexion avec **déplacement antérieur** de la palette humérale

Classification de Lagrange et Rigault

= Classification des **fractures en extension avec déplacement postérieur** : intérêt thérapeutique

Stade 1	= Fracture non déplacée, fracture en bois vert (corticale postérieure intacte)
Stade 2	= Déplacement en bascule postérieur uniquement, avec rupture des 2 corticales → périoste postérieur intact
Stade 3	= Bascule + translation postérieure, fragments épiphysaire et métaphysaire en contact = généralement rotation interne du fragment épiphysaire → périoste postérieur intact
Stade 4	= Perte de contact des fragments épiphysaire et métaphysaire = bascule, translation postérieur et rotation interne → **rupture du périoste postérieur** dans 50% des cas
Stade 5	= **Fracture diaphyso-épiphysaire** (rare)

Diagnostic

C

- SF : **craquement audible, impotence fonctionnelle totale, douleur vive de la face postérieure du coude**
- **Attitude des traumatisés du membre supérieur** (coude demi-fléchi en pronation modérée)
- **Œdème** et **ecchymose** masquant rapidement les repères osseux
- Déformation : - De face : coude demi-fléchi, pronation modéré, avant-bras raccourci
  - De profil : élargissement antéro-postérieur du coude avec coup de hache postérieur et saillie de l'olécrâne, axe diaphysaire huméral projeté en avant du coude
- Palpation : - **Douleur exquise à la palpation** prudente
  - Conservation des rapports osseux normaux de l'articulation du coude

Lésions associées

Musculaire (fréquent)	= Contusion, dilacération voire section du **muscle brachial antérieur** → L'incarcération musculaire peut rendre la réduction difficile
Neurologique (< 10%)	- **Nerf médian** (stade 3-4), notamment du **nerf interosseux antérieur** : **neurapraxie** par compression simple, **incarcération** ou **section** (plus rare) - Autres : **nerf radial** (rare), **nerf ulnaire** (exceptionnelle)
Vasculaire (< 5%)	= **Artère brachiale**: compression (rupture exceptionnelle), stade 3-4 surtout - Pouls périphériques, chaleur cutanée, temps de recoloration - Indication opératoire formelle en cas de disparition persistante des pouls
Cutanée	= **Ouverture cutané** (rare < 1%) : généralement punctiforme

Rx

= Clichés orthogonaux du coude **face/profil stricts ± cliché de ¾** si besoin
- **Trait de fracture** : - De face : trait transversal, sus-articulaire, au dessus du cartilage de conjugaison
  - De profil : trait oblique en bas et en avant, rupture du sablier radiologique
- Fracture non déplacée : refoulement du croissant gazeux (radio-clair) péri-articulaire par l'hémarthrose
- Etude du déplacement : déplacement postérieur sur les clichés de profil, rotation interne sur face et profil

→ En cas de fracture en flexion avec déplacement antérieur : signes cliniques et radiologiques inversés

Evolution

Evolution favorable : **délai de consolidation = 6 semaines**

Complication secondaire

- **Déplacement secondaire** (10%) : reproduit le déplacement initial, dépisté par clichés itératifs
- Post-opératoire : **sepsis du matériel d'ostéosynthèse, ostéite profonde, migration de broche**

Syndrome des loges	- Favorisé par : plâtre trop serré, coude trop fléchi - Œdème et cyanose des extrémités, douleur de l'avant bras, loges musculaires douloureuses et tendues, trouble distaux de sensibilité → Urgence chirurgicale : **ablation du plâtre** et **aponévrotomie large**
Syndrome de Volkmann	= Exceptionnel, grave : syndrome des loges de l'avant bras avec **rétraction ischémique des muscles fléchisseurs** → griffes irréductibles

FRACTURE SUPRA-CONDYLIENNE	*Evolution*	Complication tardive	**Cals vicieux**	= Insuffisance thérapeutique (réduction insuffisante) ou déplacement 2^{ndr} - **Cubitus varus** : surtout après fracture en extension, généralement mal toléré - **Cubitus valgus** : après fracture en flexion, mieux toléré
			Raideur	= Peu fréquente : liée à un cal vicieux, un ostéome du muscle brachial ou une rééducation trop intensive, prédominante sur la flexion/extension
	TTT	Ortho-pédique	**Réduction**	= En urgence au bloc opératoire, sous AG, par **manœuvre externe** avec contrôle scopique : **traction dans l'axe, correction de la rotation** et mise en **hyperflexion** du coude - Contrôle Rx : - Frontal : rétablissement de **l'angle de Baumann** à **70°** (entre l'axe huméral et la jonction entre condyle externe et la palette humérale) - Sagittal : **antépulsion physiologique** de la palette à **40°**
			Immobilisation plâtrée	- **Plâtre brachio-anté-brachio-palmaire** : coude à 90° ou 60° - **Méthode de Blount** (manchette plâtrée fixée au cou par une courte écharpe) : coude en hyperflexion à 120° → Surveillance systématique en hospitalisation pendant 48h (risque de syndrome des loges) - Durée **: 4 semaines**
		Chirurgical		- Indication : - Fracture en extension de stade Lagrange-Rigault 3/4 - Fracture en flexion déplacée - Famille non coopérante - Trouble vasculo-nerveux - Œdème important - **Réduction du foyer de fracture** - **Ostéosynthèse**: - Foyer fermé (stade 3) : **embrochage percutané** - Foyer ouvert (stade 4) : - **Brochage latéral** par 2 broches = **méthode de Judet** - **Brochage** latéral et médial = **méthode Eiffel** - **Immobilisation** par **plâtre BABP** avec coude à 90° pendant 4 semaines
	Stratégie thérapeutique	Fracture en extension		- Stade 1 : **BABP** à 90° pendant 4 semaines - Stade 2 : **réduction** sous AG puis **méthode de Blount** pendant 4 semaines - Stade 3 : **réduction** sous AG puis **ostéosynthèse à foyer fermé** et **immobilisation** - Stade 4 : **réduction** sous AG puis **ostéosynthèse à foyer ouvert** et **immobilisation**
		Fracture en flexion		- Non déplacée : **BABP** à 60° pendant 4 semaines - Déplacée : **réduction** sous AG puis **ostéosynthèse** et **BABP** à 90° x 4 semaines
Fracture de l'épicondyle médiale (épitrochlée)				= **Fracture apophysaire** (insertion des muscles épitrochléens) - Mécanisme lésionnel indirect : traumatisme en **valgus forcé** par **chute sur la paume de la main, coude en extension** et **avant-bras en supination → luxation postérieur du coude** associé dans 50% des cas
	Dg			- Douleur, impotence fonctionnelle et disparition des repères anatomiques normaux du coude - Rx : **épicondyle médial attiré vers le bas** - Complication : - Immédiate : **lésion du nerf ulnaire** - Secondaire : **cals vicieux** (*cubitus valgus*), **raideur, pseudarthrose**
	TTT			- **TTT orthopédique** si fracture non déplacée : **plâtre BABP** pendant 6 semaines - **TTT chirurgical** si fracture déplacée → Toute luxation du coude doit être réduite en urgence
Fracture du condyle externe				= **Fracture articulaire trans-épiphysaire** (Salter 4) - Mécanisme lésionnel indirect : **valgus forcé** du coude avec **impaction de la tête radial**
	Dg			- Clinique : **impotence fonctionnelle totale**, prédominance latérale des symptômes - Rx : trait de fracture, déplacement - Complication : - Précoce : **déplacement 2^{ndr}** - Tardive : **nécrose du condyle, pseudarthrose, cals vicieux (*cubitus valgus*), raideur**
	TTT			- **TTT orthopédique** : **plâtre BABP** pendant 6 semaines - **TTT chirurgicale** si fracture déplacée
Syndrome de pronation douloureuse				= **Subluxation de la tête radiale par rapport au ligament annulaire** : chez l'enfant < 5 ans - Mécanisme : notion de traction sur le membre supérieur (montée de trottoir...) - Diagnostic : - Examen : membre supérieur ballant, en pronation, sans déformation ni gonflement - Rx normale → non indispensable si contexte évident - TTT : **réduction** en **flexion + supination forcée** → disparition immédiate de la douleur

ITEM 361 : SURVEILLANCE D'UN MALADE SOUS PLATRE

Confectionner un plâtre	**Principes de confection correcte d'un plâtre**		- Doit prendre en compte les **articulations sus et sous jacente à la fracture** (si immobilisation d'une articulation, prendre les **pièces osseuses sous et sus-jacentes**) - Toujours **laisser libre les doigts et les orteils** (sauf exception), retirer bagues, anneaux, et tout pansement circulaire sous un plâtre - Position du membre pré-définie avant (**position de fonction**), exception chez les enfants ou les positions peuvent varier en fonction de la stabilité de la fracture - Mise en place du plâtre : . Enfiler un **jersey tubulaire sans plis** sur une peau lavée et séchée . **Rembourrer** par du coton cardé ou de la ouate synthétique les zones saillantes et les zones richement vascularisées . Mettre en place le plâtre en vérifiant qu'il s'agit de la **position de fonction** ++ . Attendre la fin de la **dessication** . Vérifier les extrémités du plâtre, et la mobilité/sensibilité des doigts/orteils . Contrôle **radiographique de face et de profil** (un espace clair trop important entre le plâtre et le membre traduit un plâtre trop lâche) - Conseiller de pratiquer **l'auto-rééducation articulaire** et de surélever le membre immobilisé les 2-3 premiers jours - **Anticoagulation préventive** si plâtre du **membre inférieur** et **puberté** atteinte
	Les principaux types de plâtres		- Deux types : - Le **plâtre circulaire** entourant le membre - La **gouttière plâtrée** : entourant la moitié postérieur d'un membre (plâtre coupé en bivalve) - Les principaux plâtres réalisés au **membre supérieur** : - Thoraco-brachial - Brachio-anté-brachio-palmaire - Anté-brachio-palmaire « manchette plâtrée » - « Plâtre pendant » (fracture diaphyse humérale) - Les principaux plâtres réalisés au **membre inférieur** : - Le pelvi-dorso-pédieux - Le cruro-pédieux - Cruro-sus-malléolaire « genouillère » - La « botte plâtrée » - Le plâtre de jambe de Sarmiento : compression circulaire du seul segment fracturé Les principaux plâtres réalisés au **rachis :** - Plâtre de Boehler « corset » - fracture vertébrale (à mettre en place après récupération d'un transit) - « Minerve » : corset avec appuis complémentaire en avant sur le menton et le front et en arrière (occiput) - Attention : - Le **coude au corps** est théoriquement proscrit chez les insuffisants respiratoire, les obèses, les porteurs de fracture de côte - Les **corsets ou les plâtres pelvi-pédieux** entravent la dilatation épigastrique post-prandiale → fractionner les repas
Complication précoce	**Syndrome des loges**		= **Nécrose tissulaire**, essentiellement **musculaire**, par ischémie suite à une hyperpression intra-aponévrotique due à l'œdème post-traumatique et au plâtre : surtout au MI (loge antéro-externe ++)
		C	- **Douleur majeure, morphino-résistante, de survenue aiguë, à type de brûlure, broiement** - **Déficit neurologique sensitif** puis **moteur** du territoire de l'ischémie - Examen : membre augmenté de volume, turgescent - Signes négatifs (ischémie capillaire) : **pouls conservés ++, membre coloré normalement** - Mesure de la pression de la loge (par le chirurgien) : **< 30 mmHg** d'écart avec la PAD → Urgence fonctionnelle et vitale (nécrose dès 1h) : aucun examen complémentaire - Si traitement tardif : **syndrome de Volkmann** au membre supérieur / **griffe des orteils** par rétraction des muscles fléchisseurs au niveau du membre inférieur
		TTT	- **Bivalver le plâtre** avec appel du chirurgien - **Aponévrotomie de décharge** au bloc opératoire - Fermeture prolongée et progressive sur quelques jours (sujet d'attente) : fermeture cutanée après 4-5 jours avec surjet d'attente, sans fermeture de la loge - Complication : **rhabdomyolyse, séquelle** (neurologique, rétraction fibreuse)
	Déplacement secondaire		= Déplacement du foyer de fracture - Dépistage par radiographie lors du suivi du patient sous plâtre - TTT : **réduction du foyer de fracture** puis **immobilisation plâtrée** ou **ostéosynthèse**

	Compression	C	- Nerveuse : **déficit sensitivomoteur** - Artérielle : **pâleur, froideur, déficit nerveux, abolition du pouls** - Veineuse : **œdème en aval du plâtre** → rechercher une thrombose
		TTT	- **Fendre le plâtre**
	Complication cutanée	C	- **Douleur**, possible **écoulement** et **mauvaise odeur** si surinfection
		TTT	- **Fenêtrer le plâtre** pour réaliser des **soins locaux** - **Antibiothérapie systémique** anti-staphylococcique si besoin
	- **Maladie thrombo-embolique veineuse**		
Complication tardive	**Cal vicieux**		= Consolidation du foyer de fracture avec déplacement, favorisé par un défaut initial de réduction ou un déplacement secondaire négligé - Au membre inférieur : mal toléré si raccourcissement > 2 cm, rotation > 10° ou en varus
		TTT	- **TTT chirurgical** : **ostéotomie de réaxation**
	Retard de consolidation et pseudarthrose aseptique		= Absence de consolidation après le délai standard = **retard de consolidation** ou le double du délai standard = **pseudarthrose** (**3 mois** au membre supérieur ou **6 mois** au membre inférieur)
		C	- **Douleur à l'appui** et **mobilité du foyer fracturaire**
		Rx	- Persistante du trait de fracture, écart inter-fragmentaire, débricolage du matériel d'ostéosynthèse (expulsion d'une vis, torsion d'une plaque…) - **Pseudarthrose atrophique** ou **hypertrophique**
		TTT	= TTT chirurgical : **excision du foyer de pseudarthrose** (fibrosé), **greffe osseuse** (os spongieux autologue) et **ostéosynthèse**
	Pseudarthrose septique		= Absence de consolidation due à un milieu septique (ostéite chronique à bas bruit) : le plus souvent suite à une fracture ouverte infectée initialement → à éliminer devant toute pseudarthrose
		C	- Signes généraux discrets (fébricule, asthénie) ou absents - Signes locaux : **œdème, fistulisation** à la peau avec **écoulement séro-purulent**, **inflammation cutanée locale**, voire **aspect local normal**
		PC	- Syndrome inflammatoire biologique modéré - Rx : - **Foyer de fracture non consolidé** - Remaniements osseux ostéolytiques : **géodes**, **séquestration osseuses**
		TTT	- **TTT chirurgical** : **excision des tissus nécrosés**, **lavage abondant**, **ablation du matériel d'ostéosynthèse interne** et pose d'un **fixateur externe** ± **lambeau de couverture** - **Antibiothérapie** débutée après prélèvements per-opératoires, durée prolongée (3-6 mois)
	Autres		- **Enraidissement articulaire, amyotrophie, rétraction capsulaire** : kinésithérapie et rééducation - **Syndrome douloureux régional complexe** (type 1)
Suivi	Education du patient		- Mobiliser les extrémités, et si possible les articulations et les muscles sus- et sous-jacent : lutte contre l'amyotrophie et l'enraidissement - Ne pas mouiller, tremper et s'appuyer sur le plâtre, ne pas vernir, éviter la saleté, le sable et toute poudre, ne pas introduire d'objet, enlever les bijoux en aval, ne pas couper le plâtre, inspecter souvent le plâtre (si tâche + odeur nauséabonde, évoquer une suppuration sous jacente = contacter médecin) - Prévenir de la tolérance cutané : démangeaisons, hypertrichose. - Interdiction de conduire avec une immobilisation plâtrée - Surveillance : plâtre (fêlure, ouverture…si tâche + odeur nauséabonde, évoquer une suppuration sous jacente = contacter médecin) et membre sous le plâtre (odeur, écoulement, sensibilité, motricité, douleur, œdème, pâleur, cyanose) → En cas de signe d'appel : **avis médical en urgence**
	Surveillance		- Rythme : - 1ère consultation à 48-72h = **J2** - Puis à **J8, J21** - Puis espacées toutes les 2-3 semaines = **J45** - Examen du plâtre, vasculaire, neurologique et cutané - **Rx standard** : - Avant et après confection du plâtre = J1 - Puis 1/semaine pendant 3 semaines = J8, J15, J21 - Puis à 6 semaines = J45

Aix-Marseille-Université
MEDECINE ODONTOLOGIE
Bibliothèque